Martin Kreutzer · Anne Larsen

Die Anti-Entzündungs-Diät

riva

Bibliografische Information der Deutschen Nationalbibliothek
Die Deutsche Nationalbibliothek verzeichnet diese Publikation in der Deutschen Nationalbibliografie. Detaillierte bibliografische Daten sind im Internet über https://dnb.de abrufbar.

Für Fragen und Anregungen
info@m-vg.de

Wichtiger Hinweis
Ausschließlich zum Zweck der besseren Lesbarkeit wurde auf eine genderspezifische Schreibweise sowie eine Mehrfachbezeichnung verzichtet. Alle personenbezogenen Bezeichnungen sind somit geschlechtsneutral zu verstehen.

7. Auflage 2026

Türkenstraße 89
80799 München
Tel.: 089 651285-0

Die dänische Originalausgabe erschien 2015 unter dem Titel *Den store antiinflammatoriske kostguide* bei Muusmann'forlag.

Übersetzung: Anne Görblich-Baier
Redaktion und Satz: bookwise GmbH
Umschlaggestaltung: Marc-Torben Fischer, in Anlehnung an das Originallayout
Umschlagabbildungen und Abbildungen im Innenteil: Miklos Szabo
Druck: Florjancic Tisk d. o. o., Slowenien
Printed in the EU

ISBN Print 978-3-7423-0067-6

Inhalt

Vorwort

Entzündungen sind ein großes Problem. Das wissen Gesundheitsexperten schon lange. Als das *Time Magazine* vor zehn Jahren das Phänomen als »The secret killer« bezeichnete, den wir alle fürchten müssten, erregten die versteckten Entzündungen schließlich aber bereits die allgemeine Aufmerksamkeit. Für uns war jedoch auch zuvor schon klar, dass das Thema relevant ist und uns alle angeht.

Die Annahme, dass eine Entzündung ein Zustand ist, der durch Ernährung und äußere Lebensumstände beeinflusst werden kann, veranlasste uns dazu, ein Buch über das Thema zu schreiben. Im Frühsommer 2015 erschien unser Ratgeber zum Thema Anti-Entzündungs-Ernährung. Der große Erfolg und das positive Feedback vieler interessierter Leser waren ein Zeichen, dass der Wunsch nach mehr Information groß ist. Deshalb bringen wir nun dieses umfassende Werk heraus. Unsere Idee war es, viel nützliche Theorie und Wissen mit praktischen Anregungen in Form leckerer Rezepte und Ideen zu verbinden, damit Sie sich eigenständig einen Ernährungsplan zusammenstellen können. Die »Pyramide entzündungshemmender Nahrungsmittel« (Seite 66) ist eines von vielen informativen Hilfsmitteln im Buch. Sie werden feststellen, dass die gesunden Nahrungsmittel im untersten Bereich der Pyramide schon bald Wirkung zeigen. Entscheidend dabei ist aber, dass das Wissen in die Tat umgesetzt wird und Sie sich an die neue Ernährungsform gewöhnen. Deshalb soll unser Essen nicht nur gesund sein, es soll auch gut schmecken. Die beste »Medizin« ist allerdings immer noch die Kombination von gesundem Essen mit Bewegung, Wasser, frischer Luft, Sonne und ausreichend erholsamem Schlaf.

Unser Bestreben ist es, den vielen, die unter chronischen Entzündungen leiden, Hilfsmittel an die Hand zu geben, um Brandherde zu löschen, die in ihrem Körper toben. Wir sprechen hier von einem Zustand, der nicht nur die Lebensgeister raubt und den Alltag überschattet, sondern der auch lebensverkürzende Krankheiten wie Diabetes oder Herzkreislaufprobleme auslösen kann. Deshalb freuen wir uns, dass Sie mit dem Buch in der Hand die Gesundheitsreise antreten wollen, die Sie zu einem entzündungsfreien Lebensstil führen wird.

Martin Kreutzer und Anne Larsen

Löschen Sie schlummernde Brandherde

Entzündungen sind ein spezielles Phänomen. In der Regel werden sie als etwas Feindliches betrachtet, das man bekämpfen muss. Das ist so aber nicht ganz richtig, denn von ihrer Grundaufgabe her spielen Entzündungen eine wichtige Rolle bei der Fähigkeit des Immunsystems, Angriffe auf den Körper abzuwehren, und sind somit ein zentraler Teil unseres Überlebensmechanismus.

Wenn Fremdstoffe in den Körper eindringen, wird das Immunsystem mobilisiert. Es reagiert mit einer vermehrten Bildung weißer Blutkörperchen und einer erhöhten Produktion entzündungsfördernder Zytokine. Die greifen den Eindringling an, um so die Belastung für den Körper zu reduzieren. Der Einsatz des Immunsystems als positives Steuerungselement wird deutlich, wenn man sich einen Splitter einzieht. Innerhalb kürzester Zeit wird die Stelle warm und schwillt an; als Zeichen, dass der Körper dem eingedrungenen Fremdling den Krieg erklärt. Ein anderes Beispiel für die Funktion des Immunsystems ist eine Verstauchung. Dabei packt die Entzündung den verletzten Körperteil in eine warme, das Gelenk schützende Hülle. In beiden Fällen dient die Entzündung also dem Schutz des Organismus. Problematisch wird es erst, wenn die Entzündung aus dem Ruder läuft und sich als chronischer Zustand im Körper festsetzt. Das passiert, wenn diese durch eine Lebensweise zu oft entzündungsfördernden Belastungen ausgesetzt wird. Mit der Zeit kann die Situation besorgniserregend werden und zu Diabetes, Herzkranzgefäßverengung, Alzheimer,

---

Zytokine

Gruppe von Signalproteinen im Körper, die von Zellen im Immunsystem abgesondert werden. Sie dienen u. a. dazu, das Immunsystem zu regulieren.

Magen-Darm-Problemen, schmerzhaften Gichtleiden wie Gelenksentzündungen und Harnsäuregicht und einer Reihe anderer gesundheitlicher Beschwerden führen. Untersuchungen deuten darauf hin, dass vielen dieser Erkrankungen eine Entzündung zugrunde liegt oder sie eine solche mit sich führen. Das illustriert der Typ-2-Diabetes, bei dem ein außer Kontrolle geratener Entzündungszustand mit der Zeit ganze Nervenbahnen lahmlegt und schließlich eine Amputation nötig machen kann. Auch die gefürchtete Arteriosklerose ist letzen Endes die Folge einer Entzündung. In diesem Fall sind es die Gefäßwände, die auf der Innenseite so entzündet und beschädigt werden, dass der Körper keine andere Wahl hat, als einen regelrechten Cholesterinpanzer um die beschädigten Stellen zu legen. Ist es erst zu solchen Entzündungen in den Gefäßen gekommen, kann der Körper sich nicht anders helfen – umso wichtiger ist es, diese von Anfang an zu vermeiden.

Zum Glück lässt sich der Lauf der Dinge beeinflussen. Entscheidet man sich rechtzeitig für eine Anti-Entzündungs-Diät, kann man sein Risiko für solche Volkskrankheiten deutlich senken. Wenn Sie nicht vorgebeugt haben, ist es aber auch noch nicht zu spät. Nehmen Sie mögliche Symptome ernst. Das können beispielsweise Hautirritationen, unerklärliche Müdigkeit, mangelhafte Regenerierung nach dem Training, überhöhte Cholesterinwerte oder regelmäßig wiederkehrende Verdauungsbeschwerden sein. Die Entwicklung einer schlummernden, chronischen Entzündung ist kaum merkbar. Wie bei so vielen Dingen im Leben folgt daraus: Je früher man etwas dagegen tut, desto besser. Egal, an welchem Punkt Sie sich gerade befinden, es gibt genügend gute Gründe, sich jetzt für eine Anti-Entzündungs-Diät zu entscheiden.

Kurskorrekturen in Ihrem Lebensstil können nicht nur Krankheiten vorbeugen, die auf Entzündungen beruhen, sondern Ihnen auch dabei helfen, diese zu überwinden – oder wenigstens die Symptome zu lindern. Wichtig bei einer Anti-Entzündungs-Diät ist der Aspekt, dass es keine Rezeptur gibt, die für alle Menschen gleichermaßen passt. Im Gegensatz zu den vielen Behandlungsansätzen, die einem das Blaue vom Himmel versprechen, wenn man nur dem einen oder anderen »Feind« abschwört, sind bei einer Lebensweise, die Entzündungen weitgehend ausschließen will, viele Variablen im Spiel. Es gibt sogar überraschend wenig klare Feindbilder. Das ist gar nicht mal verkehrt: Wenn es um Gesundheit geht, gibt es kein Schwarz-Weiß-Denken. Auf den nächsten Seiten werden wir Sie mit vielen Nahrungsmitteln bekannt machen, die grundsätzlich supergesund sind und speziell entzündungshemmend wirken, aber dennoch von manchen Menschen gemieden werden müssen.

Vollkornprodukte sind beispielsweise für viele Menschen eine sehr gesunde Alternative, können jedoch äußerst problematisch sein, wenn man an Glutenunverträglichkeit leidet oder unter Unverträglichkeit gegenüber bestimmten Kohlenhydraten vorliegt. Unlängst erzählte mir eine Zuhörerin bei einem meiner Vorträge, dass sie nach einem Ingwer-Shot das Gefühl hatte, es würde ihr den Magen zerreißen. Die Därme reagierten mit Entzündung und Krämpfen – und die kraftvolle Wurzel, die zu den entzündungshemmendsten Heilmitteln überhaupt zählt, erwies sich als größter Reinfall für sie. Ebenso ist roher Kohl nicht notwendigerweise gut für Personen mit Stoffwechselbeschwerden.

Fest steht: Es gibt kein Allheilmittel in der Anti-Entzündungs-Diät. Andererseits gibt es eine ganze Reihe von Nahrungsmitteln, die eindeutig Entzündungen fördern. Forscher haben Lebensmittel im Auge, die häufig als »Bösewichte« im Anti-Entzündungs-Puzzlespiel betrachtet werden. Qualität, Menge, Häufigkeit des Genusses und andere Faktoren sind dabei jedoch ausschlaggebend dafür, wie gravierend die Auswirkungen tatsächlich sind. Selbst unmittelbar schädliche Inhaltsstoffe sind, in Maßen aufgenommen, harmlos – vorausgesetzt, man folgt einer ansonsten gesunden und stabilisierenden Lebensweise.

Nicht nur auf dem Gebiet der Ernährung gibt es große individuelle Unterschiede. Wie viel Schlaf ein Mensch braucht, welche Trainingsbelastung er aushält und wie viel Arbeitsstress er wegsteckt, ohne auszubrennen – all das ist bei jedem Menschen individuell. Deshalb besteht einer der wichtigsten Schritte zu einer gesunden, stärkenden Anti-Entzündungs-Diät darin, festzustellen, wie Ihr Körper mit dem gegenwärtigen Verhalten klarkommt, um schließlich all das zu optimieren, wo sich Spielräume auftun. Anweisungen, wie und wo sich an Ihrer Ernährung etwas ändern lässt, finden Sie in diesem Buch. Es sind jedoch keine ellenlangen Listen mit Nahrungsmitteln darunter, die eliminiert werden müssten, genauso wenig eine Gebotsliste, was Sie unbedingt essen sollten, oder Trainingsaufgaben, die zu absolvieren sind. Ich möchte stattdessen Ihr Bewusstsein dafür schärfen, was Ihnen guttut in Bezug auf Ernährung und Bewegung. Einengende Verbote werden Sie hier also vergeblich suchen, denn das ist ein Ratgeber für eine gesunde Lebensweise und nicht für eine von Verzicht geprägte Kur.

Essen als Entzündungshemmer

Betrachtet man die komplexen biochemischen Prozesse, die Entzündungen im Körper steuern, scheint es nahezu unglaublich, dass etwas so Elementares wie die Auswahl unserer Nahrungsmittel eine so wichtige Rolle spielt. Fakt ist, dass eine große Anzahl zuverlässiger wissenschaftlicher Untersuchungen vorliegt, die eindeutig positive Effekte einer Anti-Entzündungs-Diät belegen. Die Forschung ist noch weit davon entfernt, konkrete Erklärungen liefern zu können, was für magische Heilkräfte hinter der Ernährung stecken. Sie muss sich mit der Feststellung begnügen, dass es eben so ist. Irgendwie ist es fast ein wenig tröstlich zu wissen, dass uns Menschen in unserem Forschen Grenzen gesetzt sind. Und eigentlich ist es ja auch egal, warum die eine oder andere Ernährungsumstellung anschlägt, solange sie die gewünschte Verbesserung nach sich zieht. Nicht nur ich sehe das so, ich kann die gleiche Auffassung bei vielen meiner Patienten beobachten, die am eigenen Körper die Wirkung einer Anti-Entzündungs-Diät erleben. Zu diesen Patienten zählen Personen, die an Erkrankungen aufgrund ihrer Lebensweise leiden: überlastete Berufstätige, die ein solides Fundament bauen wollen, um gesund durch ihren hektischen Alltag zu kommen, bis hin zu Hobby- oder Profisportlern,

---

antiinflammatorisch (entzündungshemmend)

Das Wort setzt sich zusammen aus »anti« (= gegen) und »Inflammation« (= Entzündung, eine lokale Schutzreaktion des Körpers mit dem Ziel, den angreifenden Stoff oder die angegriffenen Zellen abzukapseln, abzudämpfen oder abzustoßen). Mit dem Begriff antiinflammatorisch sind im Kontext dieses Buchs alle Strategien für eine Lebensweise gemeint, die dem Körper helfen sollen, sich gegen Entzündungen zu wehren.

psychischer Stress

Bei meinen Vorträgen fällt mir manchmal auf, wie erstaunt Zuhörer im Publikum sind, wenn ich sage, dass psychischer Stress zu einer physischen Entzündung führen kann. Fakt ist: Eine Überbelastung der mentalen Batterien geht direkt nach innen und beeinflusst das Niveau des Stresshormons Cortisol im Körper. Da die Cortisolmenge die Funktion des Immunsystems steuert, funktioniert dieses im Ergebnis schlechter, wenn sich der Körper in einem chronischen Stresszustand befindet.

die aufgrund von Trainingsbelastung spüren, wie Gelenke und Sehnen »klemmen«. Eine Anti-Entzündungs-Diät ist mit anderen Worten eine vorbeugende und behandelnde Strategie für alle, die in irgendeiner Form unter Druck stehen, sowie für Menschen, die ihr Immunsystem stärken wollen, um allgemein belastbarer zu sein, und die genannten Probleme vermeiden wollen.

Um mit allen wichtigen Nährstoffen versorgt zu sein, müssen Sie auf qualitativ gute und gesunde Nahrungsmittel achten. Wenn Sie minimal verarbeitete Lebensmittel konsumieren und die ungesunden Versuchungen, zu denen man Sie in unserer modernen Überflussgesellschaft verführt, weglassen, sind Sie auf dem richtigen Weg. Allerdings erfasst diese Beschreibung nicht die Komplexität, die hinter einer wirkungsvollen Anti-Entzündungs-Diät steht. Es gibt jedoch gewisse Eckpfeiler, an denen Sie sich orientieren können. Einer ist fetter Seefisch wie Lachs, Hering, Makrele oder Heilbutt. Als Entzündungshemmer spielt Fisch eine so wichtige Rolle, dass er aus dem Bereich der gesunden Ernährung nicht wegzudenken ist. Einer der großen Akteure beim Fisch sind die sogenannten Omega-3-Fettsäuren. Es gibt ausreichend Beweise dafür, dass eine Kost, die reich an Omega-3-Fettsäuren ist, das Immunsystem des Körpers zu erhöhter Widerstandskraft stimulieren kann. Das Resultat: Schwelende Entzündungen werden im Keim erstickt, bevor sie ausbrechen. Schon viele Läufer haben die Heilkraft des Fischöls am eigenen Leib

---

Fettsäuren

Die meisten Menschen haben eine ungefähre Vorstellung, was Kohlenhydrate, Fette und Proteine sind und in welchen Nahrungsmitteln sie vorkommen. Komplexer wird es, wenn man sich die Klassifikationen ansieht und feststellt, dass Kohlenhydrate eine gemeinsame Bezeichnung für Strukturen sind, die auf einer Menge unterschiedlicher Zuckermoleküle aufbauen. Proteine werden aus zusammengesetzten Aminosäuren gebildet. Und Fett besteht aus diversen Fettsäuren mit sehr unterschiedlichen biochemischen Eigenschaften. Eine erste Systematisierung ist die Aufteilung in gesättigte, einfach ungesättigte und mehrfach ungesättigte Fettsäuren, charakterisiert durch die Anzahl der molekularen Doppelbindungen in ihrer chemischen Struktur. Strukturelle Unterschiede sind mit dem bloßen Auge erkennbar: Gesättigte Fettsäuren sind bei Zimmertemperatur fest, mehrfach ungesättigte flüssig. Unter den übergeordneten Kategorien verbergen sich eine Reihe besonderer Fettsäuren mit jeweils sehr spezifischen Eigenschaften. Ohne allzu sehr ins Detail zu gehen, lasse ich es bei der Feststellung bewenden, dass es viele Fettsäuren gibt, die sehr unterschiedliche Bedeutung für die Körperfunktion haben. Omega-3-Fettsäuren gehören zu jenen unter den mehrfach ungesättigten Fettsäuren, die, wie schon erwähnt, rein physisch bei Zimmertemperatur flüssig sind. Gleichzeitig reagieren sie sensibel auf hohe Temperaturen. Es sind jedoch nicht nur Konsistenz und Instabilität, die sie charakterisieren. Rein physiologisch beeinflussen sie uns auf verschiedenartigste Weise und genau daran liegt es, dass die Dosierung der täglichen Aufnahme von Fettsäuren so auffällige Resultate – im Positiven und Negativen – nach sich ziehen kann.

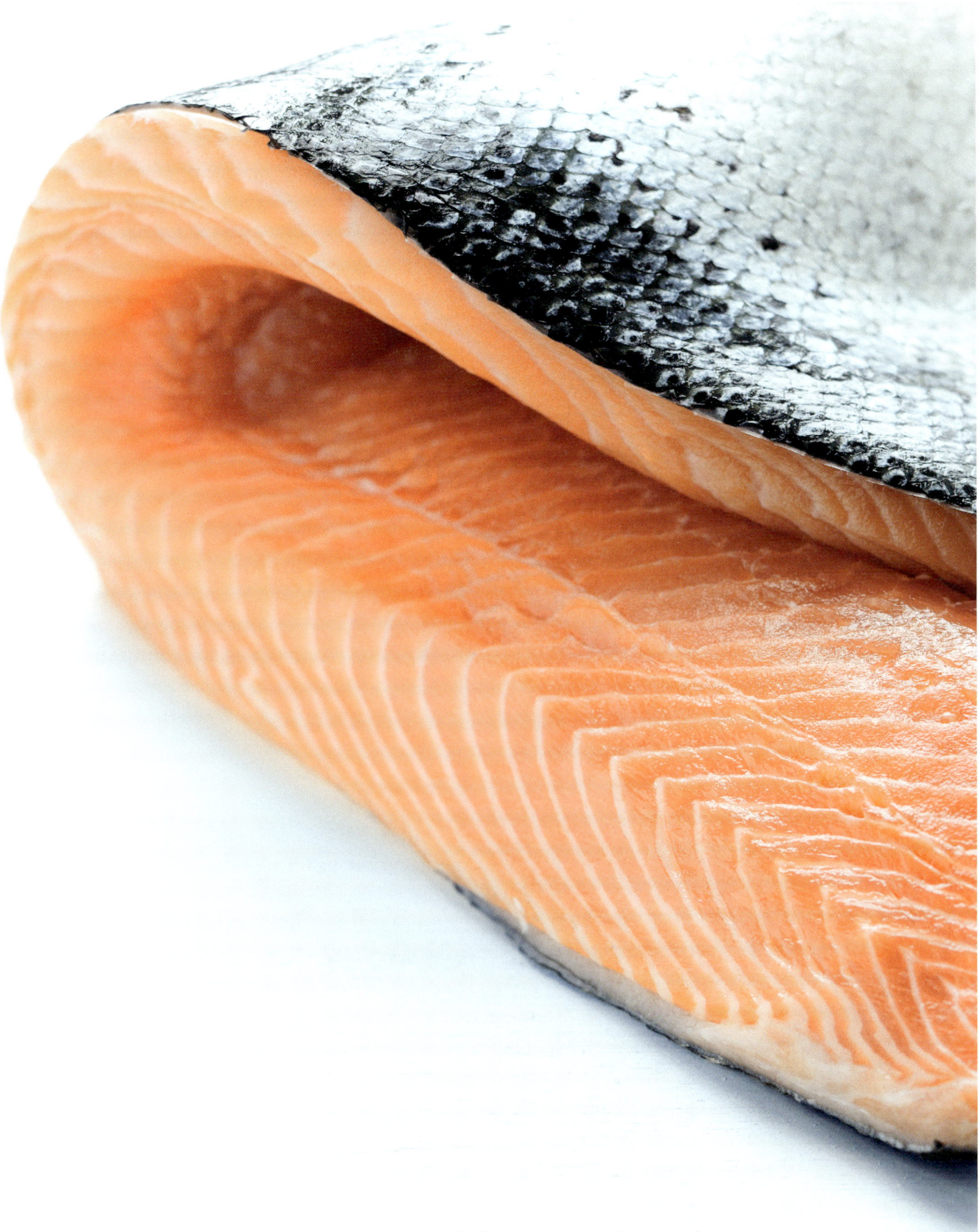

Lachs ist wie alle Fettfische eine fantastische Quelle für entzündungshemmende Omega-3-Fettsäuren. Gleichzeitig liefert er eine Menge stärkendes Vitamin D.

erfahren, wenn sie bei schmerzenden Knien Fischölkapseln nahmen. Schon nach kurzer Zeit gingen die Schmerzen merklich zurück und in vielen Fällen verschwanden sie ganz. Die Wirkung beschränkt sich nicht nur auf die Knie. Während ich das Buch schrieb, konnte ich miterleben, wie das von Berufs wegen geschädigte Ellenbogengelenk eines Patienten nach nur dreiwöchiger Anti-Entzündungs-Diät nicht mehr schmerzte. Bei einem anderen Patienten verschwanden die Schmerzen in den Fußsehnen nach nur acht Tagen. Ich muss allerdings gestehen, dass ich in beiden Fällen zum Teil auch die Nährstoffzufuhr mithilfe bestimmter anderer Lebensmittel neben Fisch erhöhte. Die beeindruckenden Ergebnisse sind die Konsequenz eines vollen Einsatzes an allen Fronten.

Es sind keineswegs nur Überlastungsschäden, die von Fischölen unterdrückt werden können. Zahlreiche Untersuchungen zeigen, dass diese Fettsäuren gut für den Kreislauf sind, ebenso für die Krebsvorsorge, die Reduzierung von Gelenkschmerzen oder für ein vermindertes Diabetesrisiko. Auch eine Reihe anderer Faktoren, die wichtig für die Gesundheit sind, werden mit der kontinuierlichen Einnahme von Omega-3-Fettsäuren in Zusammenhang gebracht. In einer aktuellen Studie stellten Forscher dar, dass Blutgefäße weniger verkalken, wenn ausreichend Omega-3-Fettsäuren zugeführt werden. Durchlässigere Adern verringern das Thromboserisiko. Allein das ist schon ein überzeugendes Argument dafür, Omega-3-Fettsäuren und somit fettreichen Fisch in den täglichen Speiseplan einzubauen.

Omega-3 ist nicht gleich Omega-3

Gemeinhin hört es sich so an, als ob die Omega-3-Fettsäuren eine große Familie mit identischer Wirksamkeit wären. Das ist nicht der Fall. Unter der Bezeichnung verbergen sich eine Reihe von Fettsäuren, die sich bezüglich ihrer chemischen Eigenschaften und der Wirkung, die sie im Körper entfalten, unterscheiden. Im Fisch treten Omega-3-Fettsäuren oder n-3-Fettsäuren, wie sie auch genannt werden, in zwei Formen auf: EPA und DHA. Das sind die Abkürzungen für die Begriffe Eicosapentaensäure und Docosahexaensäure. Darüber hinaus gibt es eine Variante auf pflanzlicher Basis, die Alpha-Linolensäure (ALA), die an Fischöle erinnert, ohne jedoch dieselben Fähigkeiten zu besitzen, da die Wirkkraft in dieser pflanzlichen Form nur einen Bruchteil von der des Fischöls ausmacht. Die mit am positivsten Forschungsergebnisse basieren auf Untersuchungen, bei denen die Teilnehmer entweder Fischölgaben in Form von Tabletten oder Lebertran erhielten oder fetten Fisch zu sich nahmen. Nur in einzelnen Fällen wurden pflanzliche Omega-Quellen verabreicht. Das soll aber nicht heißen, dass diese wertlos sind.

Der Verkauf von Nahrungsergänzungsmitteln auf Basis von Fischöl explodiert weltweit und hat sich zu einem milliardenschweren Geschäft entwickelt, das die Pharmaindustrie aus verständlichen Gründen nicht mehr missen will. Wenn Sie regelmäßig fetten Fisch essen, brauchen Sie keine Zusatzmittel. Die maritime Welt ist eine fantastische Quelle für Fettsäuren – und besonders Fisch schwimmt, bildlich gesprochen, in stärkenden Omega-3-Fettsäuren, die unter anderem die Arterien entlasten und das Blutfett senken. Daneben sind Fettsäuren aus dem Fisch bedeutungsvoll für die Entwicklung des Gehirns; speziell DHA fungiert hier als zentraler Baustein. EPA begrenzt dagegen den Verlust von DHA an den Zellmembranen. Indirekt macht es sich also für Ihre Gehirnchemie nützlich. EPA und DHA sind wichtige Bausteine für körpereigene Anti-Entzündungsstoffe.

Der perfekte Cocktail

Damit Omega-3-Fettsäuren ihre volle Kraft entfalten, brauchen Sie viel davon. Forscher von der John Hopkins University in Baltimore sind der Meinung, dass der physiologische Bedarf des Körpers nur dann gedeckt ist, wenn Sie genügend Fisch im Laufe einer Woche essen. Zwei Portionen à 200 bis 400 Gramm betrachten sie als optimale Dosis. Diese kann auch über mehrere Mahlzeiten verteilt werden. Die Angst vor Schwermetallen können Sie dabei vernachlässigen. Im selben Artikel unterstreichen diese klugen Köpfe nämlich, dass eine Wechselwirkung durch die Einnahme von großen Mengen Omega-3-Fettsäuren das Schwermetallrisiko mehr als aufwiegt. In aktuellen Ernährungsempfehlungen haben unsere dänischen Gesundheitsbehörden ebenfalls die Angst vor Schwermetallen zerstreut. Also essen Sie ruhig Fisch! Und freuen Sie sich über die vielen Vorteile, die erhöhter Fischkonsum mit sich bringt. Einer davon ist zusätzliches Vitamin D, das nachweislich die Knochen stärkt und die Winterdepression auffängt. Ein anderer Pluspunkt sind die vielen Proteine, die eine vollständige Heilung ermöglichen. Fisch als Brotbelag ersetzt außerdem nährstoffmäßig bedenkliche Brotbeläge wie Salami, Leberpastete und Fleischwurst. So schlagen Sie gleich zwei Fliegen mit einer Klappe.

Aber fettreicher Fisch allein reicht nicht aus für eine optimale Omega-3-Zufuhr. Es sollten möglichst auch Omega-3-Fettsäuren aus pflanzlichen Quellen in die Nahrung eingebaut werden. Und zwar viel davon! Auch wenn sie weniger wirkungsvoll wie die Fettsäuren aus fettem Fisch sind, da ein Teil von ihnen erst in physiologisch optimale Strukturen umgewandelt werden muss, sollten Sie sich immer wieder bewusst machen, wie wichtig für Ihre Ernährung zum Beispiel Walnusskerne, Rapsöl oder Leinsamen als Omega-3-Quellen sind.

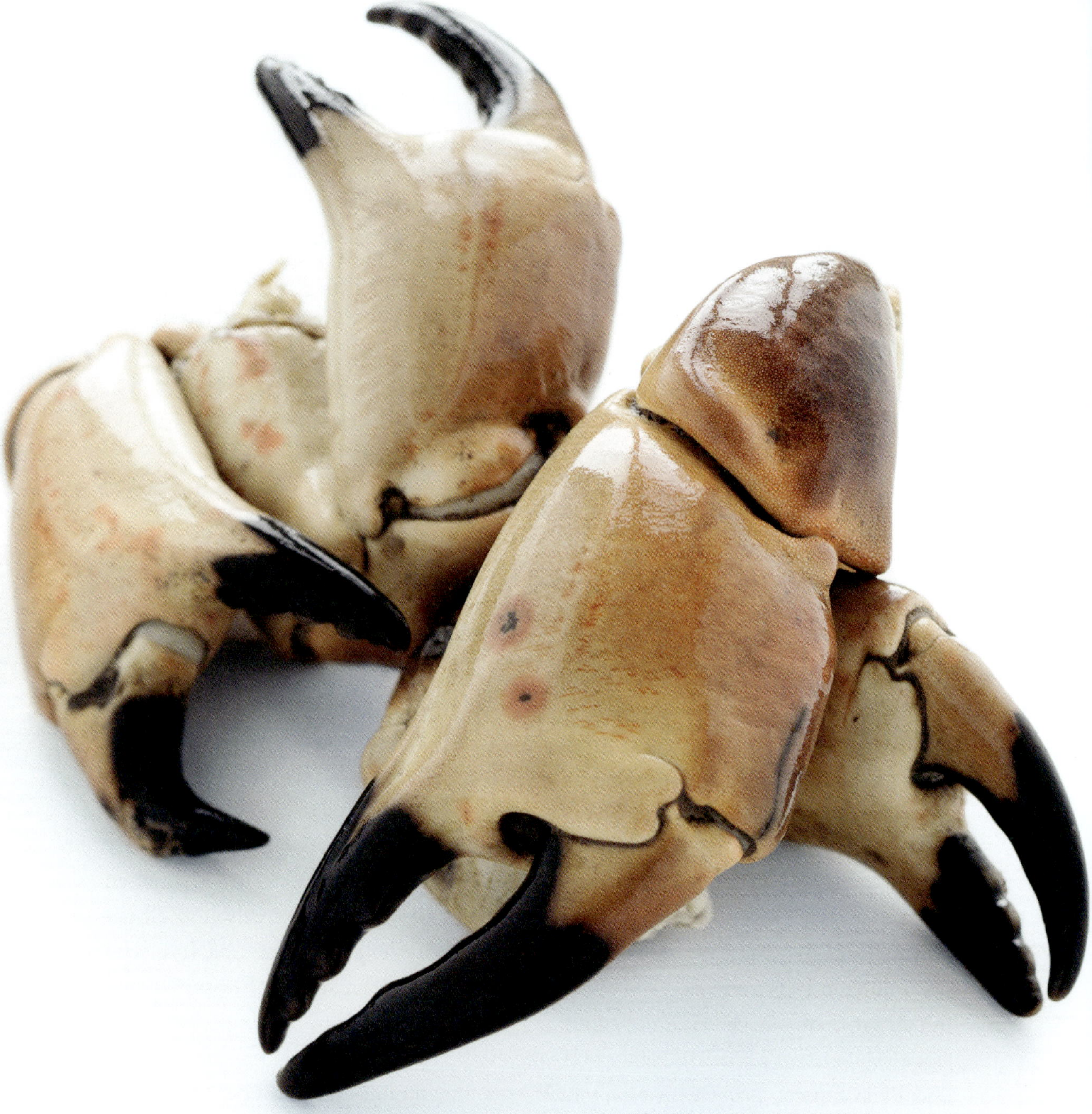

Krabben sind wie andere Meeresfrüchte eine wunderbare Quelle für magere Proteine, Anti-Entzündungs-Omega-3-Fettsäuren und eine ganze Reihe andere stärkende Vitamine und Mineralstoffe.

Fisch und Schwermetalle

Die Gesundheitsbehörden sprechen sich für die Vorteile aus, Fisch zu essen, da potenzielle Schäden aufgrund von Schwermetallen im Fisch und PCB (Polychlorierte Biphenyle) nicht eindeutig nachweisbar sind. Dennoch sollten Sie sich nicht unkritisch an der Fischtheke verhalten. Wenn Sie etwas Vorsicht walten lassen wollen, sollten Sie große Raubfische wie Thunfisch oder Heilbutt meiden ebenso wie Fisch aus stark verunreinigten Gewässern wie der Ostsee. Orientieren Sie sich lieber an qualitativ hochwertigem Fisch, der sich von Plankton, Algen, Krebsen und kleinen Fischen ernährt. Er liefert aufgrund seines Futters (ohne Medikamente zur Bekämpfung von Krankheiten) mehr Omega-3-Fettsäuren als Fische aus Aquakulturen. Da Rauch und Salz anscheinend in unseren Nahrungsmitteln negative Auswirkungen auf deren Qualität haben, optimieren Sie den gesundheitlichen Wert, indem Sie frischen Fisch geräuchertem vorziehen. Das heißt nicht, dass Räucherlachs und -makrele schlecht sind, sondern nur, dass es gesündere Alternativen gibt.

Untersuchungen zeigen, dass eine regelmäßige Einnahme von Alpha-Linolensäure (ALA) die Cholesterinwerte positiv beeinflusst. Ebenso sind diese Fettsäuren wichtig, damit die Netzhaut des Auges funktionstüchtig bleibt. Versuche belegen, dass ALA wichtig bei der Bildung von biologisch aktiven Stoffen ist, die entscheidend für ein starkes Immunsystem sind. Gleichzeitig kann ALA im Körper zu den »Fischölen« DHA und EPA umgeformt werden – und besitzt deshalb auch ihre positiven Eigenschaften –, für eine volle Ausbeute bedarf es jedoch ausgesprochen viel davon. Als ungefähre Regel gilt, dass der Wert von ALA bestenfalls ein Zehntel von EPA/DHA ausmacht. Das ist der Grund, warum es selbst große Mengen von auf Pflanzen basierendem Omega-3 schwer haben, das flüssige oder besser gesagt fettige Gold des Fischs zu ersetzen.

Warum also nicht einfach Fischölkapseln zu sich nehmen, statt Fisch zu essen? Einfach deshalb, weil Fisch mehr als nur Omega-3-Fettsäuren liefert. Fisch ist, wie gesagt, eine wertvolle Quelle für Vitamin D, das das Immunsystem und die Knochen stärkt. Fisch enthält außerdem Selen, ein starkes Antioxidans, das hilft, Entzündungen einzudämmen, und liefert nicht zuletzt muskelaufbauende Proteine. Gleichzeitig ist es gesund, Fisch zu essen, wenn man eine antiinflammatorische Lebensweise anstrebt (was von größeren Mengen roten Fleischs nicht behauptet werden kann). Ihr Körper bekommt eine zusätzliche Dosis Gesundheit, wenn Sie zweifelhafte Lebensmittel durch Fisch ersetzen.

So viel Omega-3 liefern Fisch und Meeresfrüchte

Sie gelten als die beste Quelle für Omega-3-Fettsäuren. Der Gehalt schwankt jedoch leicht je nach Fangzeitpunkt. Folgende Werte sind daher unter Vorbehalt zu lesen.

Gehalt pro 100 Gramm:

Lebertran	30 Gramm
Räuchermakrele	5 Gramm
Makrele in Sauce	3 Gramm
Eingelegter Hering	2 Gramm
Steinbeißerrogen	2 Gramm
Forelle	2 Gramm
Heilbutt	1 Gramm
Hering in Sauce	1 Gramm
Muscheln	1 Gramm
Krabbenscheren	1 Gramm
TK-Garnelen	1 Gramm
Dorschrogen	1 Gramm

Omega-3-Fettsäuren pflanzlichen Ursprungs

Es gibt gute pflanzliche Quellen für Omega-3-Fettsäuren.

Gehalt pro 100 Gramm:

Leinsamenöl	54 Gramm
Leinsamen	17 Gramm
Rapsöl	11 Gramm
Walnussöl	11 Gramm
Walnüsse	8 Gramm
Algen	3 Gramm
Sojabohnen	2 Gramm
Olivenöl	1 Gramm

Wollen Sie sichergehen, dass Sie ausreichend Omega-3 zu sich nehmen, dann bedeutet das für Sie, vor allem fetten Fisch in Ihren täglichen Speiseplan aufzunehmen. Empfehlenswert sind idealerweise 75 bis 100 Gramm Fettfisch pro Tag. Das entspricht einem kleinen Lachssteak oder einer Dose Makrelen in Tomatensauce. Bei meinen Behandlungen strebe ich an, dass meine Patienten 3 bis 5 Gramm Omega-3-Fettsäuren aus Fisch zu sich nehmen. Das steht im Einklang mit den Empfehlungen der bereits erwähnten Studien und deckt sich mit der Empfehlung der Dänischen Gichtvereinigung, 2,7 Gramm Omega-3-Fettsäuren täglich zu sich zu nehmen. Wenn Sie die Vorgabe nicht erfüllen, sollten Sie überlegen, Nahrungsergänzungsmittel zu konsumieren. Dabei ist wichtig, dass Sie sich exakt an die Dosierungsempfehlungen halten. Ich begegne fast täglich Menschen, die als Rundumschutz auf Fischölkapseln zurückgreifen. Auf die Frage, wie viele sie nehmen, höre ich: »Tja, bis zu drei Kapseln.« Eine Stichprobe bei den auf dem Markt bevorzugten Fischölkapseln hat mir gezeigt, dass die empfohlene Richtmenge zwischen fünf und 15 Kapseln liegt (oder bei einem Esslöffel Lebertran). Überlegen Sie sich also, ob Sie nicht doch besser Fisch in den täglichen Speiseplan integrieren. Wenn Sie nur ein einziges Heringsfilet am Tag essen, haben Sie die Menge an Kapseln halbiert, die Sie schlucken müssen. Das ist doch verlockend, oder? Etwas, woran Sie auch denken sollten, wenn Sie Fischölkapseln nehmen möchten, ist Vitamin D. Das Vitamin, das einen entscheidenden Einfluss auf die Knochenstärke, die Stimmung und die Widerstandskraft des Immunsystems hat, wird durch Sonneneinwirkung in der Haut produziert. Das ist im Winterhalbjahr größtenteils nicht möglich, und selbst im Sommer ist die Versorgung nicht immer ausreichend. Fisch liefert uns einen Zusatz an diesem Vitamin.

Sollten Sie keinen Fisch mögen, wählen Sie Lebertran als Alternative. Viele meiner Patienten tun das. Damit sind Sie auf der sicheren Seite. Bei einigen Marken wird hier jede Menge Vitamin D zugesetzt, was Ihre Versorgung mit dem Sonnenhormon einfach macht (was man nicht unbedingt von Fischölkapseln sagen kann. Hier wäre eine zusätzliche Ergänzung zu überlegen). Ich betone nochmals, wie ernst mir der Hinweis ist, dass Lebertran eine hervorragende Alternative ist, wenn Fisch nicht in ausreichender Menge auf den Tisch kommt. Die meisten finden Tran fürchterlich. Aber glauben Sie mir, er ist nicht so schlimm. Der Lebertrangeschmack lässt sich beispielsweise durch den frischen Geschmack einer Zitrone überdecken oder durch Öl. Mir ist bewusst, dass es Sie nur schwer überzeugen wird, wenn ich das einfach so behaupte. Daher bringe ich zu meinen Vorträgen eine Flasche Lebertran mit und lasse die Leute kosten. Dass der Geschmack erträglich ist und meine Zuhörer danach sofort Lebertran kaufen wollten, erlebte ich vor einigen Jahren. Nach einem Vortrag auf den Färöer-Inseln gab es dort in der Apotheke kurz darauf keinen Lebertran mehr. Man plünderte förmlich die Regale.

Die Stärke des Pflanzenreichs

Auch wenn ich mich wiederhole: Leinsamen- und Rapsöl sowie Walnüsse quellen über vor gesunden Stoffen. Der enorme Gehalt an Omega-3-Fettsäuren, die mit aufkeimenden Entzündungen ringen, ist bei Weitem nicht ihr einziges Plus. Die Fettsäuren bekommen Gesellschaft von den Ballaststoffen, die den Magen-Darm-Trakt gesund und stark halten, und von Vitamin E, das zu den wirkungsvollsten Antioxidantien der Natur gehört. Sie alle stärken das Immunsystem, indem sie Körperzellen gegen vorzeitiges Altern schützen, und unterstützen so die Abwehrkräfte des Körpers gegen Entzündungen.

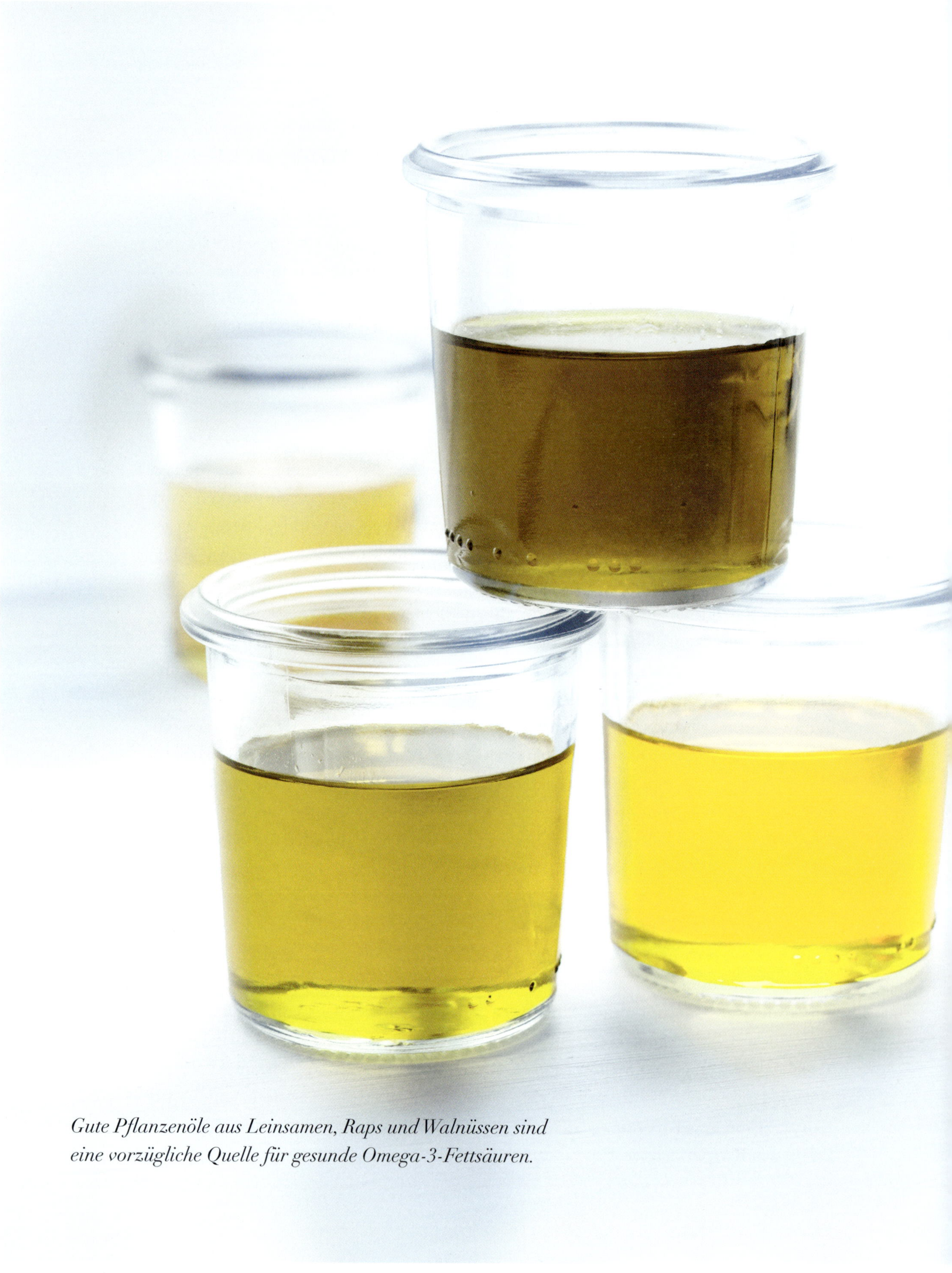

Gute Pflanzenöle aus Leinsamen, Raps und Walnüssen sind eine vorzügliche Quelle für gesunde Omega-3-Fettsäuren.

Es gibt mehr als nur Omega-3

Auch wenn die uneingeschränkte Aufmerksamkeit der Forscher und Gesundheitsratgeber den Omega-3-Fettsäuren gilt, sind diese nicht allein mit ihren einschlägigen Fähigkeiten. Es gibt eine andere Fettsäurefamilie, die oft nur unter dem wissenschaftlichen Begriff MUFA geführt wird – einfach ungesättigte Fettsäuren. Sie helfen ebenfalls bei der Eindämmung von Entzündungen. Die wichtige Rolle, die diese Fettsäuren bei Entzündungen spielen, wurde in Versuchen nachgewiesen. Niederländische Forscher fanden heraus, dass eine MUFA-reiche Ernährung entzündungshemmende Eigenschaften im Körper mit speziellen Auswirkungen auf das Fettgewebe entfaltet. Das genaue Gegenteil zeigte sich bei einer anderen Versuchsgruppe, die gesättigte Fettsäuren statt MUFA aß. Hier stiegen die Entzündungen im Fettgewebe an. Die Schlussfolgerungen aus diesen und anderen Studien sprechen dafür, beim Kochen einen Teil gesättigte Fettsäuren gegen MUFA auszutauschen. Das ist nicht so schwer umzusetzen, da beispielsweise Avocado und Oliven beste Quellen für MUFA sind. Die empfohlene MUFA-Dosis liegt bei 20 Prozent der Tageskalorien, also 45 bis 50 Gramm für Frauen und etwas mehr für Männer. Somit können Sie beruhigt diese MUFA-Quellen zu sich nehmen. Egal, ob Sie diese in Form von Lebensmitteln einfach so essen oder in Form von Öl zur Zubereitung von Speisen verwenden.

MUFA in diversen Nahrungsmitteln

Nicht nur Oliven und Avocados sind reich an MUFA. Auch viele Nüsse sind gespickt voll mit herzfreundlichen Fettsäuren und verdienen einen zentralen Platz in der Anti-Entzündungs-Diät. Gemeint sind Haselnüsse, Mandeln und Cashewkerne. Warum wir dennoch nicht grünes Licht geben, sich sofort auf alle Nüsse der Welt zu stürzen, erklären wir im Kapitel: Die intelligenten Vorabentscheidungen (Seite 53).

MUFA

MUFA ist die Abkürzung für ***mono unsaturated fatty acids*** (= einfach ungesättigte Fettsäuren). Diese Fettsäuren, die u. a. in großen Mengen in Oliven vorkommen, werden als entscheidende Faktoren dafür angesehen, dass die traditionelle Mittelmeerküche sich als so enorm gesund erweist.

MUFA in verschiedenen Nahrungsmitteln

Gehalt pro 100 Gramm:

Olivenöl	75 Gramm
Rapsöl	60 Gramm
Erdnussöl	46 Gramm
Pekannüsse	46 Gramm
Mayonnaise (Rapsöl)	44 Gramm
Haselnüsse	38 Gramm
Erdnussbutter	28 Gramm
Cashewkerne	28 Gramm
Mandeln	27 Gramm
Avocado	12 Gramm
Olive	10 Gramm
Ei	4 Gramm

Es gibt mehr als nur MUFA

Man könnte auf die Idee kommen, gesunde Ernährung basiere lediglich auf einigen wenigen besonders effektiven Nährstoffen, die fast alle in Tablettenform eingenommen werden können. Das ist falsch.

Generell gilt: Es sind nicht nur einzelne Komponenten, die einen wirkungsvollen Nährstoff ausmachen. Bei der Avocado ist es beispielsweise ein Zusammenspiel von MUFA, Ballaststoffen und Vitamin E. Die Ballaststoffe stärken das Magen-Darm-System und tragen dadurch zu einer gesunden Darmflora bei. Viele Forscher schätzen, dass die Zusammensetzung der Darmflora zu 70 bis 80 Prozent für ein intaktes Immunsystem verantwortlich ist. Im Hinblick darauf ist es wichtig, den richtigen Bakterien Nahrung zu geben, damit sie sich vermehren können. In der Tat haben die meisten gesunden Nahrungsmittel solche Zusatzvorteile und die wenigsten werden wegen nur einem einzigen Inhaltsstoff empfohlen.

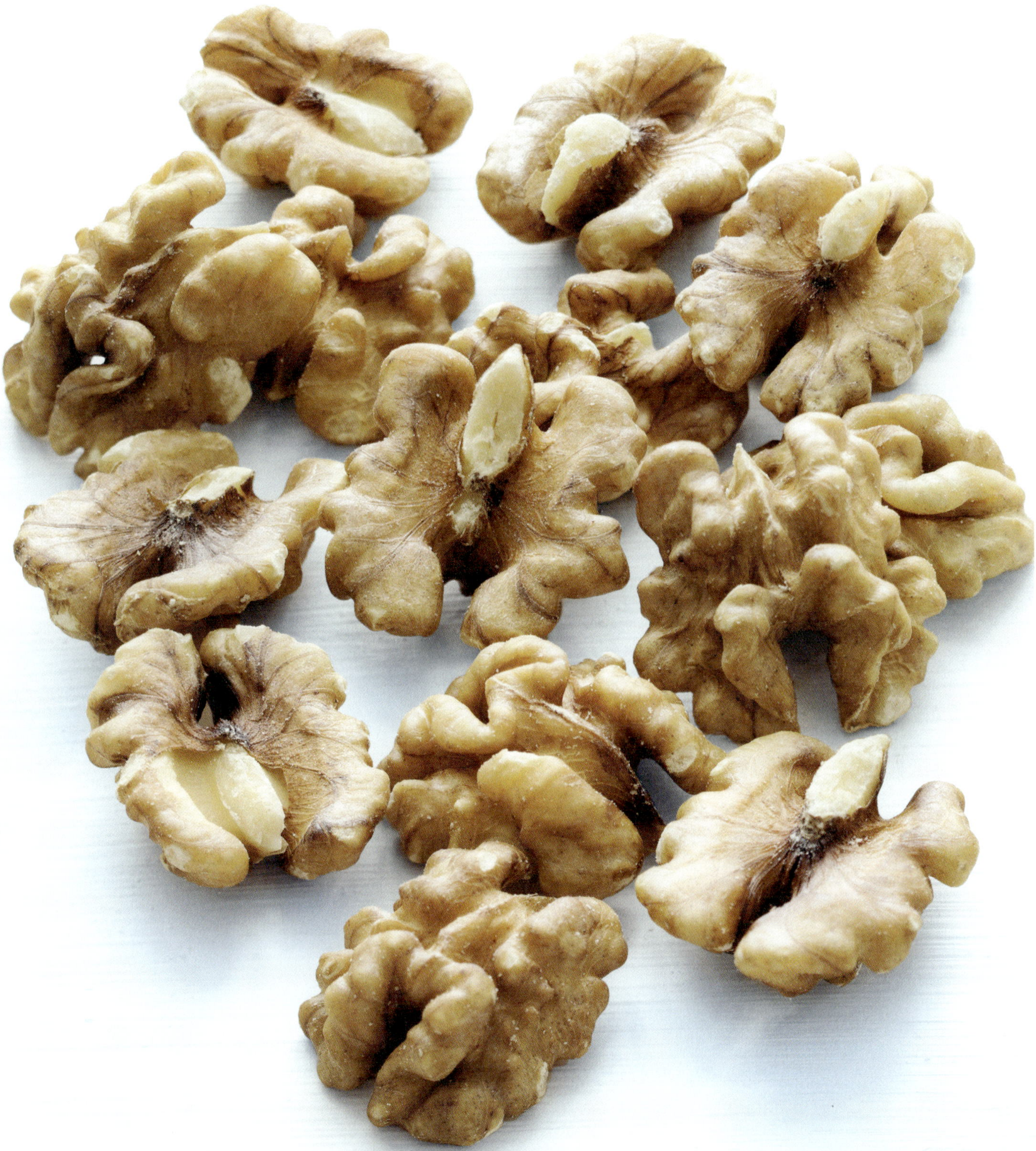

Walnusskernhälften ähneln nicht nur dem Gehirn, sie enthalten auch verschiedene Stoffe, die für seine Funktion unentbehrlich sind.

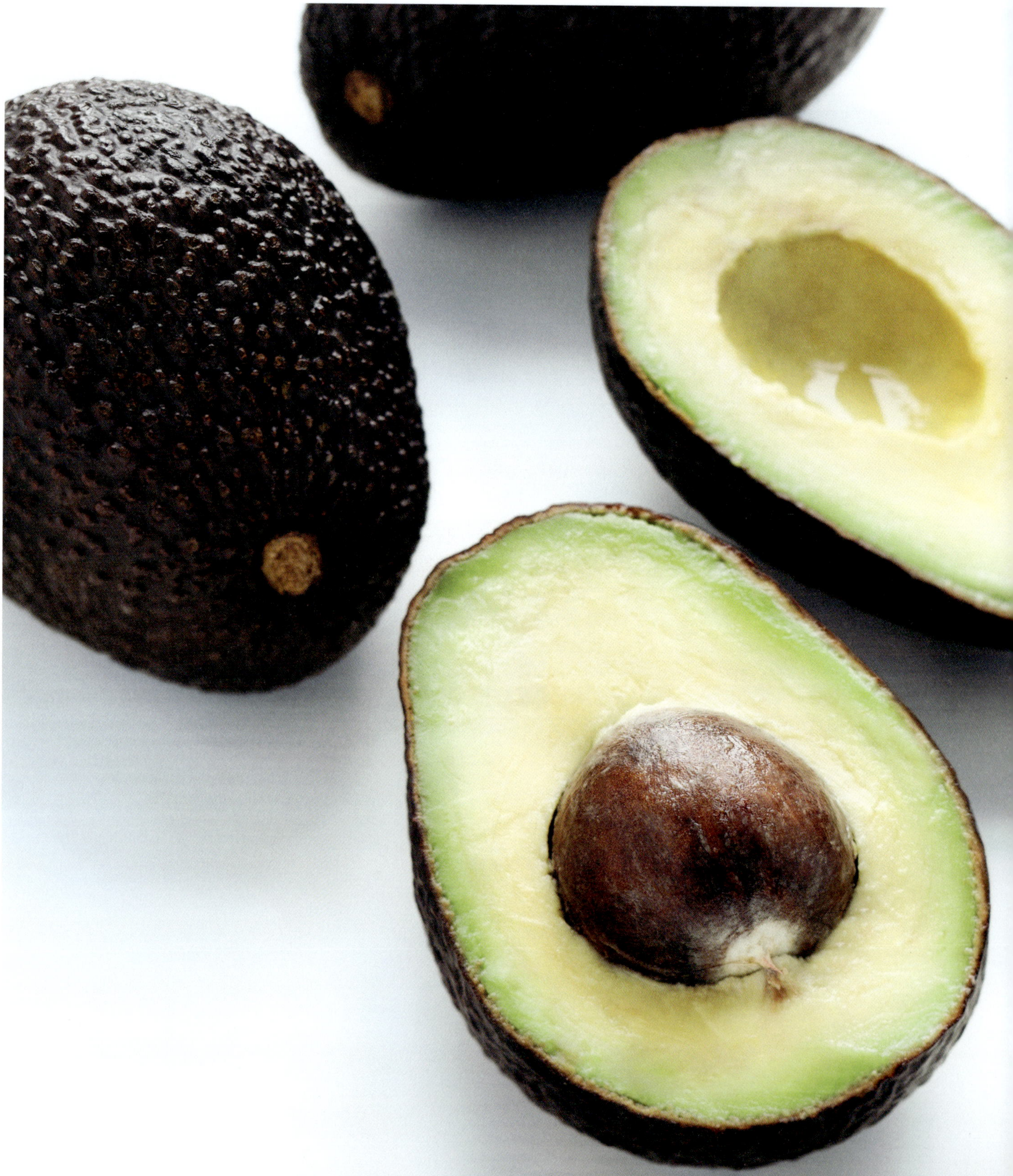

Avocado spielt eine zentrale Rolle bei der Anti-Entzündungs-Diät, da die leckere Frucht viele gesunde Nährstoffe in sich birgt.

Antioxidantien

Vom Gesichtspunkt einer Anti-Entzündungs-Diät aus sind Antioxidantien sehr interessant. Um ihre Funktion zu verstehen, machen wir einen Abstecher zu einem Faktor, der uns Menschen am meisten belastet: dem Großstadtverkehr. Wir wissen, wie gefährlich es ist, sich zu Fuß oder mit dem Fahrrad da hineinzubegeben. Der größte Risikofaktor ist aber nicht der rücksichtslose Verkehrsteilnehmer. Eine weitaus gefährlichere, weil tödliche Bedrohung kommt von den Autos in Form von Schadstoffen, die durch die Abgase entstehen. Im Zuge der ausgestoßenen Gase bilden sich freie Radikale. Abgase sind dabei nur eines von vielen Problemen dieser Art. Freie Radikale treten überall auf: in der Luft, die wir einatmen, der Nahrung, die wir zu uns nehmen, und dem Wasser, das wir trinken. Starke Sonneneinstrahlung, Zigarettenrauch und Umweltbelastung begünstigen ihre Bildung. Obendrein erzeugen wir sie selbst im Körper. Solange sich ihre Anzahl in Grenzen hält und das Immunsystem stark ist, gibt es keine Probleme. In niedrigeren Mengen sind sie harmlos, in manchen Fällen geradezu gesundheitsfördernd. Das trifft vor allem auf die freien Radikale zu, die beim Stoffwechselprozess entstehen. Immer wenn

---

Antioxidantien

Sammelbegriff für eine Reihe von Pflanzenwirkstoffen sowie ausgewählten Vitaminen und Mineralstoffen, die den Organismus schützen, indem sie reaktive Sauerstoffmoleküle deaktivieren, deren übermäßiges Vorkommen zu oxidativem Stress führt. Wenn Sie Nahrungsmittel essen, die in der Natur die Funktion haben, einen Nährstoff vor Oxidation zu schützen, verteilen sich die enthaltenen Antioxidantien im Körpergewebe und werden somit ein Teil seiner Gesamtverteidigung. Ein klassisches Beispiel für Antioxidantien ist das Beta-Carotin (Vorstufe von Vitamin A) in Karotten. Wer viel von diesem Gemüse isst, wird bemerken, dass sich die Haut vom Karotin orange färbt. Das Karotin befindet sich dann in den Hautzellen und schützt sie vor schädlichen UV-Strahlen. Bei einem Vortrag erklärte mir ein Hautarzt, er gehe davon aus, dass eine Haut, die reich an Betakarotin ist, einen integrierten Sonnenschutzfaktor der Stärke 3 bis 4 besitzt.

Freie Radikale

Die Rede ist von kleinen, aggressiven Sauerstoffmolekülen, die ein ungepaartes Elektron besitzen und darauf brennen, sich mit anderen Stoffen in einer gefährlichen Symbiose zu vereinen. Wenn sich freie Radikale an ein anderes Molekül binden, hemmen sie dessen Funktion und zerstören es manchmal. Trifft es Zellen, ist eine massive Entzündung der angegriffenen Stellen die Folge. Sie können mit bloßem Auge die Verwüstung sehen, die freie Radikale anrichten, wenn ein angebissener Apfel herumliegt und immer brauner wird. Oder wenn die Guacamole sich mit einer grauen Haut überzieht – bei einem ungesunden Lebensstil passiert das Gleiche in Ihrem Körper.

Kohlenhydrate, Fett und Protein in Energie umgewandelt werden, entstehen auch freie Radikale. Die Stoffe haben eine Menge nützlicher Funktionen, unter anderem weil gewisse freie Radikale wie ein chemischer Abwehrstoff wirken, der, indem er krankheitsverursachende Stoffe unschädlich macht, das Immunsystem bei einer Infektion gegen Bakterien und Viren schützt. Andere freie Radikale bilden hormonähnliche Signalstoffe, die für das Zusammenziehen der Blutgefäße wichtig sind. Schädlich werden die freien Radikale erst dann, wenn sie in großer Anzahl auf einen an allen Fronten schutzlosen Körper treffen. Wird der Körper von freien Radikalen bombardiert, kann er diese aggressiven Sauerstoffmoleküle nicht nutzen. Stattdessen dringen sie ein und binden sich an zugängliche Moleküle in unmittelbarer Nähe. Die üblichen Angriffspunkte im Körper sind meist das Erbmaterial DNA, LDL-Cholesterin, verschiedene Enzyme und ganz gewöhnliche Zellmembranen. Mit der Zeit können so viele Körperzellen angegriffen sein, dass gravierende Schäden entstehen, die das Risiko einer ernsthaften Erkrankung erhöhen. Ein Beispiel ist das LDL-Cholesterin: Bei Oxidation verändert sich seine Oberfläche. Es setzt sich leichter auf der Innenwand der Blutgefäße ab und verursacht lebensgefährliche Ablagerungen.

Der beste Schutz gegen freie Radikale ist ein starkes Immunsystem. Das bauen Sie durch einen gesunden Lebensstil auf, bei dem die Ernährung eine Menge Antioxidantien enthalten sollte. Diese mikroskopischen Stoffe opfern sich tapfer für unseren Körper und binden die freien Radikale an sich, was sie unschädlich macht.

Die meisten Antioxidantien kommen aus dem Essen in Form unterschiedlicher Vitamine, Mineral- und zahlreicher anderer Stoffe, die in wissenschaftlichen Kreisen Phytochemikalien genannt werden. Je mehr freien Radikalen Ihr Körper ausgesetzt ist, desto mehr Antioxidantien brauchen Sie. Verschiebt sich die Balance zugunsten der freien Radikale, leidet der Körper unter oxidativem Stress. Diese Situation erhöht Untersuchungen zufolge das Risiko für Kreislauferkrankungen und bestimmte Krebsformen. Gleichzeitig zeigen Studien, dass oxidativer Stress den Alterungsprozess vorantreibt, unter anderem in Form verstärkter Faltenbildung, weil Kollagen- und Elastinproteine beschädigt werden. Grauer Star und andere Augenkrankheiten scheinen ebenfalls an die freien Radikale geknüpft zu sein, da die Augen ihnen täglich durch die UV-Strahlen der Sonne ausgesetzt sind. Ohne eine gute Abwehr durch Antioxidantien hat es der Körper schwer, diese Belastungen zu stemmen. Insbesondere dann, wenn zusätzlich eine Entzündung an den Kräften des Immunsystems zehrt.

Ein weiterer Faktor ist Muskelkater nach hartem Training. Ein Teil dieses Schmerzes rührt daher, dass freie Radikale in den Muskeln wüten – ein zusätzlicher Grund, um eine effektive Verteidigung durch Einnahme vieler Antioxidantien aufzubauen, denn alle genannten Zustände haben eines gemeinsam: Sie überbeanspruchen das Immunsystem und erschweren es, einen »Brandherd« im Körper zu löschen.

Antioxidantien sind nicht gleich Antioxidantien

Es gibt viele Stoffe, die im Körper wie Antioxidantien wirken. Mit Blick auf frühere Tierversuche und Untersuchungen mit Testpersonen, die zeigten, dass die Einnahme großer Mengen von Beta-Carotin, Vitamin C oder Vitamin E das Risiko für Herzkranzgefäß-Erkrankungen und/oder Krebs verringert, wies man früher oft speziell auf diese drei Vitamine als besonders effektive Antioxidantien hin. In der Folge wurden sie jahrelang tonnenweise als Nahrungsergänzung gekauft. Der Glaube an die Wirkung der genannten Stoffe wurde in den letzten Jahren heftig erschüttert. Wissenschaftliche Untersuchungen, bei denen Testpersonen über Jahre hinweg entweder eines der genannten Vitamine oder ein Placebo erhielten, konnten den gesundheitsfördernden Effekt nicht bestätigen. Im Gegenteil! In einigen Fällen, wie zum Beispiel bei der Gabe von Beta-Carotin, fand man bereits in den

---

Phytochemikalien

Phytochemikalien oder Phytostoffe ist ein Sammelbegriff für Pflanzenwirkstoffe (phyton = Pflanze) mit unterstützenden Eigenschaften. Ernährungswissenschaftler sind sich einig, dass die krankheitsvorbeugende Wirkung von Obst und Gemüse nicht ausschließlich Ballaststoffen, Vitaminen und Mineralstoffen zugeschrieben werden kann. Das fehlende Steinchen sind die Phytochemikalien. Sie decken Tausende Stoffe ab, die unterschiedlichste Aufgaben in den Pflanzen erfüllen. Phytochemikalien werden von der Pflanze selbst produziert. Die Menge hängt vom Erbmaterial und den äußeren Umständen ab, speziell den Wachstumsbedingungen. Das ist ein Grund, warum ökologischem Gemüse ein etwas größerer Effekt hinsichtlich der Vorbeugung chronischer Krankheiten zugeschrieben wird als konventionell angebautem Gemüse. Ein langsameres Heranwachsen und die raueren Bedingungen aufgrund weniger Spritzmittel bedeuten, dass die Menge aktiver Pflanzenwirkstoffe in den ökologischen Rohstoffen höher ist und sie Gramm für Gramm gesünder sind als bei konventionellen.

Die verschiedenen Phytochemikalien zeichnen sich durch eine komplexe Zusammenarbeit aus, bei der jede unterschiedliche Funktion hat und alle aufeinander angewiesen sind, um ihr Wirkungspotenzial voll zu entfalten. Kommt der Körper z. B. mit krebserregenden Stoffen wie Tabakrauch oder Abgasen in Kontakt, gibt es Pflanzenwirkstoffe, die antioxidativ wirken, indem sie die gesundheitsschädlichen freien Radikale zu weniger schädlichen Stoffen neutralisieren. Andere hindern die Radikale daran, sich an das Erbmaterial (DNA) des Körpers zu binden, oder reinigen die Zellen von Schadstoffen.

1980er-Jahren heraus, dass sich das Risiko, an Lungenkrebs zu erkranken, bei Rauchern sogar vergrößerte, wenn diese täglich ein Beta-Carotin-Ergänzungsmittel zu sich nahmen. Lassen Sie sich davon aber nicht abschrecken und essen Sie weiterhin Karotten. Nicht hier liegt die Gefahr, sondern in einer unkritischen Überdosierung der Ergänzungsmittel. Aus neuesten Untersuchungen geht hervor, dass bestimmte Antioxidantien, in großen Mengen eingenommen, den gegenteiligen Effekt haben. Sie werden zu Prooxidantien und erhöhen den oxidativen Stress dadurch, dass sie die Entwicklung der freien Radikale fördern. Angesichts dieser Tatsache sind die meisten Ernährungsforscher inzwischen vorsichtig geworden, einzelne Nahrungsergänzungen in großen Mengen zu empfehlen.

Ein anderer Grund, weshalb konzentrierte Ergänzungen einzelner Antioxidantien bestenfalls wirkungslos zu sein scheinen, ist, dass das Immunsystem eine äußerst komplexe Größe darstellt, die von vielen Faktoren abhängt. So, wie eine Kette nur so stark ist wie ihr schwächstes Glied, ist unsere Immunabwehr von einer vielseitigen Zufuhr von Antioxidantien abhängig, die im komplexen Zusammenspiel erst ihre volle Wirkung entfalten. Unterschiedliche Antioxidantien wirken auch unterschiedlich im Körper. Das zeigen Carotine, eine große Gruppe Pflanzenwirkstoffe mit stark antioxidativer Wirkung: Während sich das Beta-Carotin der Karotte an die Zellaußenwände setzt, platziert sich das Lycopin der Tomate inmitten der Zellmembranen. Andere Carotine setzen sich in die Zellen oder docken außen an. Damit bekommen die Zellen einen Rundumschutz, der die Wirkung großer Dosen eines einzelnen Carotins bei Weitem übersteigt.

Der Weg zu einem starken Immunsystem führt also nicht über eine konzentrierte Gabe von Nahrungsergänzungsmitteln. Stattdessen sollte man sich gesund und abwechslungsreich ernähren, um das Immunsystem zu stabilisieren. Wenn Sie eine Entzündung im Keim ersticken wollen, gewinnen Sie die dafür notwendige zusätzliche Kraft, indem Sie sich Ihre Antioxidantien aus den wirksamsten Nahrungsmitteln holen. Spitzenreiter sind hier speziell Früchte und Gemüsesorten, die eine große Oberfläche besitzen, zum Beispiel Brokkoli mit seinen vielen Seitentrieben. Wenn man die Oberfläche eines Brokkolikopfs darstellen könnte, würde sie ein ziemlich großes Areal abdecken. Kleine Beeren, wie etwa Heidelbeeren, verzeichnen (verglichen mit einem Apfel) deshalb ein Plus an Antioxidantien, weil sie enorm viel Schale – und damit viel Oberfläche haben. Andere gute Beispiele für Nahrungsmittel mit viel Antioxidantien sind Himbeeren und Brombeeren, Blumenkohl und Petersilie.

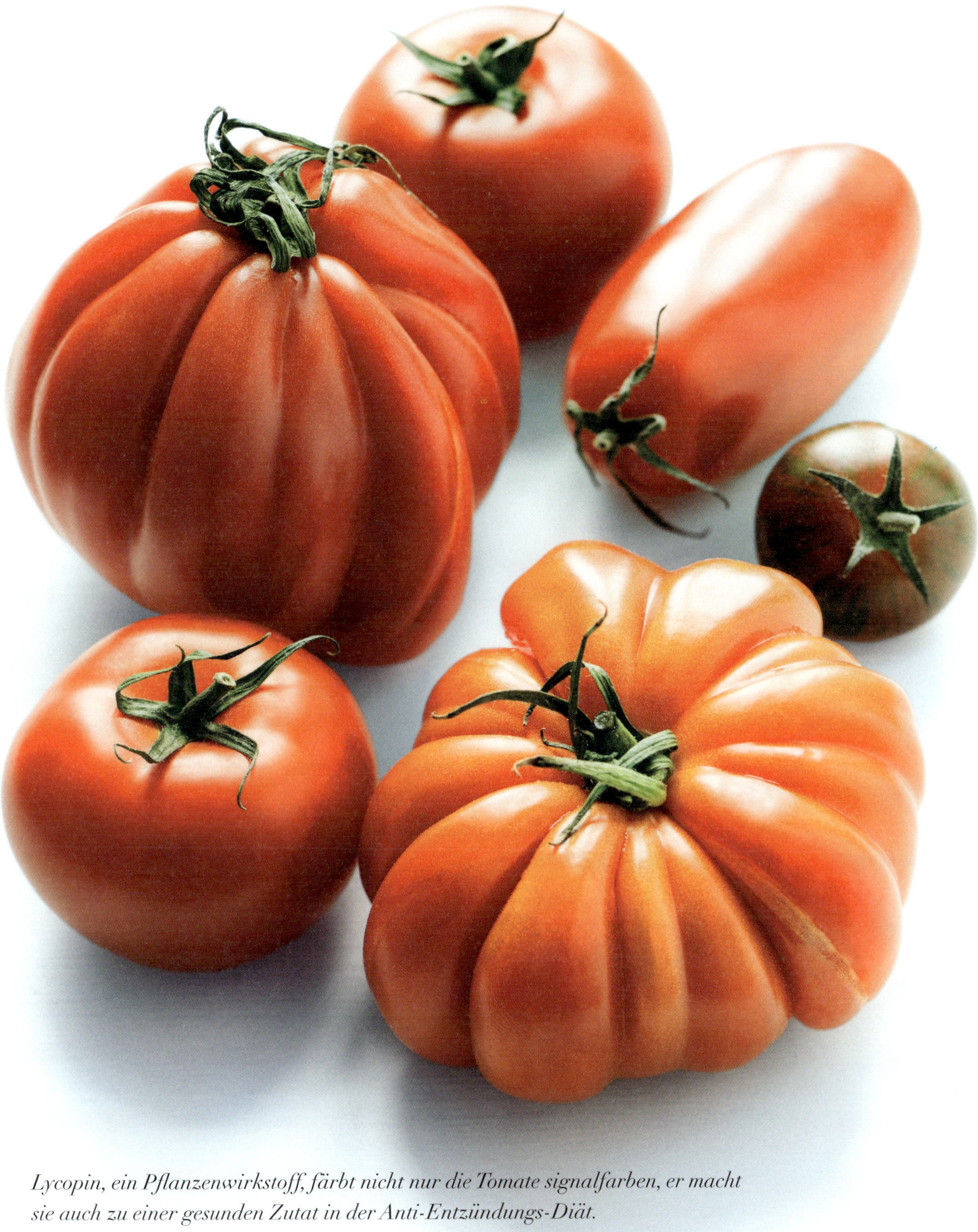

Lycopin, ein Pflanzenwirkstoff, färbt nicht nur die Tomate signalfarben, er macht sie auch zu einer gesunden Zutat in der Anti-Entzündungs-Diät.

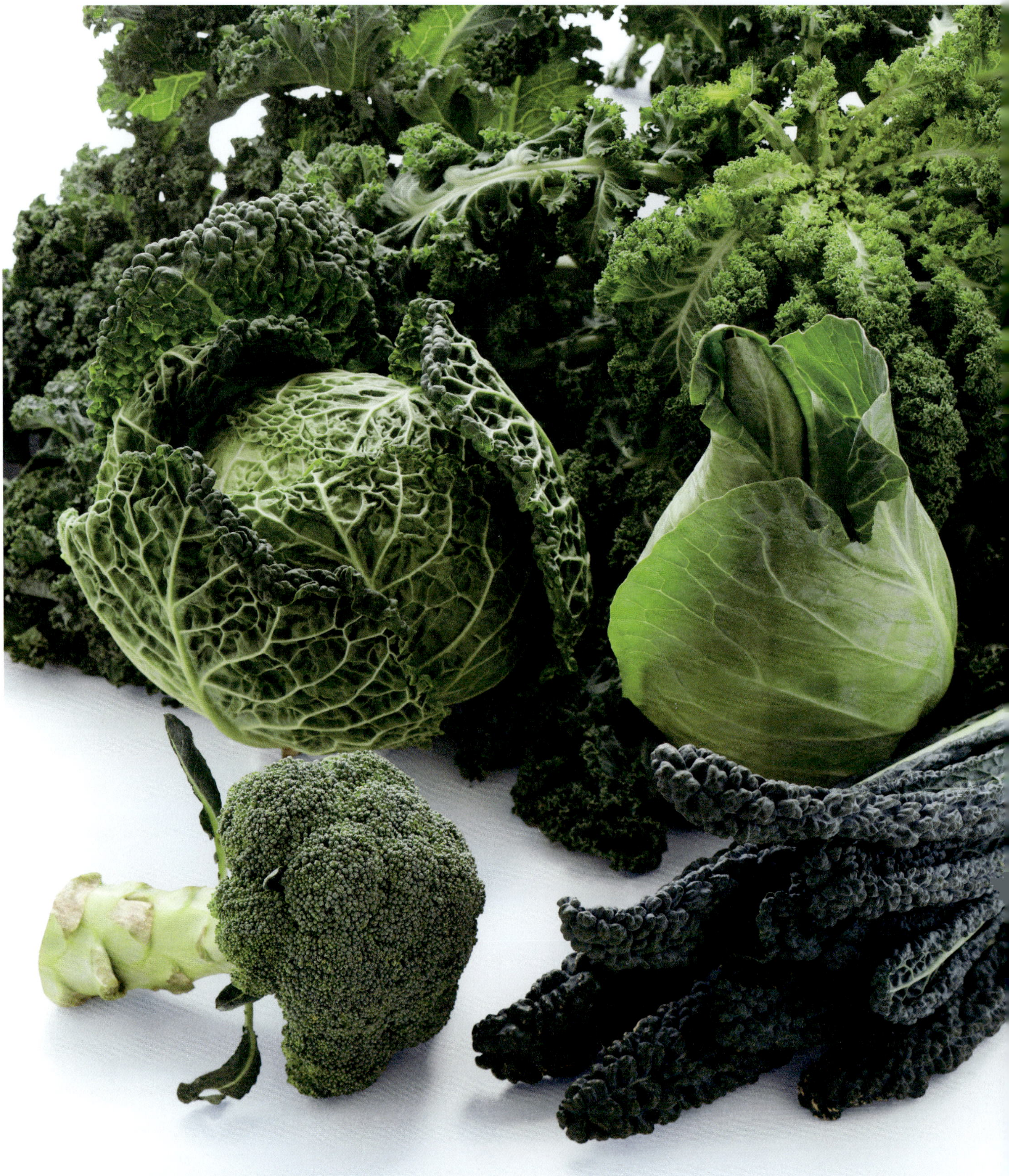

Wenn es um ernährungsphysiologische Qualitäten geht, kann keine Salatsorte mit Kohl mithalten.

Anhand von chemischen Analysen ist feststellbar, wie hoch die Fähigkeit von Lebensmitteln ist, freie Radikale zu bekämpfen. Die Maßeinheit heißt ORAC (*Oxygen Radical Absorbance Capacity*; dt. die Fähigkeit, freie Radikale zu neutralisieren). Übergeordnet gilt: Je höher der ORAC-Wert, desto mehr und stärkere Antioxidantien sind in den betreffenden Lebensmitteln enthalten. Die Analysen ergaben aufschlussreiche Erkenntnisse. So zeigte sich, dass Obst nicht unbedingt frisch sein muss, um voll von Antioxidantien zu sein. So liegen 100 Gramm frisch geerntete Pflaumen bei etwa 950 ORAC-Einheiten, die gleiche Menge Backpflaumen aber bei an die 6000 ORAC-Einheiten. Das Gleiche gilt für Trauben. Frische Trauben weisen einen Wert von etwa 450 Einheiten auf, Rosinen knapp 3000 Einheiten.

Obst und Gemüse mit vielen Qualitäten

Antioxidantien sind einer der Hauptgründe, warum Obst und Gemüse eine so wesentliche Rolle in der Anti-Entzündungs-Diät spielen. In der Realität ist es jedoch die Kombination unterschiedlichster Faktoren, das sie so enorm gesund macht.

- **Antioxidantien:** Die mikroskopischen Pflanzenwirkstoffe neutralisieren freie Radikale, bevor diese die Zellen schädigen.
- **Ballaststoffe:** Sie stimulieren das Wachstum gesunder Darmbakterien, die im Magen-Darm-Trakt einen Schutz gegen schädliche Stoffe bilden. Diese gelangen sonst in den Körper und stressen das Immunsystem.
- **Niedrige Kaloriendichte:** Sie hilft, schlank zu bleiben. Die Forschung belegt, dass Körperfett an sich entzündungsfördernd wirkt.
- **Langsame Kohlenhydrate:** Die meisten Obst- und Gemüsesorten haben einen niedrigen glykämischen Wert und damit einen geringen Einfluss auf den Blutzucker. Untersuchungen zeigen jedoch, dass hoch glykämisches Essen entzündungsfördernd wirkt. Am besten ersetzen Sie also Brot und Reis durch Gemüse.

Der Grund: Der Trocknungsprozess konzentriert die Antioxidantien, da das antioxidansfreie Wasser aus der Frucht entweicht. Es gibt keine feste Regel, wie viele ORAC-Einheiten Sie zu sich nehmen sollen. Ich empfehle mindestens 5000 Einheiten pro Tag. Allerdings ist es nicht damit getan, sich ein oder zwei Favoriten aus der Tabelle herauszufischen, da der gesundheitliche Nutzen sowohl von der Menge als auch von der Vielseitigkeit abhängt. Es ist eine gute Richtlinie, die Einnahme auf mehrere Quellen zu verteilen, sodass der Körper an möglichst viele und breit gefächerte Antioxidantien kommt. Dazu möchte ich noch bemerken, dass jede Farbe eine spezifische Gruppe von Pflanzenwirkstoffen abdeckt. Der Farbenreichtum auf dem Teller oder im Obstkorb ist deshalb ein guter Anhaltspunkt. Nichtsdestotrotz steckt auch in bleichen Früchten eine Menge Saft und Kraft. Nehmen Sie nur Ingwer, Knoblauch und Blumenkohl, die trotz mangelnder Farbe vor Antioxidantien bersten. Wenn es Ihnen gelingt, im Lauf des Tages Beeren, Kohlsorten und anderes Gemüse zu essen, können Sie sicher sein, ein breites Spektrum an Antioxidantien zu sich genommen zu haben. Ein Blick auf die Liste der durchschnittlichen ORAC-Einheiten einiger nahrhafter Lebensmittel (siehe unten) sagt Ihnen, ob Sie Ihren täglichen ORAC-Bedarf decken. Diese Liste wurde von der amerikanischen FDA *(Food and Drug Agency)* ins Netz gestellt.

Starker Schutz für den Darm

Antioxidantien sind an sich schon ein starkes Argument, um möglichst viel Obst und Gemüse zu essen. Es gibt aber noch andere gute Gründe: Obst und Gemüse liefern dem Körper sehr viele Ballaststoffe. Ballaststoffe, das heißt mehr oder minder unverdauliche Pflanzenreste, sichern eine gute Verdauung, da sie dem Verdauungstrakt Arbeit liefern. In Obst und Gemüse kommen reichlich lösliche und nicht lösliche Ballaststoffe vor. Diese wirken unterschiedlich. Die nicht löslichen Ballaststoffe liegen wie kleine, feste Partikel im Darm und stimulieren die Darminnenseite.

Antioxidantien in Obst und Gemüse

ORAC-Einheiten pro 100 Gramm in verschiedenen Lebensmitteln:

Lebensmittel	ORAC	Lebensmittel	ORAC
Ingwer	14 900	Rote Bete	841
Backpflaumen	5770	Avocado	782
Rosinen	2830	Orange	750
Heidelbeeren	2234	Rote Trauben	739
Johannisbeeren	2036	Rote Paprikaschoten	731
Knoblauch	1939	Kirschen	670
Grünkohl	1770	Kiwi	605
Moosbeeren	1750	Rosa Grapefruit	483
Brokkoli	1590	Zwiebeln	449
Erdbeeren	1536	Grüne Trauben	446
Himbeeren	1227	Bananen	221
Spinat	1210	Kopfsalat	200
Pflaumen	949	Gurken	195
Alfalfasprossen	931		

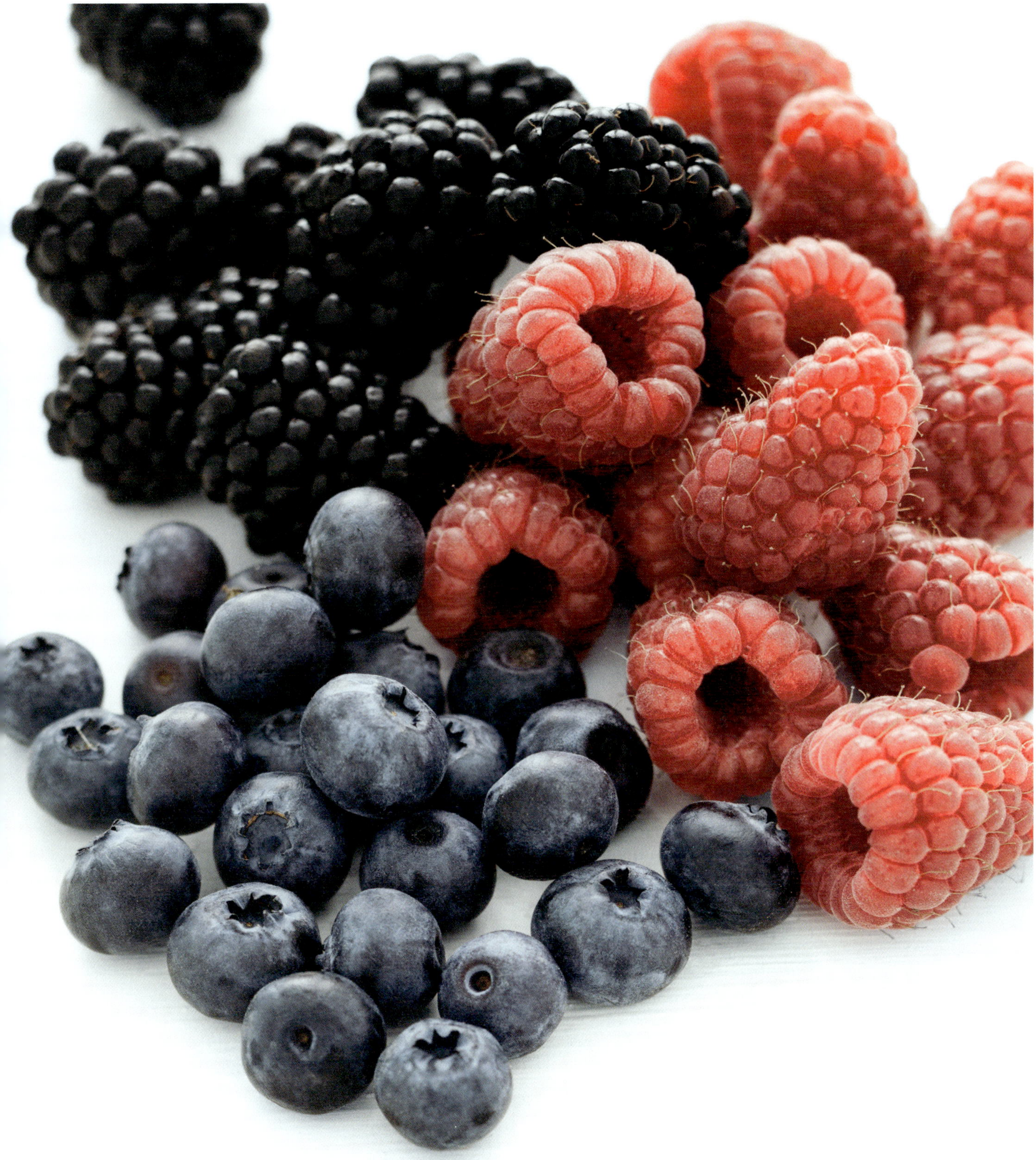

Egal, ob tiefgefroren oder frisch: Beeren sind ernährungsphysiologische Volltreffer. Sie sollten sie sich so oft wie möglich gönnen.

Das setzt die Peristaltik in Gang, wodurch der Darminhalt durch den Körper befördert wird. Die löslichen Ballaststoffe binden Wasser und quellen zu einem vielfachen ihrer ursprünglichen Größe auf. Damit wird dem Darm eine weiche Füllung zugeführt, und der Inhalt passiert den Darmtrakt leichter. Gleichzeitig sorgt die aufgequollene Masse dafür, dass potenzielle Giftstoffe weniger in Berührung mit den Darminnenwänden kommen. Das verringert die Kontaktzeit und entlastet das Immunsystem.

Dies ist auch der Grund, warum man in der Krebsprophylaxe großen Wert auf ballaststoffreiche Ernährung legt. Zusätzlich wirken Ballaststoffe wie Präbiotika, da sie den Darmbakterien Nahrung geben. Das hilft Ihnen, eine starke Darmflora aufzubauen, und die ist nun mal unglaublich wichtig für einen gesunden Körper.

Bevor Sie sich nun voll auf die Ballaststoffe stürzen, eine Warnung. Ich hatte immer wieder Patienten, die meine Vorgehensweise kritisierten, weil sich meine Empfehlungen nicht sofort positiv auswirkten. Das ist auch klar, bei einem Verdauungstrakt, der es nicht mehr gewöhnt ist, mit herausfordernden Nährstoffen umzugehen. Ballaststoffe können nun mal, so verdauungsanregend sie auch sein mögen,

---

Präbiotika

Die Darmbakterien sind steuerbar. Diese Tatsache sollten Sie nutzen und den gesunden Bakterien optimale Lebensbedingungen bieten. Hier sind vor allem Ballaststoffe gefragt, weil sie zum Teil von diesen Bakterien verzehrt werden. Eine Alternative für gesunde Bakterien ist der Konsum von Lebensmitteln mit hohem Gehalt an Präbiotika. Das sind Ballaststoffe, die von gesunden Darmbakterien bevorzugt werden. Einer von diesen Ballaststoffen ist Inulin. Der spezielle Faserstoff ist primär in der Chicoreewurzel enthalten, kommt aber auch in Zwiebeln, Spargel und Lauch vor. Studien zeigen, dass er, wie alle Ballaststoffe, die Verdauung fördert und darüber hinaus besonders günstig auf die Darmbakterien wirkt. Diese Wirksamkeit rührt daher, dass der Inulinfaserstoff den Bakterien ganz unten im Dickdarm Nahrung gibt, dort, wo die meisten übrigen Nährstoffe hinkommen, bevor sie in die Blutbahn gelangen. Inulinballaststoffe werden primär von den beiden Darmbakterien-Typen Laktobazillen und Bifidobakterien geschätzt, die die Nahrung nutzen, um sich in dem sonst nahrungsarmen Milieu zu vermehren, und somit andere Bakterien verdrängen, inklusive potenziell krankheitsverursachende. Gleichzeitig erzeugen sie bei der Ausbeutung der Inulinballaststoffe Säuren, die das Zellwachstum in den Schleimhäuten des Dick- und Dünndarms stimulieren und so zu einem besser arbeitenden Darm beitragen. Dieser Effekt betrifft nicht nur die Inulinballaststoffe. Andere Pflanzenfasern, insbesondere die von Getreidearten wie Gerste, Roggen, Hafer und Weizen sowie die von Obst und Gemüse, wirken in die gleiche Richtung.

das System bei zu schneller Vorgehensweise komplett derangieren. Die Darmflora braucht Zeit, um sich an die Ernährungsumstellung zu gewöhnen. Bekommt sie die nicht, dann kann es passieren, dass sie streikt. Deshalb empfiehlt es sich, die Ballaststoffmenge langsam zu steigern, damit Sie in den nächsten Wochen ein optimales Niveau erreichen, statt zu versuchen, den Erfolg schon morgen zu erzwingen.

Ergänzend zu den Ballaststoffen empfehle ich für Ihre Anti-Entzündungs-Diät Milchprodukte, die mit probiotischen Bakterien angereichert sind. Diese speziellen Bakterien sind in der Lage, das Säurebad des Magens zu überleben und dann in den Darm zu gelangen. Dort lassen sie sich vor allem im Dickdarm nieder und tragen zu einer gesunden Balance zwischen verschiedenen Bakterien bei, indem sie Säuren produzieren, die den pH-Wert im Darm senken. So werden etwaige schädliche Bakterien an der Vermehrung gehindert. Gleichzeitig produzieren probiotische Bakterien Stoffe, die bereits die Ansiedlung derartiger Bakterien im Darm behindern. Versuche zeigten, dass sich schon nach wenigen Wochen Erfolg einstellte: Personen, die Probiotika einnahmen, litten deutlich weniger an Entzündungen als die, die Placebos bekommen hatten.

Aber bei Weitem nicht alle gesäuerten Milchprodukte enthalten auch Probiotika. Die einfachste Methode, um an die gesunden Bakterien zu kommen, ist es, morgens zum Frühstück eine Portion probiotischen Joghurt oder ein anderes probiotisches Sauermilchprodukt zu sich zu nehmen.

Nicht jeder Mensch verträgt Milchprodukte gut. Manche spüren, dass ihr Darm bei größerem Milchkonsum irritiert reagiert – primär, weil er Milchzucker (Laktose) nicht abbauen kann. Das gilt vorzugsweise für Kuhmilch. Mit Käse und gesäuerten Milchprodukten haben viele Menschen mit einer Laktoseintoleranz hingegen oft keine Probleme. Bei gesäuerten Milchprodukten spaltet die Milchsäure (Laktase) den Milchzucker (Laktose) auf, was bei einer sensiblen Verdauung weitaus schonender ist. Ein anderer Vorteil von Sauermilchprodukten ist ihre dicke Konsistenz. Diese bewirkt, dass Sauermilchprodukte langsamer als normale Milch verdaut werden und deshalb den Verdauungstrakt weniger belasten.

Ein dritter wichtiger Aspekt: Die Milchsäurebakterien haben einen positiven Einfluss auf die Darmflora und beeinflussen die Enzyme, die Milchzucker (Laktose) verdauen, auf günstige Weise. Alles in allem verringert sich also das Risiko, Verdauungsprobleme zu bekommen, wenn Sie gesäuerte Milchprodukte zu sich nehmen.

Wenn Sie überhaupt keine Milchprodukte vertragen, dann können Sie Ihre Probiotika auch aus anderen Nahrungsmitteln beziehen. In letzter Zeit hat man entdeckt, dass fermentiertes Gemüse den Sauermilchprodukten in fast nichts nachsteht. Die Kombination aus Salzzugabe und einem sauerstoffarmen Milieu im Glas bietet optimale Wachstumsbedingungen für probiotische Bakterien. Diese bewirken auch bei Kohl und anderen fermentierten Gemüsen die Bildung von Milchsäure.

Ich freue mich besonders, dass fermentiertes Gemüse heute wieder einen gewissen Aufwind erlebt. Ich bin in Süddeutschland aufgewachsen, wo insbesondere Sauerkraut noch immer ein fester Bestandteil des Speiseplans ist. Sollten Sie Sauerkraut nicht besonders mögen, gibt es auch Alternativen wie Pickles, fermentierten Spinat, Krautsalat u. a.

Vollkorn – nicht unbedingt ein Goldkorn

Ballaststoffe sind ein überzeugendes Argument dafür, Kohl und anderes Gemüse zu essen sowie Obst in geringerem Maße. Wären Faserstoffe der einzige Trumpf des Pflanzenreichs, könnten Sie einen Löffel voll Flohsamenschalen nehmen und sich zufrieden zurücklehnen. Geht leider nicht. Denn (Sie erinnern sich?): Antioxidantien sind ein ebenso gewichtiges Argument, Obst und Gemüse in der entzündungshemmenden Basiskost zu bevorzugen.

Lassen Sie uns im Zusammenhang mit Ballaststoffen zu den Getreideprodukten kommen. In den letzten Jahren veranstaltete man eine regelrechte Hetzjagd auf das Getreide; auch auf Vollkorn, das traditionell wegen seiner gesundheitlichen Qualitäten und der vielen Ballaststoffe, die den Verdauungstrakt in Gang halten, hochgelobt worden war. Nicht jeder Kritikpunkt trifft zu.

Fermentation

Wenn Mikroorganismen Kohlenhydrate ohne Sauerstoff zersetzen, spricht man von Fermentation. Diese Milchsäuregärung ist seit Tausenden von Jahren als Konservierungstechnik bekannt. Aber nicht nur die verlängerte Haltbarkeit von Lebensmitteln macht diese Technik interessant. Während des Prozesses vermehren sich Mikroorganismen, sodass das fertige Produkt viele gesundheitsfördernde Bakterien aufweist.

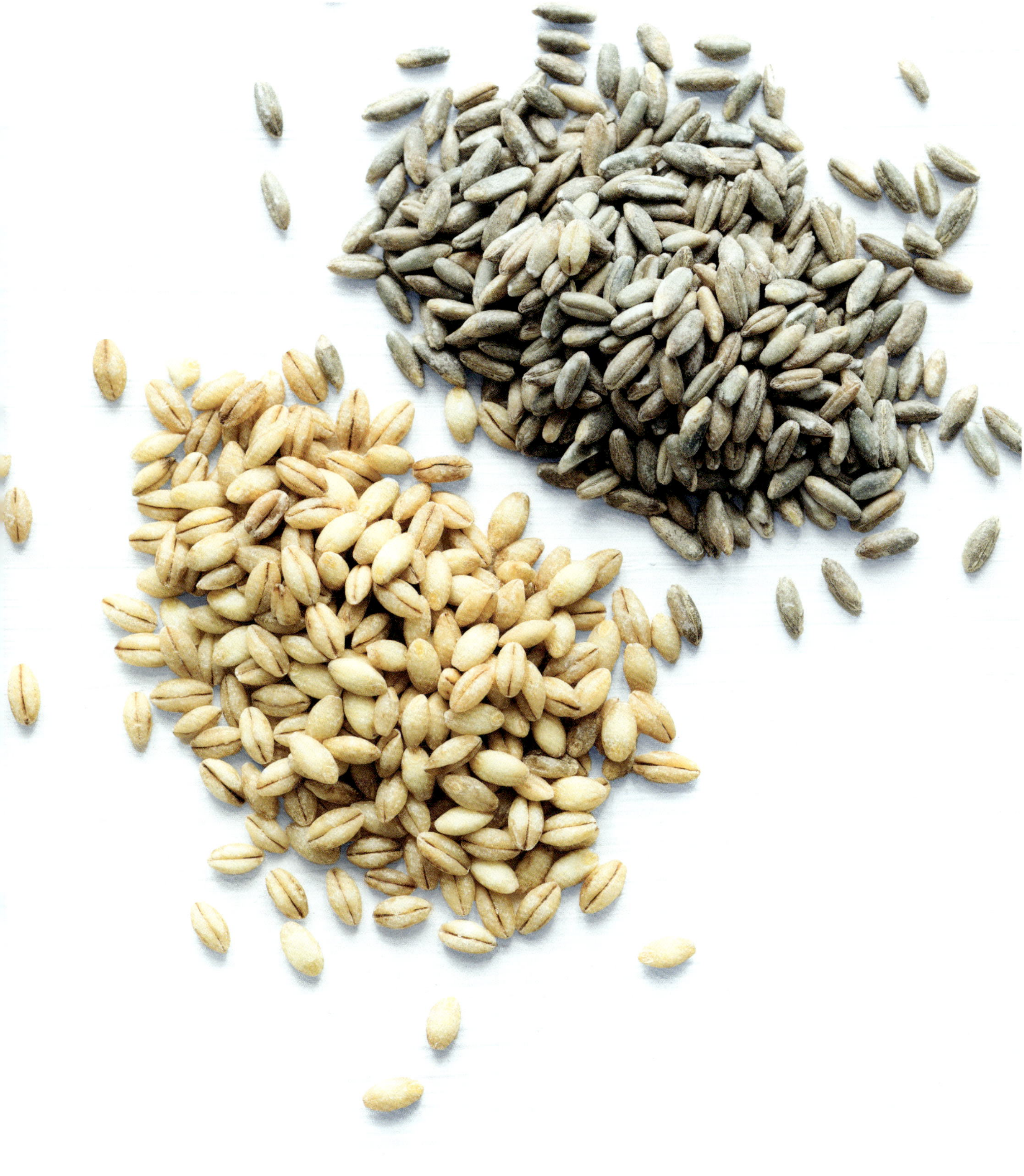

Körner sind voll von Ballaststoffen, die den Darm gesund halten. Das ist nur eines von vielen Argumenten, um sie in die Anti-Entzündungs-Diät einzubauen.

Fakt ist, dass es in verschiedenen Abstufungen zu Problemen im Zusammenhang mit Getreide kommen kann. Im Kapitel »Intelligente Vorabentscheidungen« gehe ich näher darauf ein. Getreide stellt in der Anti-Entzündungs-Diät kein Hindernis dar, vorausgesetzt folgende drei Kriterien sind erfüllt:

1. Sie sind ganz sicher, dass Sie es vertragen. Sollten Sie sich nach dem Verzehr von Getreideprodukten benommen, erschöpft oder in anderer Form negativ beeinflusst fühlen, ignorieren Sie nicht die Signale des Körpers.
2. Sie wählen Vollkorn – kein raffiniertes Getreide, bei dem die Schalen und somit fast alle Ballaststoffe, Vitamine und Mineralstoffe entfernt wurden.
3. Die Menge ist auf eine kleine Portion begrenzt, und die Körner bekommen Gesellschaft von Protein und Fett, damit die Blutzuckerbelastung niedrig bleibt.

Sind die obigen drei Bedingungen erfüllt, kann Vollkorn für Sie eine gute Ballaststoffquelle sein mit den gleichen Qualitäten wie Obst und Gemüse. Außerdem erhalten Sie jede Menge Vitamin B, das unter anderem den Stoffwechselfunktionen des Körpers zugutekommt. Und es ist eine Quelle für knochenstärkendes Kalzium, grüne Proteine und vieles mehr. Vorausgesetzt, die drei Kriterien oben sind erfüllt, können grob geschrotete Gerste, Roggen, Weizen und Mischungen mit Dinkel, Reis, Hafer oder anderen Getreidearten in eine gesunde Anti-Entzündungs-Diät aufgenommen werden.

Die gleichen Qualitäten besitzt Quinoa – eigentlich ein Samen, der aber als Getreide verwendet wird. Hinter einem ziemlich unansehnlichen Äußeren versteckt sich eine Fülle kraftvoller Stoffe, die Ihren Körper stärken. Vor allem ist Quinoa sehr ballaststoffreich, sättigt und schenkt in höchstem Maß Gesundheit. Außerdem beherbergt der kleine Samen viele Omega-3-Fettsäuren auf Pflanzenbasis. Diese gehen Hand in Hand mit sättigenden Proteinen und einer langen Reihe wertvoller Vitamine und Mineralstoffe.

Klein, aber bedeutungsvoll

Oliven, Avocado, Kohl, Beeren, Quinoa, Vollkorn und Nüsse. Das Pflanzenreich ist eine super Quelle für Nährstoffe, die Ihren Körper kräftigen. Die Liste ist noch viel länger (viel zu umfassend, als dass wir alles auflisten könnten). Das ist aber auch gar nicht so entscheidend. Wichtig ist, dass Sie verstehen, warum Sie Quellen mit antientzündlichen Kräften anzapfen und sich im Übrigen an die Rezepte in diesem Buch halten sollten.

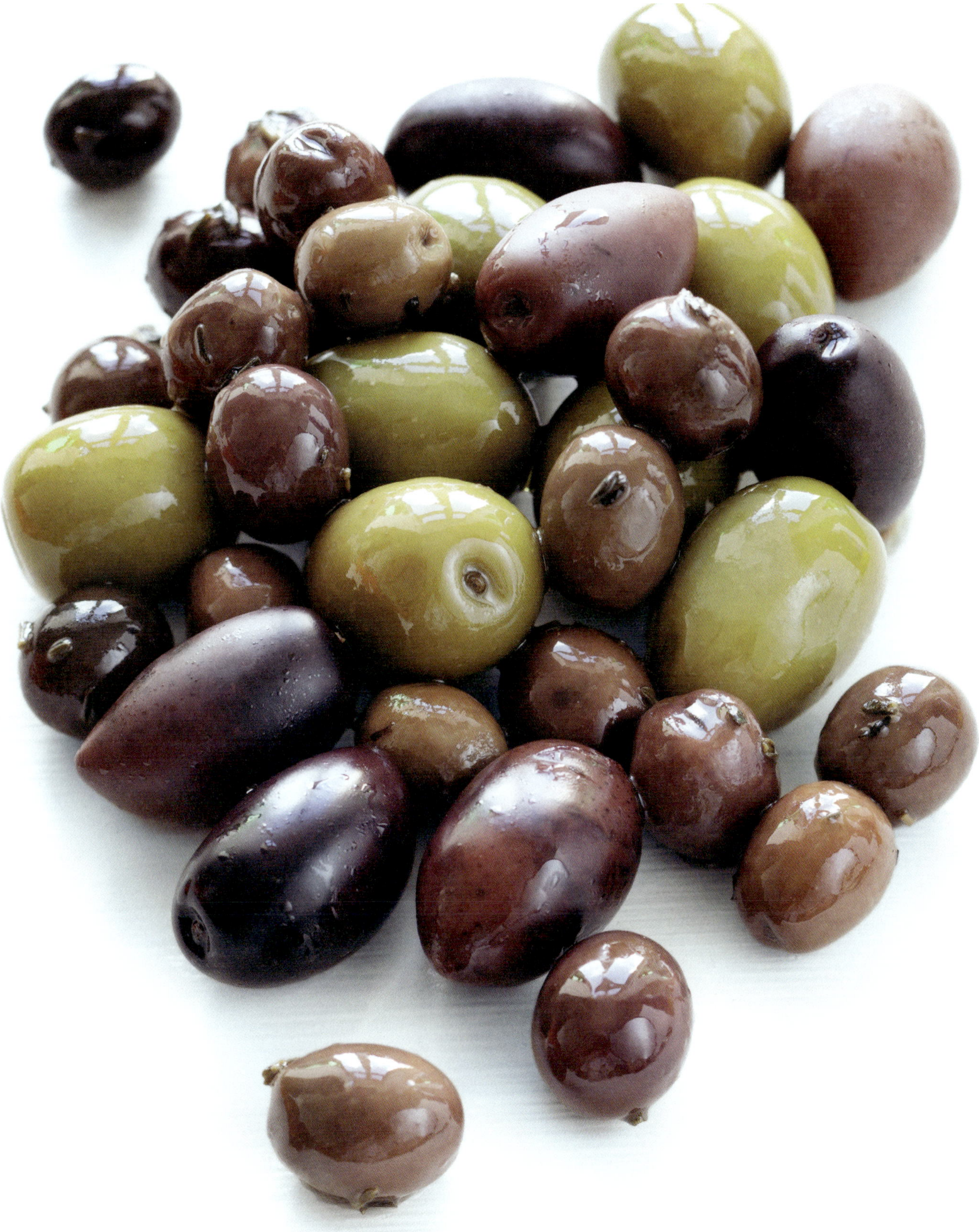

Das entzündungshemmende Fett, das sich in den köstlichen Oliven versteckt, ist einer der Gründe, weshalb die Mittelmeerküche so gesund ist.

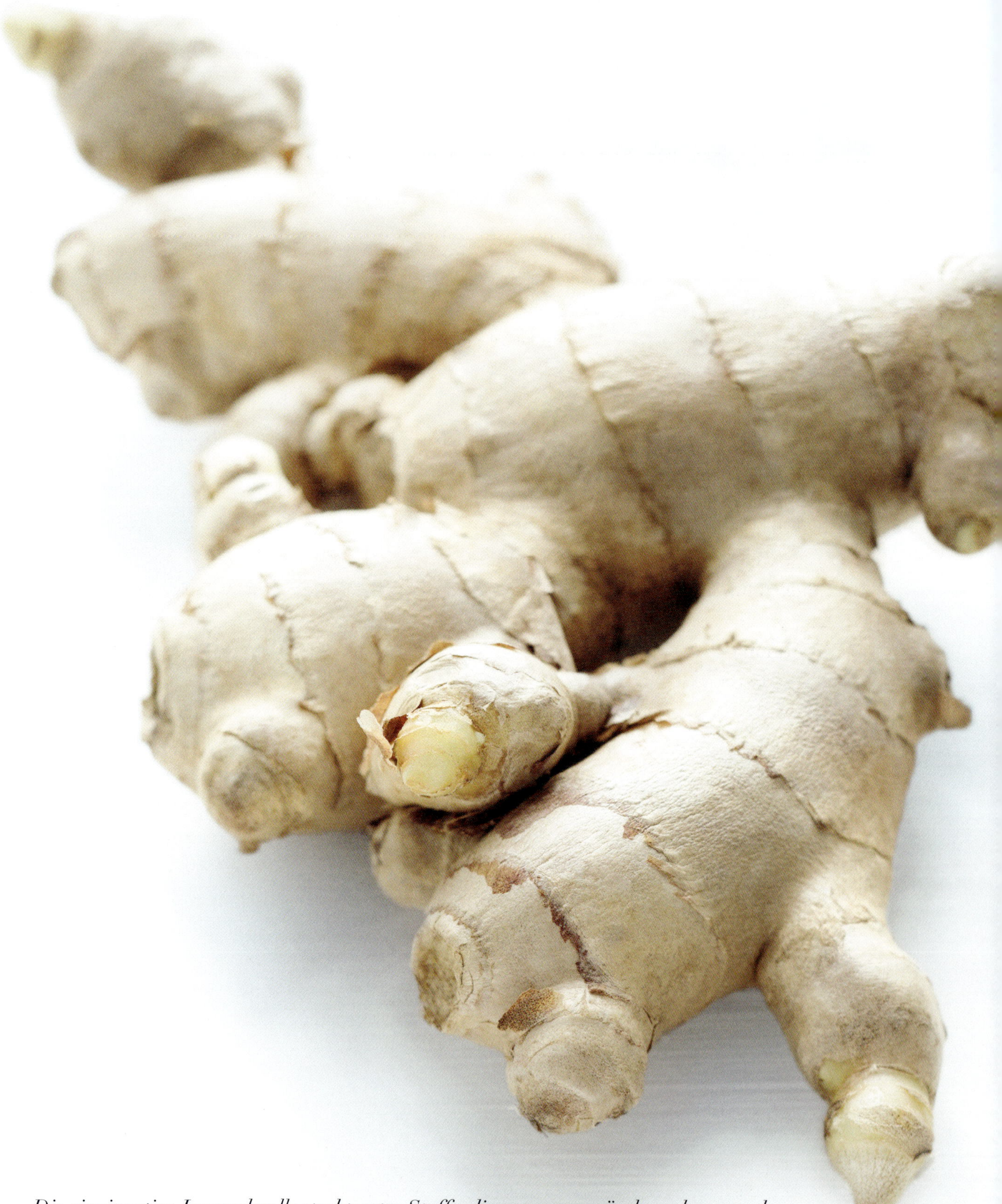

Die einzigartige Ingwerknolle steckt guter Stoffe, die extrem entzündungshemmend wirken. Sportler und Gichtpatienten schwören darauf.

Bevor ich dieses Kapitel abschließe, möchte ich Ihnen noch drei wichtige Entzündungshemmer vorstellen. Schon in kleinen Mengen bei der Zubereitung unserer Mahlzeiten verwendet, liefern sie Saft und Kraft für unsere Körperzellen.

Einer ist Ingwer, der schon beim Hineinbeißen seine enorme Stärke offenbart. Nur ein kleines Stück Ingwer ist so reich an Wirkstoffen, dass Sie es bereits beim Essen spüren. Deshalb müssen Sie sich nicht mit einer Menge davon versorgen, um ihn gewinnbringend einzusetzen. Als Regel gilt: Ein Effekt wurde bereits erzielt, wenn Sie merken, dass er den Körper aufheizt. Die Wärme soll sich in Ihren Zellen ausbreiten. Mich persönlich überzeugten die Kräfte des Ingwers, als ich vor vielen Jahren meiner Schwiegermutter empfahl, täglich etwas Ingwer zu essen. Sie hatte seit ewigen Zeiten mit ihren Knien zu tun. Ich war frisch ausgebildeter Ökotrophologe und griff deshalb mit großer Begeisterung auf die Magie des Essens zurück. Dass sie nach nur wenigen Wochen eine so starke Linderung erfuhr und problemlos aus einem niedrigen Sportwagen aussteigen konnte, brachte mir nicht nur viel Ehre ein, sondern machte mir gleichzeitig klar, welche Power sich in der kleinen Wurzel verbirgt. Im Fall meiner Schwiegermutter waren es Ingwertabletten; sie sind absolut in Ordnung und waren die einfachste Lösung. Ideal ist, die frische Wurzel zu verwenden und beispielsweise mithilfe des Mixers zu einem leckeren Smoothie zu verarbeiten. Alternativ können Sie sich einen kräftigen Gesundheitsdrink brühen, indem Sie kochendes Wasser über den Ingwer gießen und ihn kurz ziehen lassen. Oder wie wär es damit, das Ritual meiner Mutter zu kopieren: Sie bestreicht jeden Morgen eine halbe Scheibe Roggenbrot dick mit Honig und streut grob gehackten Ingwer darüber. Das ist ein super Start für den Tag! Egal, wie Sie Ingwer anwenden, freuen Sie sich, dass die gesundheitsfördernden Potenziale der Wurzel in naturwissenschaftlichen Untersuchungen nachgewiesen wurden und man feststellte, dass Ingwer mit zu den wirkungsvollsten Entzündungshemmern gehört, die man in die Ernährung einbauen kann. Viele Menschen mit Gliedergicht haben das längst erkannt und essen entweder die Wurzel oder nehmen Ingwerpräparate.

Ätherische Öle

Rosmarin, Basilikum, Fenchelsamen, Minze, Ingwer und viele andere Kräuter, Blätter Samen oder Wurzeln enthalten ätherische Öle. Gemeint sind aromatische, flüchtige Pflanzenöle, die seit Jahrtausenden als schmerzstillende und bakterientötende Naturheilmittel angewendet werden. Sowohl Luft- als auch Harnwege profitieren von der antiseptischen Wirkung der Öle. Auch dem Magen tun sie gut.

Die aktiven Komponenten der Wurzel vermögen jedoch nicht nur Gichtleiden zu bekämpfen, sondern alle Formen von Entzündungen. Die Wirkung entspringt speziellen Pflanzenstoffen, sogenannten Gingerolen. Diese entfalten gewaltige Kräfte bei der Bekämpfung von Entzündungen, die im Körper toben. Außer Gingerolen besitzt Ingwer viele ätherische Öle, die sowohl der Verdauung nutzen als auch antiseptisch im Körper wirken können und dadurch potenziell schädliche Bakterien eliminieren.

Die dem Ingwer ähnliche Kurkuma teilt viele Qualitäten mit ihm und verdient einen festen Platz auf dem Speiseplan der Anti-Entzündungs-Diät. Die aktive Komponente der Kurkumawurzel heißt Curcumin. In vielen Versuchen bewies sie ihre antientzündliche Wirkkraft und generelle Stärke in einem Maß, dass selbst Krebsforscher sie inzwischen aufmerksam studieren.

Neben Ingwer und Kurkuma verdient auch Knoblauch unsere Aufmerksamkeit. Sein Geschmack ist aromatisch, was man auch von seinem charakteristischen Duft behaupten kann. Der stammt von den Stoffen Alliin und Allicin, die erstaunlich potent sind. Ein bis zwei Zehen im Essen reichen aus, um die antientzündlichen Qualitäten zu steigern. Richtig intensiv wirkt die gepresste Zehe, wenn man sie fünf bis zehn Minuten ruhen lässt. Im folgenden Prozess vereinigen sich die aktiven Komponenten und lassen besonders kraftvolle Schwefelverbindungen entstehen. Sie heben die Stärke des Knoblauchs auf eine neue Stufe. Untersuchungen zeigen, dass die Stoffe Reaktionen im Körper bremsen können, die Entzündungen hervorrufen. Die guten Eigenschaften werden intensiv erforscht. So fand man heraus, dass zahlreiche aktive Pflanzenstoffe des Knoblauchs es schaffen, den Cholesterinspiegel zu senken. Gleichzeitig können die Blutgefäße entspannen und das Risiko zu platzen verringert sich. Möglicherweise kann Knoblauch auch den Abbau von gesundheitsschädlichem Bauchfett günstig beeinflussen.

Blutzuckerfreundliche Ernährung

Die Kohlenhydrate im Essen funktionieren als Verbrennungsstoffe für Muskeln und Gehirn, und es gibt viele gute Gründe, Kohlenhydrate zu sich zu nehmen, auch wenn die LCHF-Welle *(low carb high fat)* sie in den letzten Jahren so verteufelt hat, als ob sie wie die Pest gemieden werden müssten. Einer der zwingendsten Gründe dafür ist wohl der, dass alle Formen von Obst und Gemüse Kohlenhydrate beinhalten. Ein Verzicht würde ein Leben ohne die vielen stärkenden Pflanzenstoffe bedeuten, die einen grundlegenden Teil der Anti-Entzündungs-Diät ausmachen.

Das gilt auch für Vollkorn und Milchprodukte. Sie sind ebenso kohlenhydrathaltig und ihre Wirkung würde bei Verzicht auf Kohlenhydrate verpuffen. Lassen Sie mich festhalten: Kohlenhydrate dürfen nicht aus der Ernährung gestrichen werden. Gleichzeitig möchte ich aber auch betonen, dass diese Feststellung kein Freibrief dafür sein soll, sie in sich hineinzuschaufeln. Denn wenn Sie Kohlenhydrate essen, wirkt sich das auf den Blutzucker aus. Ein Übermaß hat katastrophale Auswirkungen. Untersuchungen zeigen, dass starker Blutzuckeranstieg die Körperzellen stresst, was in einer verringerten Insulinsensibilität und Entzündung enden kann.

Lange hieß es, man solle die »schnellen« Kohlenhydrate wie Limonade, Süßigkeiten und Weißbrot meiden. Der Rest sei harmlos. Vom Gesichtspunkt der Entzündung her ist das nicht stichhaltig, denn wir wissen heute, dass ein Zuviel an Kohlenhydraten den Körper generell stresst. In Versuchen hat man einen positiven Ausschlag auf bis zu 16 Entzündungsmarker gemessen, als die Kohlenhydrateinnahme der Testpersonen reduziert wurde. Das unterstreicht, welche Linderung der Körper erfährt, wenn Sie nicht übermäßig Kohlenhydrate konsumieren. Ein Zuviel bedeutet, dass die Zufuhr den natürlichen Bedarf des Körpers übersteigt. Es müssen also nicht zwangsläufig Mengen sein, die dick machen. Auch bei wesentlich niedrigerer Zufuhr kann es schon mehr sein, als der Körper verträgt. Bei den meisten meiner Patienten liegt der Tagesbedarf an Kohlenhydraten bei 125 bis 175 Gramm. Diese Menge macht etwa 50 Prozent der Kohlenhydratzufuhr aus, die ein junger, gesunder Mann täglich zu sich nimmt, und ist mehr als genug, um Gehirn, Herz und Muskeln mit den Brennstoffen zu versorgen, die nötig sind, um gut durch einen

---

Insulinsensibilität

Der Körper ist bestrebt, den Blutzucker konstant auf optimalem Niveau zu halten, bei dem ausreichende Mengen Brennstoff zirkulieren, sodass speziell das Gehirn alle Nährstoffe aufnehmen kann. Sinkt der Blutzucker, schüttet der Körper extra Kohlenhydrate ins Blut aus. Die Versorgung erfolgt dann aus dem Energiespeicher. Wenn Sie Kohlenhydrate essen, werden sie vom Darm aufgenommen und in die Blutbahn weitergeleitet. Das führt manchmal dazu, dass der Blutzucker auf ein Niveau hochschnellt, bei dem die Zellen Schaden nehmen. Der Körper versucht mithilfe des Hormons Insulin aus der Bauchspeicheldrüse, den überschüssigen Zucker an die Muskeln weiterzugeben. Die sind jedoch nicht immer aufnahmebereit. Untersuchungen zeigen, dass häufige Blutzuckeranstiege die Zellen schädigen und damit ihre Sensibilität Insulin gegenüber sinkt. Gleichzeitig bewirkt mangelnde körperliche Aktivität, dass die Muskeln schrumpfen und auf das »Anklopfen« von Insulin träge reagieren. Langfristig kann sich der Zustand zu einer chronisch verringerten Insulinsensibilität entwickeln, was zum Diabetes führen kann.

normalen Tag zu kommen. Bei hartem Training kann der Bedarf leicht steigen, unter normalen Umständen aber reicht die angegebene Menge aus. Rein physiologisch kommen Sie auch mit weniger Kohlenhydrat-Brennstoffen klar. Allerdings zeigt meine Erfahrung, wenn genügend Platz für Obst, viel Gemüse, Nüsse und ein Stück Schokolade im täglichen Essen sein soll, ist man schnell darüber.

Angesichts der Konsequenzen eines Zuviels an zugeführten Kohlenhydraten leuchtet ein, dass die Ernährung möglichst blutzuckerfreundlich sein sollte. Ein Schritt in diese Richtung ist, die tägliche Kohlenhydratmenge zu reduzieren, das heißt, weniger Pasta, Reis, Kartoffeln und Brot zu essen – ganz zu schweigen von Süßigkeiten und Softdrinks. Bei Übergewicht hätte das den positiven Effekt, dass Sie abnehmen würden. Grundsätzlich wäre das für Sie ja nur ein Plus, denn wenn Sie zu viele Kilos mit sich herumschleppen, ist das ein enormes Entzündungsrisiko. Das trifft insbesondere dann zu, wenn sich das Fett bei Ihnen um die Körpermitte herum sammelt. Hier würde eine verringerte Kohlenhydratzufuhr eindeutig einen günstigen Einfluss auf Ihre Gesundheit haben.

Daneben kann man vorzugsweise auch zu einer Kombination aus Kohlenhydraten und anderen Nährstoffen greifen. Untersuchungen haben gezeigt, dass Blutzuckereinflüsse sich dann abschwächen, wenn eine Kohlenhydratquelle mit Fett und Proteinen eingenommen wird. Deshalb sind alle Rezepte in diesem Buch dahingehend optimiert: Eine niedrige bis mittlere Menge Kohlenhydrate geht stets mit den passenden Mengen an Protein und Fett einher.

Für mich besteht kein Zweifel daran, dass die beiden oben genannten Anregungen enorm wichtig für die Gesundheit sind. Wenn Sie die Kohlenhydratzufuhr noch weiter verbessern wollen, können Sie darüber hinaus den glykämischen Index (kurz: GI) zurate ziehen. Er gibt an, wie schnell eine bestimmte Menge an Kohlenhydraten in die Blutbahn gelangt. Theoretisch ist das ein sehr gutes Hilfsmittel zur Steuerung der Wirkung von Kohlenhydraten auf den Blutzucker, denn wenn Sie Nahrungsmittel mit einem niedrigen glykämischen Index wählen, senken Sie damit automatisch den Blutzucker.

Es gibt allerdings Probleme, wenn der glykämische Index zu dominant die Ernährung bestimmt. Lassen Sie einen Mittelwert bei der unterschiedlichen Aufnahmegeschwindigkeit der Kohlenhydratquellen zu. Übertreiben Sie nicht, wenn es um die Kontrolle Ihrer Ernährung geht, und ignorieren Sie extreme Forschermeinungen.

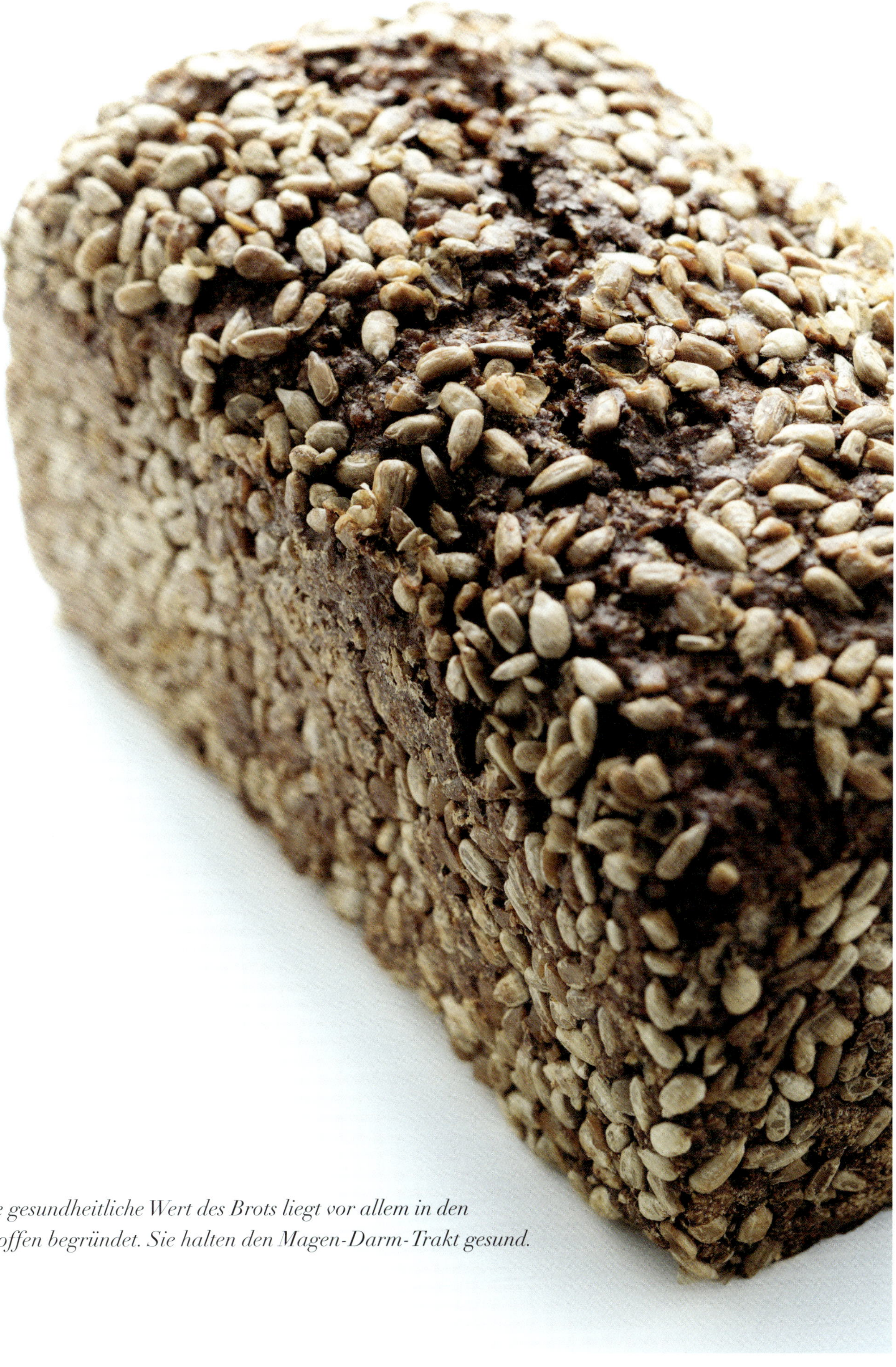

Der hohe gesundheitliche Wert des Brots liegt vor allem in den Ballaststoffen begründet. Sie halten den Magen-Darm-Trakt gesund.

Glykämischer Index (GI) und glykämische Last (GL) verschiedener Nahrungsmittel

Unten finden Sie Beispiele für den GI und die GL von Nahrungsmitteln. Je niedriger beide Werte sind, desto weniger wird der Blutzucker beeinflusst. Die Angaben schwanken von Messung zu Messung und sollten deshalb nur als Richtwert angesehen werden. Die Portionen sind ungefähre Mengen. Beachten Sie, dass die Portionsgröße, die Sie tatsächlich essen, entscheidend für die GL des Nahrungsmittels ist. Verzehren Sie eine doppelte Portion, verdoppelt sich auch die GL. Der GI bleibt jedoch gleich.

Der glykämische Index (GI) wird in Relation zur Glukose gesetzt = 100 (Richtwert). Folgende Referenzwerte geben an, wie blutzuckersteigernd ein Nahrungsmittel ist:

GI > 69 = hoch
GI 56–69 = mittel
GI < 56 = niedrig

GL > 20 = hoch
GL 11–19 = mittel
GL < 11 = niedrig

Lebensmittel	**GI**	**Portion (g)**	**GL**
Apfelsaft	40	250	12
Orangensaft	50	250	13
Coca-Cola	63	250	16
Roggenbrot, Vollkorn	58	50	13
Stangenbrot	70	30	10
Getreideflocken	30	30	4
Cornflakes	77	30	20
Haferbrei	55	30	9
Kochreis, Basmati	58	150	22
Kochreis, braun	55	150	18
Sahneeis, normal	61	50	8
Sahneeis, fett	38	50	3
Kakao-Magermilch	34	250	9
Apfel	38	120	6
Banane	52	120	12
Weintrauben	46	120	8
Kiwi	53	120	6
Birne	38	120	4
Pasta	44	180	18
Pasta, Vollkorn	37	180	13
Mars-Riegel	65	60	26
Karotte, roh	47	80	3
Kartoffel, gekocht	50	150	14
Kartoffel, gebacken	85	150	26

Der wichtigste Schritt zur Regulierung des Blutzuckerspiegels ist und bleibt die Begrenzung der Kohlenhydratmenge. Fakt ist, dass nichts mehr den Blutzuckerspiegel entlastet als eine Reduktion der Kohlenhydrate. Man kann das gut verdeutlichen, wenn man beispielsweise schnell aufnahmefähigen Zucker mit verhältnismäßig langsam aufnahmefähiger Pasta vergleicht. Selbstredend spricht der niedrigere GI-Wert der Pasta dafür, dass sie die blutzuckerfreundlichere Wahl ist.

In Wirklichkeit sieht es anders aus. Ein Teelöffel schnell aufnahmefähiger Zucker, der im Blut landet, ist vergleichsweise harmlos, da die Menge verschwindend gering ist. Essen Sie dagegen eine große Portion Pasta, ist das weitaus kritischer, denn die Menge an Kohlenhydraten erhöht den Blutzuckerspiegel stark.

Deshalb begann man in zunehmendem Maße damit, den GI-Wert eines Lebensmittels mit der Menge an Kohlenhydraten einer normal üblichen Portion zu verbinden und bezeichnet das als glykämische Last. Wie Sie sicherlich schon erkannt haben, gibt es keinen Zusammenhang zwischen GI und GL, weil der Umfang der Mahlzeit entscheidend für den Blutzuckeranstieg ist. Und damit sind wir wieder bei meiner ursprünglichen Behauptung: Eine Reduktion der Kohlenhydrate nützt weitaus mehr als eine Fokussierung auf den glykämischen Index von Nahrungsmitteln.

Um es noch einmal deutlich zu sagen: Der Verzehr großer Kohlenhydratmengen erhöht das Entzündungsrisiko. Die Situation wird noch verschärft, wenn es sich hier um »schnelle« Kohlenhydrate handelt, die nur in geringem Ausmaß mit anderen Nährstoffen in Verbindung stehen.

Auch Ihre individuelle Körperkonstitution spielt eine wichtige Rolle in diesem Prozess. Da die Menge der aufgenommenen Kohlenhydrate so entscheidend ist, geht eine optimale Anti-Entzündungs-Strategie davon aus, dass die Aufnahme der Kohlenhydrate reduziert werden sollte. Erweisen Sie also Ihrem Körper einen großen Dienst und essen Sie weniger Süßes sowie Früchte, Kartoffeln, Gebäck, Brot, Reis, Pasta und andere Getreideprodukte. Wie viele Kohlenhydrate einzelne Lebensmittel enthalten, geht aus der Tabelle auf der folgenden Seite hervor. Die Mengen sollten unter dem Gesichtspunkt betrachtet werden, dass die empfohlene Tagesmenge an Kohlenhydraten bei etwa 150 Gramm liegt.

Kohlenhydratgehalt diverser Nahrungsmittel

Generell wird bei Lebensmitteln der Gesamtgehalt an Kohlenhydraten und nützlichen Ballaststoffen angegeben. Im Hinblick auf Entzündungen ist jedoch entscheidend, wie viele Kohlenhydrate in die Blutbahn gelangen. Deshalb geben wir Ihnen diesen Wert in der folgenden Liste an. Sie ist bewusst umfangreich gehalten, um Ihnen die breite Palette der Kohlenhydratbomben vorzustellen. Es ist keine Verbotsliste, sondern eine Auswahl an Nahrungsmitteln, die mit Bedacht konsumiert werden sollten.

Menge verwertbarer Kohlenhydrate pro 100 Gramm:

Zucker	100 Gramm
Bonbons	98 Gramm
Farinzucker	96 Gramm
Maisstärke	89 Gramm
Cornflakes	86 Gramm
Kartoffelmehl	85 Gramm
Lakritzkonfekt	83 Gramm
Honig	82 Gramm
Reisbrei	81 Gramm
Cornflakes	80 Gramm
Parboiled Reis	79 Gramm
Gummibärchen	79 Gramm
Getrocknete Datteln	75 Gramm
Rosinen	75 Gramm
Brauner Reis	74 Gramm
Pasta	73 Gramm
Weizenmehl	72 Gramm
Bulgur	69 Gramm
Windbeutel	65 Gramm
Vollkornpasta	64 Gramm
Grahammehl	63 Gramm
Müsli	62 Gramm
Backpflaumen	56 Gramm
Popcorn	55 Gramm
Getrocknete Linsen	51 Gramm
Marmelade	50 Gramm
Quinoa	48 Gramm
Weißbrot	48 Gramm
Getrocknete Bohnen	46 Gramm
Helles Roggenbrot	41 Gramm
Vollkornroggenbrot	39 Gramm
Cashewkerne	30 Gramm
Haselnüsse	21 Gramm
Mandeln	21 Gramm
Tomatenketchup	20 Gramm
Banane	18 Gramm
Kartoffeln	17 Gramm
Süßkartoffeln	15 Gramm
Mais	14 Gramm
Weintrauben	14 Gramm
Hering in Sauce	13 Gramm
Mayonnaise-Dressing	13 Gramm
Ananas	12 Gramm
Birne	11 Gramm
Kiwi	11 Gramm
Apfelmost	10 Gramm
Kakaomilch	10 Gramm
Milch	5 Gramm

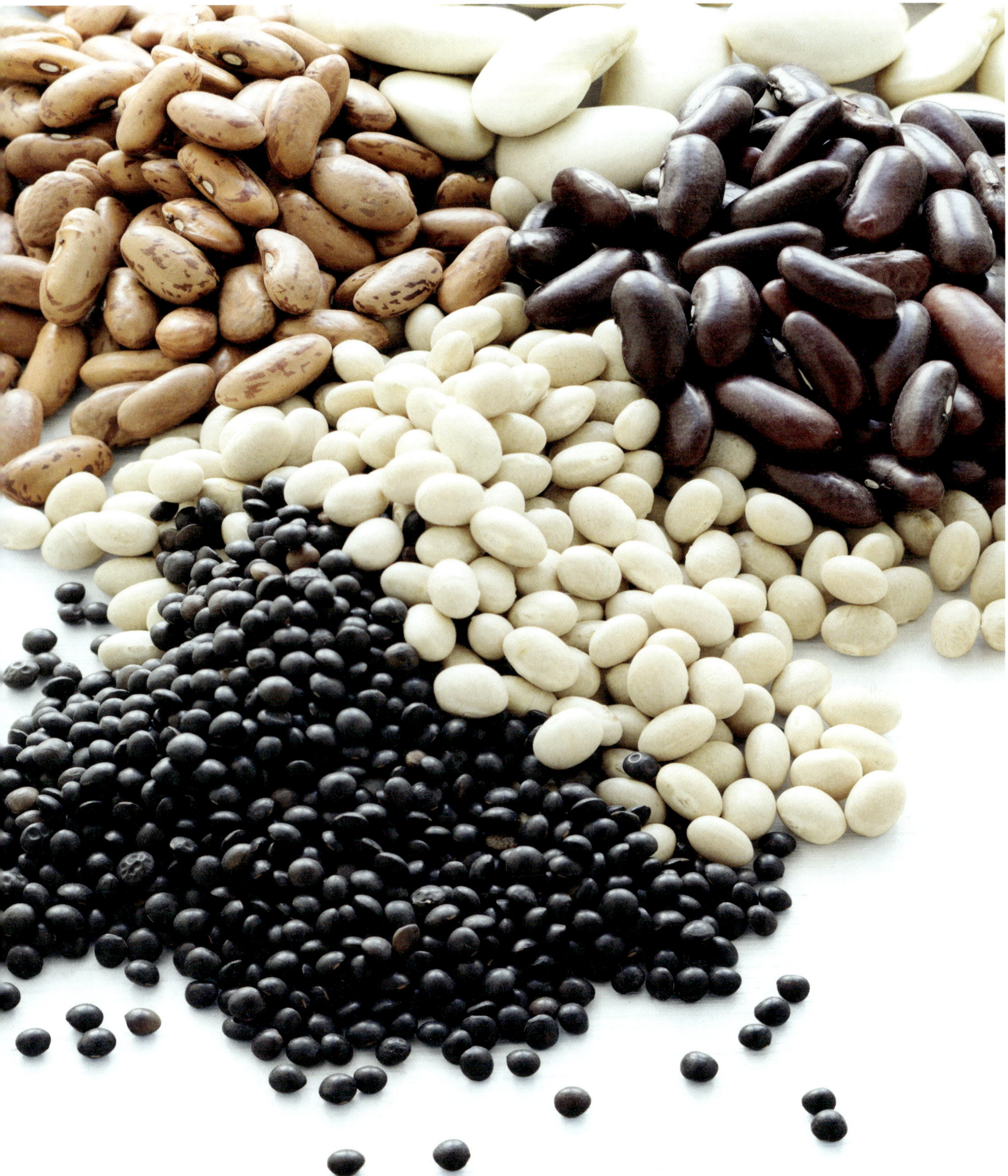

Wertvolle Eiweißlieferanten: Hülsenfrüchte sind nicht nur doppelt so doppelt so proteinreich wie Weizen, sondern enthalten auch dreimal so viel Eiweiß wie Reis.

Intelligente Vorabentscheidungen

Bei der Anti-Entzündungs-Ernährung geht es darum, die richtigen Dinge zu essen. Aber welche Lebensmittel sind aus dieser Perspektive betrachtet problematisch? Wie wir bereits wissen, betrifft das »Zuckerbomben«, aber auch Pestizide und Alkohol. Untersuchungen zeigen, dass neben Pestiziden auch gewisse Zusatzstoffe in Lebensmitteln Entzündungen im Körper hervorrufen. In welchem Maß hängt von der Menge der konsumierten gesundheitsschädlichen Stoffe ab, aber auch davon, wie immun Ihr Körper dagegen ist. Eine starke Darmflora und antioxidanzienreiche Ernährung können die Gifte in unserer Nahrung abwehren. Deshalb ist es auch nicht zwingend nötig, sämtliche industriell produzierten Lebenmittel von der Einkaufsliste zu verbannen. Wer jedoch den Körper entlasten will, tut gut daran, ihn nicht mit Junkfood zu bombardieren, sondern greift am besten auf Bio-Lebensmittel zurück. Speziell Obst und Gemüse, das mit Schale oder roh gegessen wird, sollte aus ökologischem Anbau stammen, da selbst gründliches Waschen unzureichend sein kann, um die Schadstoffe aus der Schalenoberfläche zu entfernen. Sind Ihnen diese Produkte zu teuer, dann kaufen Sie regionales Obst und Gemüse. Durch den Erwerb von Lebensmitteln mit geringem Transportweg und wenig Lagerzeit verringern Sie die Belastung erheblich. Die sicherste Art, Zusatzstoffe zu vermeiden, ist, direkt zum Bio-Bauern zu gehen. Kaufen Sie dennoch Halb- oder Fertigprodukte, kontrollieren Sie die Zutatenliste auf E-Nummern hin. Auch wenn das nur eine grobe Faustregel ist, rät einem der gesunde Menschenverstand, keine Produkte mit Zutaten zu verwenden, deren Namen Ihnen nichts sagen.

Was Alkohol angeht, ist es verlockend, zu behaupten, es sei ein fantastischer Stoff, der mit bestem Gewissen genossen werden kann. Leider ist das nicht so. Alkohol ist Gift, der den Körper selbst in kleinen Mengen stresst. Nicht ohne Grund kann man schon bei geringem Konsum eine verringerte Fahrtüchtigkeit nachweisen. Wenn man liest, ein Gläschen Wein am Abend sei die beste Medizin fürs Herz, ist das eine wohlwollende Aussage. Mit ziemlicher Gewissheit kann Alkohol eine Destabilisierung der Blutgefäße bewirken und das Risiko einer Blutpfropfenbildung verringern. Aber das gilt nur – wenn überhaupt – für ältere Menschen mit

Kreislaufbeschwerden. Alle anderen sollten Alkohol als das betrachten, was er ist: ein giftiger Soff, der dem Körper schwer zu schaffen macht. Wenn die Leber den Alkohol abbaut, entstehen Zerfallsprodukte, die besonders entzündungsfördernd wirken und auf Dauer die Zellen ernsthaft schädigen. Aus dem gleichen Grund rät man auch dazu, bei einer Krebserkrankung, möglichst wenig Alkohol zu trinken, egal, ob es sich um Wein, Bier oder Schnaps handelt. Um es ganz deutlich zu sagen: Kein Tropfen Alkohol ist völlig risikofrei. Sie sollten sich also nie veranlasst sehen, Alkohol der Gesundheit wegen zu trinken.

Heißt das nun, dass schon ein Gläschen gleichbedeutend ist mit der Tatsache, gegen die Anti-Entzündungs-Diät zu verstoßen? In gewisser Hinsicht ja, aber ich räume ein – und ich weiß, Anne denkt auch so –, dass ich ein gutes Glas Wein oder Bier schätze und dieses Ausscheren ein verzeihliches Abweichen vom schmalen Pfad der Tugend ist. Der Gesundheit ist es nicht dienlich, auf jeden Fall nicht in physiologischer Hinsicht. Aber hier ist so ein Beispiel, wo ich gelegentlich einen Kompromiss schließe. Und ohne zu viel preiszugeben, muss ich gestehen, dass Wein nicht das Einzige ist, bei dem ich gelegentlich den Pfad der Tugend verlasse.

Unbestritten ist, dass »leere« Kohlenhydrate, Zusatzstoffe, Pestizide und Alkohol schädlich sind. Es gibt jedoch auch andere Nahrungsmittel, die entzündungsfördernd wirken können, es aber nicht notwendigerweise und in jeder Form sind. Hierzu gehören eine Reihe gesunder Lebensmittel, die viele schätzen, aber bei denen Sie aufpassen sollten. Beispiele dafür sind neben Milch- und glutenreichen Getreideprodukten die größten Allergene des Pflanzenreichs wie zum Beispiel die Tomate und die Kartoffel aus der Familie der Nachtschattengewächse – und nicht zuletzt die sogenannten FODMAPs *(fermentable oligo-, di- and monosaccharides and polyols)*, auf die ich gleich noch näher eingehen werde.

Allergien und Intoleranzen steigern oft die Entzündungsintensität im Körper, was bei einigen Patienten mit Reizdarmsyndrom nachgewiesen werden konnte. Deshalb ist es wichtig, dass Sie die Symptome Ihres Körpers genau beobachten, wenn er sich über die eine oder andere Mahlzeit »beschwert«. Versuchen Sie, das Problem zu lösen, auch wenn das manchmal Formen detektivischer Arbeit annimmt. Wenn Sie eine Vermutung haben, rate ich Ihnen, das Problem systematisch anzugehen und beispielsweise den Asthma- und Allergiespezialisten oder Interessensverbände auf diesem Spezialgebiet zu kontaktieren. Alternativ gibt es gute Literatur, die sich mit dem Thema Allergien und Lebensmittelintoleranzen beschäftigt.

Eine Problemquelle, die in den letzten Jahren ins Visier der Öffentlichkeit geriet, sind die sogenannten FODMAPs, die bei manchen Menschen zu Darmirritationen führen. Unter der Bezeichnung »FODMAP diet« hatten australische Forscher von der Monash University in Melbourne eine Strategie lanciert, welche die Symptome bei 75 Prozent aller Patienten mit Reizdarmsyndrom linderte. Das Erfolgsprinzip verbirgt sich im Namen: FODMAP ist die Abkürzung für Kohlenhydrate, die aus der Ernährung verbannt werden. Diese Kohlenhydrate kommen aber in vielen Nahrungsmitteln vor. Im Endeffekt ist »FODMAP-diet« also eine strenge Diät, bei der Sie sich eine Zeitlang von vielen normalerweise gesunden Lebensmitteln wie Roggenbrot, Spargel, Brombeeren, Knoblauch und Milchprodukten trennen müssen. Als Belohnung werden eine besser funktionierende Verdauung und eine herabgesetzte Entzündungsschwelle in Aussicht gestellt.

Die ersten Wochen der Diät empfinden die meisten als hart, da man weitgehend keine Lebensmittel isst, die den Darm reizen könnten. Nach einer einleitenden »Reinigung« werden einfache Nahrungsmittel verzehrt, um zu testen, ob einem bestimmte Kohlenhydrattypen besser zusagen als andere. Die Prozedur ist mühsam, denn man muss Stück für Stück alle Lebensmittel durchtesten. Der Einsatz lohnt sich insofern, als man mit der Zeit zwischen immer mehr Nahrungsmitteln wählen kann. Wenn Sie motiviert genug sind, Ihre Magenprobleme auf diese Art zu bekämpfen, ist es wichtig, dass Sie sich mit Geduld wappnen und sich klar darüber sind, dass es ein langwieriger Prozess ist, bei dem Sie lernen, Ihr eigener Nahrungsmitteldetektiv zu werden. Vor einem Jahr hatte ich einen Patienten mit schweren Verdauungsproblemen. Häufige Toilettenbesuche waren das geringste Problem. Viel unangenehmer war es, dass er bei Terminen oder sozialen Aktivitäten in Situationen geriet, in denen sich seine ganze Konzentration auf seine glucksenden Eingeweide richtete statt auf die Umgebung. Wenn er unterwegs war, fürchtete er, er könnte es nicht rechtzeitig zur nächsten Toilette schaffen (was ich manchmal in

---

Reizdarm

Charakteristisch für den Reizdarm ist, dass die äußere Muskelschicht, die den Darminhalt in den Enddarm befördert, nicht funktioniert. Das kann zu Blähungen, Magenschmerzen, unregelmäßigem Stuhlgang und unvollständiger Darmentleerung führen. Die Symptome kommen und gehen in gewisser Regelmäßigkeit. Für die Diagnose eines Reizdarms ist ein entscheidendes Kriterium, dass er mehrere Monate Probleme verursacht. Wichtig ist auch, dass andere Krankheiten ausgeschlossen werden, da die Symptome dieser weitverbreiteten Krankheit an weit gefährlichere Krankheiten erinnern.

der Praxis miterlebte). Dies was letztlich auch der Grund, warum er mich aufsuchte. Gemeinsam gingen wir seine Ernährung von vorn bis hinten durch und erarbeiteten ein Schonkostprogramm, das schon bald lindernde Wirkung zeigte. Es war zeitraubend, schränkte die Essenswahl ein und war beschwerlich. Aber es bestand kein Zweifel, dass es den Einsatz lohnte. Denn Verdauungsprobleme sind im wahrsten Sinne des Wortes besch…

Gutes und Schlechtes für den Magen

Da bei der FODMAP-Diät die Kohlenhydrate auf der schwarzen Liste stehen, herrscht freie Wahl bei der Einnahme reiner Fett- und Proteinquellen. Fetter Fisch, gute Pflanzenöle, Geflügel mit und ohne Haut, Wild, Eier und viele andere Lebensmittel, die im Übrigen auch zur Anti-Entzündungs-Diät gehören, sind erlaubt. Das gilt nicht für Kohlenhydratquellen. Hier haben sich die Forscher gegen alle vier nachfolgenden Arten von Kohlenhydraten ausgesprochen, wobei jede für sich in vielen Lebensmitteln vorkommt. In der Praxis stehen weit mehr Lebensmittel auf der Negativliste. Aufgrund von Lebensmittelanalysen kommen ständig neue hinzu.

Fruchtzucker (Fruktose)

Wenn Sie sich nicht sicher sind, ob Ihre Beschwerden von Fruchtzucker herrühren, lassen Sie ihn in den ersten vier Wochen weg. Er kommt unter anderem vor in:

- Honig,
- Artischocken,
- Fruchtsäften,
- Rosinen,
- Äpfeln,
- Birnen,
- Kirschen,
- vielen anderen Obstsorten und Lebensmitteln, die Fruchtzucker oder Fruktose-Sirup enthalten.

Milchzucker (Laktose)

Wurden Sie negativ auf Milchzucker getestet, brauchen Sie ihn nicht unbedingt weglassen. Er kommt unter anderem vor in:

- Sahne (Eis),
- Milch,
- Sauermilchprodukten (ebenfalls in Frischkäse),
- anderen Lebensmitteln, die Milch oder Milchzucker enthalten.

Mehrfachzucker (Oligosaccharide)

Mehrfachzucker sollten Sie meiden. Die Rede ist von Fruktanen und Galaktanen, langen Kohlenhydratketten. Sie kommen unter anderem vor in:

- Grapefruit,
- Gerste,
- Wassermelone,
- den meisten Trockenfrüchten,
- Lauch,
- Weizen,
- Spinat,
- Hummus,
- Haselnüssen und Mandeln,
- Knoblauch und Zwiebeln,
- Kichererbsen,
- Linsen,
- Roggen.

Zuckeralkohole (Polyole)

Zuckeralkohole sollten Sie während einer FODMAP-Diät nach Möglichketi ganz meiden. Diese Kohlenhydrate kommen unter anderem vor in:

- Avocado,
- Pflaume,
- Zwetschgen,
- Blumenkohl,
- Pfirsich,
- Wassermelone,
- Staudensellerie,
- Pilze,
- Süßstoffen, die auf »-ol« enden; sie sind damit auch in zuckerfreiem Kaugummi oder Lakritze zu finden.

Auch wenn FODMAPs im Moment umstritten sind, sollte man nicht vergessen, dass Magen-Darm-Probleme zahlreiche Ursachen haben können, wie zum Beispiel eine Glutenunverträglichkeit. Dieses Protein kommt in vielen Getreideprodukten vor. Zöliakiepatienten reagieren bereits auf die kleinste Menge allergisch und fühlen sich dabei hundeelend. Das betrifft nur eine kleine Gruppe von Menschen – Forscher gehen von weniger als 1 Prozent der Bevölkerung aus, die intolerant gegen diese Art Eiweiß sind.

Eine steigende Anzahl Menschen scheint dagegen eine Überempfindlichkeit gegenüber Gluten zu entwickeln. Es gibt nur Vermutungen, wie viele es genau betrifft. Plausibel erschienen 5 bis 25 Prozent der erwachsenen Bevölkerung. Die Reaktionen auf eine glutenhaltige Mahlzeit sind Magenschmerzen, Durchfall und Erschöpfung. Das Gute an dieser Variante der Glutenunverträglichkeit ist, dass sie keine Schäden an der Darmschleimwand hinterlässt. Das Unangenehme daran ist, dass der Magen-Darm-Trakt auch hier beeinträchtigt wird und sein Missfallen in Form von Erschöpfung, Magendrücken und -schmerzen äußert.

Bekannte und versteckte Feinde

Weizen und alle daraus hergestellten Produkte sind die eigentlichen großen »Glutenbomben«. Das Protein taucht jedoch auch in anderen Getreidearten wie zum Beispiel Roggen, Gerste oder Hafer auf. Ebenso können sich Spuren von Gluten in ansonsten glutenfreie Nahrungsmittel einschleichen.

Die primären »Feinde« sind:

- **Weizen:** Bulgur, Couscous, Hartweizen (Nudeln), Emmer, Einkorn, Vollkornweizenmehl, Grahammehl, Weizenkörner, Weizenkeime, Weizenkleie, Weizenmehl, Weizenprotein, Weizenstärke, Grieß, fein gesiebtes Mehl, Dinkel, Kamut.
- **Roggen:** Roggenkörner und Roggenmehl.
- **Gerste:** Gerstengraupe und Gerstenmalz.
- **Hafer:** Haferflocken, Hafermehl, Hafermix, Müsli, Haferkleie und Haferplätzchen. Sie können allerdings auf speziell verarbeiteten Hafer und spezielle glutenfreie Haferprodukte ausweichen.

Einfallstore für Gluten

In den folgenden Lebensmittelprodukten können sich ebenfalls Spuren von Gluten finden. Das muss nicht zwingend so sein, doch lesen Sie vorsichtshalber immer erst die Liste der enthaltenen Zutaten auf der Verpackung von Produkten genau durch, bevor Sie sie kaufen oder zu sich nehmen.

- **Fleischprodukte:** Brühe, Hackfleisch, Fertiggerichte, Pasteten, Wurst, Brotaufstriche, Saucen und Gemüse in eingedickter Sauce.
- **Würzmittel und Saucen:** Ketchup, Mayonnaise, Senf, Remoulade, Curry und andere Kräutermischungen.
- **Süßigkeiten:** gefüllte Schokolade, Karamellbonbons, Lakritze und Weingummi.
- **Diverse Lebensmittel:** Chips, TK-Kartoffelprodukte und Röstzwiebeln.
- **Getränke:** Bier.

Schädliche Fette

Nicht nur Allergien und Intoleranzen können im Körper Entzündungen hervorrufen. Auch bestimmte Fettsäuren wurden von Forschern genauer ins Visier genommen. Gesättigte Fettsäuren sind eine der Nährstoffgruppen, die Schmerzen verursachen können, obwohl sie primär erst dann problematisch werden, wenn sie im Übermaß genossen werden. Bei stabiler Brennwertezufuhr bleiben sie harmlos, solange man sich nicht zu reichlich und einseitig ernährt.

Schlimmer ist es mit den Omega-6-Fettsäuren. Diese Gruppe von Fettsäuren, die einst als äußerst gesund galt und die zum Teil als lebenswichtig erachtet wurde, gab bei führenden Ernährungswissenschaftlern Anlass zu ernster Besorgnis. Untersuchungen haben gezeigt, dass Omega-6-Fettsäuren, die dem Körper in größerer Menge zugeführt wurden, massive Entzündungen hervorrufen, besonders stark, wenn gleichzeitig die Zufuhr von Omega-3-Fettsäuren sehr niedrig ist.

Wie wichtig die richtige Balance zwischen Omega-6-Fettsäuren und Omega-3-Fettsäuren ist, zeigen Tests, die ergaben, dass das Verhältnis zwischen den beiden Fettsäuren bei den meisten Menschen bei 10–20 : 1 liegt; gesundheitsphysiologisch wäre es weitaus besser, wenn es bei 2–3 : 1 läge. Diese Unausgewogenheit hat mehrere Gründe. Einer der wichtigsten liegt darin, dass wir zu wenig Fisch essen. Gleichzeitig entgeht uns eine Menge Omega-3-Fettsäuren, da die Tiere, die wir essen, selten draußen auf der Wiese standen. Wenn doch, so spiegelt sich das in der Fettqualität des Fleischs wider, denn Grünfutter enthält viele Omega-3-Fettsäuren, die zu Körperfett führen. Mit Fleisch von Tieren aus Freilandhaltung erhöhen Sie somit automatisch die Menge an Omega-3-Fettsäuren in Ihrer Ernährung.

Gefährliche Verbindungen

In den letzten Jahren beschäftigte Forscher die Frage, warum einige Fettsäuren dem Körper scheinbar schaden, andere ihm dagegen nützen. Diese Frage ist noch nicht eindeutig geklärt. Eine der stichhaltigsten Thesen geht davon aus, dass große Mengen an Omega-6-Fettsäuren das Vorkommen schädlicher Signalstoffe im Körper erhöhen. Das führt zu massiven Auswirkungen, die sich in akuten Entzündungen manifestieren. Versuche zeigen, dass speziell EPA (Seite 16) die Omega-6-Fettsäuren daran hindert, zu große Konzentrationen genannter Signalstoffe zu entwickeln.

Ebenso wichtig wie die Erhöhung der Dosis an Omega-3-Fettsäuren ist die Reduzierung an Omega-6-Fettsäuren. Letztere verbergen sich in den vielen pflanzlichen Ölen und finden sich in industriell verarbeiteten Lebensmitteln, die auf Pflanzenölen basieren. Nur weil ein Öl aus Pflanzen gewonnen wird, ist es nicht automatisch gesund. Das gilt sowohl für Öl in der Flasche als auch für das in industriell verarbeiteten Lebensmitteln. Kontrollieren Sie die Zutatenliste der Produkte. Ist ein Fettanteil darin, der aus Pflanzenölen stammt – oft als pflanzliche Fette und Öle bezeichnet –, können Sie sicher sein, dass das Produkt die Verteilung zwischen Omega-3 und Omega-6 in eine ungesunde Richtung lenkt.

Quellen für Omega-6-Fettsäuren

Diese Fettsäuren sind zum Beispiel in den unten aufgelisteten pflanzlichen Ölen und Fetten enthalten. Zu viel Omega-6-Fettsäuren (im Verhältnis zu Omega-3-Fettsäuren) fördert Entzündungen.

Gehalt pro 100 Gramm:

Distelöl	75 Gramm
Traubenkernöl	67 Gramm
Sonnenblumenöl	63 Gramm
Maisöl	55 Gramm
Sojaöl	53 Gramm
Weizenkeimöl	47 Gramm
Sesamöl	41 Gramm
Margarine	18 Gramm

Ungesunde Steaks

Vergessen Sie blutige Steaks, wenn Ihnen Ihre Gesundheit lieb ist! So lautet in etwa die Warnung von Krebsforschern weltweit. Dieser Leitsatz sollte auch bei einer Anti-Entzündungs-Diät ernst genommen werden, da rotes Fleisch auf verschiedene Arten die Zellzerstörung sowie Entzündungen im Körper zu fördern scheint. Ich kann Ihnen daher nur ans Herz legen: Essen Sie Fleisch in Maßen, entwickeln Sie ein Qualitätsbewusstsein beim Einkauf von Fleischprodukten und gehen Sie bei der Zubereitung von Fleisch umsichtig vor.

Auch im deutschsprachigen Raum wird immer noch vergleichsweise viel Fleisch gegessen. Dabei kam bereits vor zehn Jahren die Empfehlung von international anerkannten Krebsforschern, den Konsum von rotem Fleisch stark einzuschränken. Die Botschaft lautet, in völligem Einklang mit Aussagen von Fachleuten aus der Gichtforschung, dass zu viel Fleisch der Gesundheit schadet. Bei der weitverbreiteten Harnsäuregicht besteht eine der ersten und gleichzeitig effektivsten Maßnahmen darin, den Fleischkonsum konsequent und drastisch zu reduzieren, um die schmerzhaften Gelenkentzündungen einzudämmen.

Die Erkenntnis, dass Fleisch negativ auf die Körperchemie wirkt, ist nicht neu. Sie ist nur untergegangen bei all der Lobhudelei für mageres Fleisch und dessen zentraler Rolle in kalorienreduzierten Diäten oder als Lieferant muskelbildender Proteine nach dem Training. Die Forschung verweist jedoch darauf, dass sowohl Zubereitungsarten wie Inhaltsstoffe von Fleisch gesundheitsschädlich sind. Die Ansammlung potenziell schädlicher Verbindungen, hervorgerufen durch Wärmebehandlung, Zusatzstoffe bei der Verarbeitung und Inhaltsstoffe, führte dazu, dass Steaks und Fleisch von Schwein, Rind und Schaf größtenteils vom Speiseplan für eine gesunde Ernährung verbannt werden.

Das oberste Gremium der Krebsforschung WCRF (*World Cancer Research Fund*) rät zu maximal 500 Gramm rotem Fleisch pro Woche – und so gut wie keinen Wurstwaren. Nicht genug, dass wir das Fleisch im Speiseplan reduzieren sollen. Auch vor übermäßigem Wurstkonsum wird gewarnt. Bei Salami und Pökelfleisch kann man das verstehen. Aber für viele ist überraschend, dass sich die Empfehlung auch auf Kasseler, Schinken und fettarme Leberpastete erstreckt. Der Grund ist, dass bei der Herstellung der meisten Wurstwaren Stoffe wie Nitrit und Salz zugesetzt werden, die mit den übrigen Komponenten im Fleisch einen gefährlichen Cocktail ergeben.

Rotes Fleisch

Will man den Empfehlungen der Krebsforscher Folge leisten, sollte man wissen, dass mit »rotem Fleisch« vor allem das von Schwein, Rind und Schaf gemeint ist. Es ist nicht damit getan, anstelle von Steaks durchgebratenes Rindfleisch oder helles Schweinefleisch zu essen. Die Empfehlung bezieht sich auf alle Fleischsorten. Dabei entsprechen 500 Gramm zubereitetes Fleisch etwa 700 Gramm Frischfleisch. Pro Woche wären also maximal vier Fleischhauptmahlzeiten ideal. Die restliche Zeit tun Sie gut daran, vegetarische Gerichte, Fisch, Meeresfrüchte und Geflügel zu essen.

Gefährliche Komponenten beim Fleischkonsum

Es gibt zahlreiche Ursachen für die entzündungsfördernden und potenziell krebserregenden Eigenschaften von Fleisch. Laut Bericht des WCRF spielen dabei folgende Faktoren eine entscheidende Rolle:

- **Mutagene** sind Stoffe, die sich beim Braten des Fleischs entwickeln. Forscher haben bis jetzt etwa 20 Varianten entdeckt. Die Stoffe entstehen primär beim scharfen Braten und Grillen. Von angekohltem Fleisch muss absolut abgeraten werden. Die gesündeste Zubereitungsart ist es, das Fleisch zu garen. Eine andere Zubereitungsart zur Vermeidung eines Großteils an Mutagenen wäre das Marinieren dünner Fleischscheiben, die nur einfaches Kurzbraten erfordern.

- **Chemische Reaktionen** im Darm und schädliche Stoffe, die durch den Genuss von Fleisch in die Blutbahn gelangen, sind ein gravierendes Problem. Die Entstehung von schädlichen Verbindungen hängt eindeutig mit der Verarbeitung des Fleischs und primär mit der Nitritbehandlung und dem Räuchern zusammen. Bio-Wurstwaren sind nitritfrei. Deshalb sind sie etwas gesünder. Salz und Rauch enthalten sie allerdings in der gleichen Menge. Am besten sollte man den Verzehr von Kasseler, Salami und anderen Wurstwaren einschränken – egal, ob ökologisch erzeugt oder nicht. Geräucherten Produkten sollte man den Rücken kehren. Sie beinhalten zu viel Salz und schädliche Stoffe vom Rauch.

- **Erhöhter Gehalt an Hämoglobin und Eisen** fördert die Bildung der vorgenannten chemischen Reaktionen im Darm. Dies wiederum kann zur Entstehung von freien Radikalen führen. Das sind, wie im Abschnitt über Antioxidantien erklärt, aggressive Sauerstoffmoleküle, die Körperzellen angreifen und zerstören. Da Antioxidantien gegen die freien Radikale angehen, können Sie den physischen Schaden verringern, indem Sie viel Gemüse zu Fleisch essen.

- **Salz im Fleisch** wird mit der Entstehung von Magenkrebs in Verbindung gebracht. Es geht dabei sowohl um das Salz, das von den Herstellern zugesetzt wird, als auch um das Salz, das wir über das Fleisch streuen. Speziell Wurst ist stark gesalzen. Experimentieren Sie mit Kräutern als Ersatz für Salz.

- **Gesättigte Fettsäuren im Fleisch** können Fette mit sich führen, die entzündungsfördernde Stoffe im Körper produzieren. Die Vermeidung des Problems liegt im Verzehr von magerem Fleisch.

Pferd und Hirsch haben auch vier Beine

Der Bericht über die potenziell krebserregende Wirkung von rotem Fleisch gilt nur für Schweine-, Lamm- und Rindfleisch. Das hängt damit zusammen, dass das Fleisch dieser Tiere bei uns am meisten konsumiert wird und für diese Fleischsorten umfangreiche Dokumentationen vorliegen. Leider deutet nichts darauf hin, dass die Gesundheitsrisiken bei Hirsch- oder Pferdefleisch wesentlich geringer wären.

Zehn Alternativen für rotes Fleisch

1. Hähnchen und Pute sind magere »Proteinbomben«, die sich gut als Ersatz für Schweinefleisch eignen.
2. Straußen-Steaks sind so mager und proteinhaltig wie das magerste Stück Rindfleisch. Es ist unklar, ob sie wirklich bedenkenlos genießbar sind, da sie ernährungsphysiologisch stark rotem Fleisch ähneln.
3. Quorn ist ein mit Vitaminen und Mineralstoffen angereichertes Pilzprodukt, das mit Hühnereiweiß zu Fleischersatz verarbeitet wurde. Der Geschmack ähnelt dem von Schweinefleisch.
4. Tofu ist ein guter Fleischersatz in Eintöpfen und Suppen und hat einen Spitzen-Proteingehalt. Man kann auch Sojabohnen verwenden. Hier ist der Fettgehalt allerdings recht hoch. Wenn schon Sojabohnen, dann sollte der Rest des Gerichts mager sein.
5. Braune und weiße Bohnen in Salaten und Saucen liefern Proteine in Verbindung mit Ballaststoffen und Kohlenhydraten.
6. Krokodil-Steak gehört mehr in die exotische Ecke. Das helle Fleisch ist mager und proteinhaltig und eignet sich bestens für Eintöpfe.
7. Eier enthalten genauso hochwertiges Protein wie das beste Fleisch. Geben Sie sich mit dem Eiweiß zufrieden, wenn Sie Fett sparen wollen.
8. Parmesankäse schmeckt köstlich, wenn er über Salate gerieben wird. Sein Proteingehalt ist anderthalb mal höher als der von Fleisch. Gleichzeitig liefert Parmesan eine Menge Kalzium. Aber Achtung: Der Käse ist relativ fett!
9. Fisch ist eine fantastische Alternative zu Fleisch. Die Proteine sind optimal und halten auch mengenmäßig dem Vergleich mit Fleisch stand.
10. Meeresfrüchte wie Krabben, Garnelen und Muscheln sind zwar nicht ganz so proteinhaltig wie mageres Fleisch, aber eine leckere Alternative zu rotem Fleisch mit sehr niedrigem Fettgehalt.

Die Pyramide zeigt den Weg

Wenn Sie die gesamte Problematik rund um alle diese Ernährungsfragen zu komplex finden, ist das kein Grund zu verzweifeln. Für Sie und alle anderen, die sich einen guten Überblick über gesunde Ernährung verschaffen wollen, haben wir die »Pyramide entzündungshemmender Nahrungsmittel« (Abbildung Seite 66/67) zusammengestellt. Hängen Sie eine Kopie davon an Ihren Kühlschrank! Die Pyramide soll für Sie quasi als Leuchtturm fungieren, der Ihnen den Weg durch Ihre tägliche Ernährung weist – aber auch als motivierende Erinnerung an Ihren neuen Ernährungsweg, bevor Sie die Kühlschranktür öffnen. Je mehr Sie Ihre Motivation steigern können, umso leichter können Sie an den guten Vorsätzen festhalten, die die entscheidenden Voraussetzungen dafür sind, dass die Anti-Entzündungs-Diät ihre volle Kraft für jede einzelne Zelle Ihres Körpers entfalten kann.

Die Pyramide erklärt sich größtenteils von selbst. Die gesündesten Nahrungsmittel haben wir unten platziert, da sie das Fundament in der Welt der antiinflammatorischen Ernährung bilden. Lassen Sie diese Teil Ihres täglichen Speiseplans werden! Wir haben Vorarbeit geleistet und diese Nahrungsmittel in unseren Ernährungsplan in diesem Buch eingebaut. Integrieren Sie möglichst viele Lebensmittel aus dem Fundament in Ihre Mahlzeiten. So gehen Sie sicher, dass Ihre tägliche Ernährung auf einer soliden Basis gründet, die dem Körper bei der Vermeidung von Entzündungen aktiv hilft. Während sich in diesem Teil die vielen gesunden Produkte finden, die als zentraler Teil der Anti-Entzündungs-Diät gelten, spiegelt die schmale Spitze der Pyramide das exakte Gegenteil wider. Den Verzehr dieser Lebensmittel sollten Sie möglichst minimieren, um Ihren Körper zu entlasten und ihm die nötige Ruhe zu gönnen, eine schwelende Entzündung abzuwehren. Natürlich können Sie alles aus der Pyramidenspitze auf Ihrem Speiseplan streichen, aber grundsätzlich spricht nichts dagegen, sich ab und zu etwas davon zu gönnen. Bedingung: nur nicht zu häufig und zu viel davon! Nur so verträgt der Körper die kleinen Abweichungen vom antiinflammatorischen Lebensstil.

Pyramide entzündungshemmender Nahrungsmittel

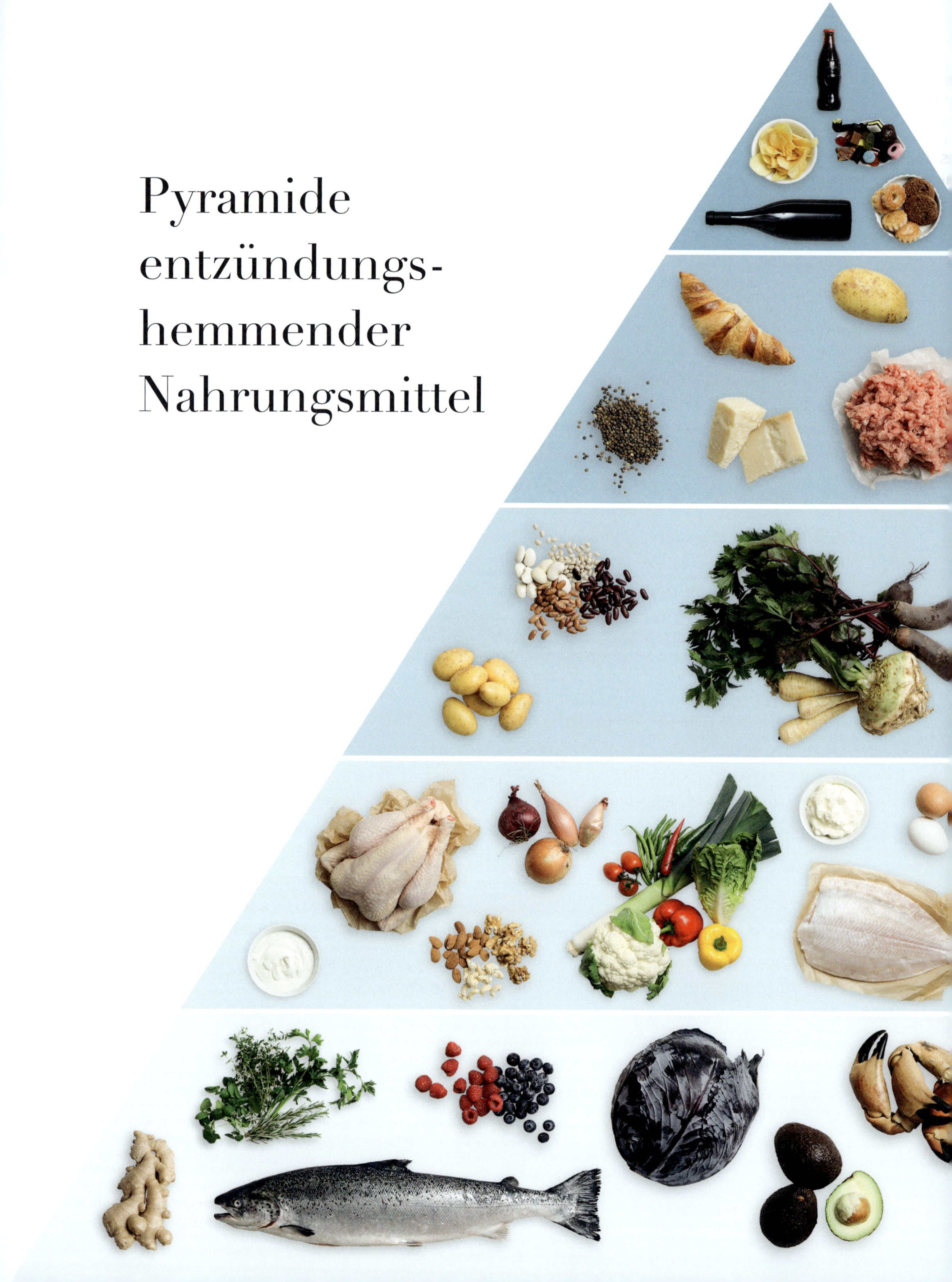

EBENE:

er ist Zurückhaltung geboten. Diese Nah- ngsmittel untergraben quasi die Gesundheit s Körpers. Die meisten sind in kleinen Men- n verträglich. Es ist allerdings bedenklich, **Süßigkeiten, Limonade, Alkohol, Kuchen, ips, schlechtem Fastfood** und anderen gesunden Lebensmitteln zu schwelgen.

4. EBENE:

Freunden Sie sich mit kleinen, leckeren Portionen an. Der Verzehr großer Mengen von Lebensmitteln dieser Art kann Entzündungen im Körper fördern. Achten Sie auf die Qualität beim Einkauf von **Käse, Fleisch, verarbeitetem Getreide, Kartoffeln** und anderen Nahrungsmitteln aus dieser Ebene.

3. EBENE:

Diese Nahrungsmittel, sind gesund und schmecken ausgezeichnet. Hierzu gehören: **Vollkorn in allen Variationen, Hackfrüchte, getrocknete Bohnen und Linsen.**

2. EBENE:

Die Nahrungsmittel über dem Pyramidenfundament halten Sie gesund und fit. Bauen Sie sie in den Speiseplan ein, damit Ihr Körper sich Saft und Kraft aus jedem einzelnen Gramm holt. Hierzu gehören: **mageres Geflügel und Eier, Obst und Gemüse, Sauermilch, die reich an magenfreundlichen Bakterienkulturen ist, gute Pflanzenöle, Quinoa und Cashewkerne, Mandeln und Walnüsse.**

1. EBENE:

In der Basis der Pyramide finden Sie die echten Powerfoods mit ausgeprägt entzündungshemmenden Eigenschaften. Sie sind wesentlicher Teil einer gesunden Ernährungsweise, die hilft, Entzündungen im Körper einzudämmen. Hierzu gehören: **Beeren, Kohl, Ingwer und Fisch ebenso Oliven, Avocado und Knoblauch.**

Von der Theorie zur Praxis

Nach einem Überblick über die Theorie, die hinter der Anti-Entzündungs-Diät steckt, wenden wir uns der Praxis zu. Es ist Zeit, mit Anne in die Küche zu kommen.

Zu wissen, wie man sich gesund ernährt, ist die eine Sache. Eine andere Sache ist es, dieses Wissen praktisch umzusetzen. Wie findet man zu einem gesunden Anti-Entzündungs-Lebensstil? Martin hat im ersten Teil dieses Buchs bereits Nahrungsmittel mit Booster-Effekt vorgestellt. In der »Pyramide entzündungshemmender Nahrungsmittel« (Abbildung Seite 66/67) sind diese sehr anschaulich dragestellt. Dies bietet die Möglichkeit, individuelle Mahlzeiten zusammenzustellen, die lecker schmecken, extrem gesund und absolut entzündungshemmend sind.

Rezepte

Bei Frühstücksrezepten geht es nicht so sehr um Variantenreichtum wie mittags oder abends. Jeder hat hier seine Favoriten – bei mir liegen Omeletts, Spiegeleier und weich gekochte Eier an erster, zweiter und dritter Stelle. Ich liebe Eier. An anderen Tagen stehe ich auf Joghurt mit Müsli und Früchten oder Beeren der Saison. Oft esse ich auch ein lauwarmes Porridge. Das Frühstück stelle ich mit sieben Rezepten zur freien Auswahl vor. Sie können je nach Gusto wählen.

Zwischenmahlzeiten als Überbrückung zwischen den Hauptmahlzeiten oder als Snack am Nachmittag oder vor dem Schlafengehen sind für die meisten Menschen unentbehrlich. Wenn Bedarf nach einer Zwischenmahlzeit besteht, finden Sie in diesem Buch 14 leckere Rezeptvorschläge.

Im Rezeptteil stellen wir Ihnen 28 Mittagessen und warme Abendmahlzeiten vor, die man je nach Lust und Laune sowie den Vorräten im Kühlschrank und Gefrierfach zubereiten kann. Für alle, die sich mehr Inspiration wünschen, habe ich die Rezepte in einem entsprechenden Ernährungsplan für 28 Tage zusammengestellt.

Der Speiseplan variiert zwischen vegetarischen Gerichten, Gerichten mit Fisch und Meerestieren sowie Gerichten mit Geflügel oder Fleisch. Zudem bietet er möglichst viel Abwechslung und berücksichtigt auch das Zusammenspiel der Nahrungsrohstoffe und der Vorräte im Kühlschrank.

Einen gewissen Spielraum gibt es natürlich im vorgeschlagenen Speiseplan.

In der Theorie sind die Tage
1, 8, 15 und 22 – Montage
2, 9, 16 und 23 – Dienstage
3, 10, 17 und 24 – Mittwoche
4, 11, 18 und 25 – Donnerstage
5, 12, 19 und 26 – Freitage
6, 13, 20 und 27 – Samstage
7, 14, 21 und 28 – Sonntage

Aber das können Sie halten, wie Sie wollen … Hauptsache, Sie tun etwas!

Portionsgrößen

Frühstück, Zwischenmahlzeiten und Mittagessen sind generell, wenn nicht anders angegeben, auf eine Person/Portion ausgelegt. Die Zutatenmengen lassen sich so am einfachsten auf mehrere Personen/Portionen hochrechnen.

Hauptgerichte sind für zwei Personen gerechnet, weil man für die meisten Gerichte eine Mindestmenge für die Zubereitung benötigt. Man kann die Zutatenmengen problemlos dividieren oder multiplizieren. Alternativ können Sie eine doppelte Portion zubereiten und diese auf zwei Tage verteilt essen.

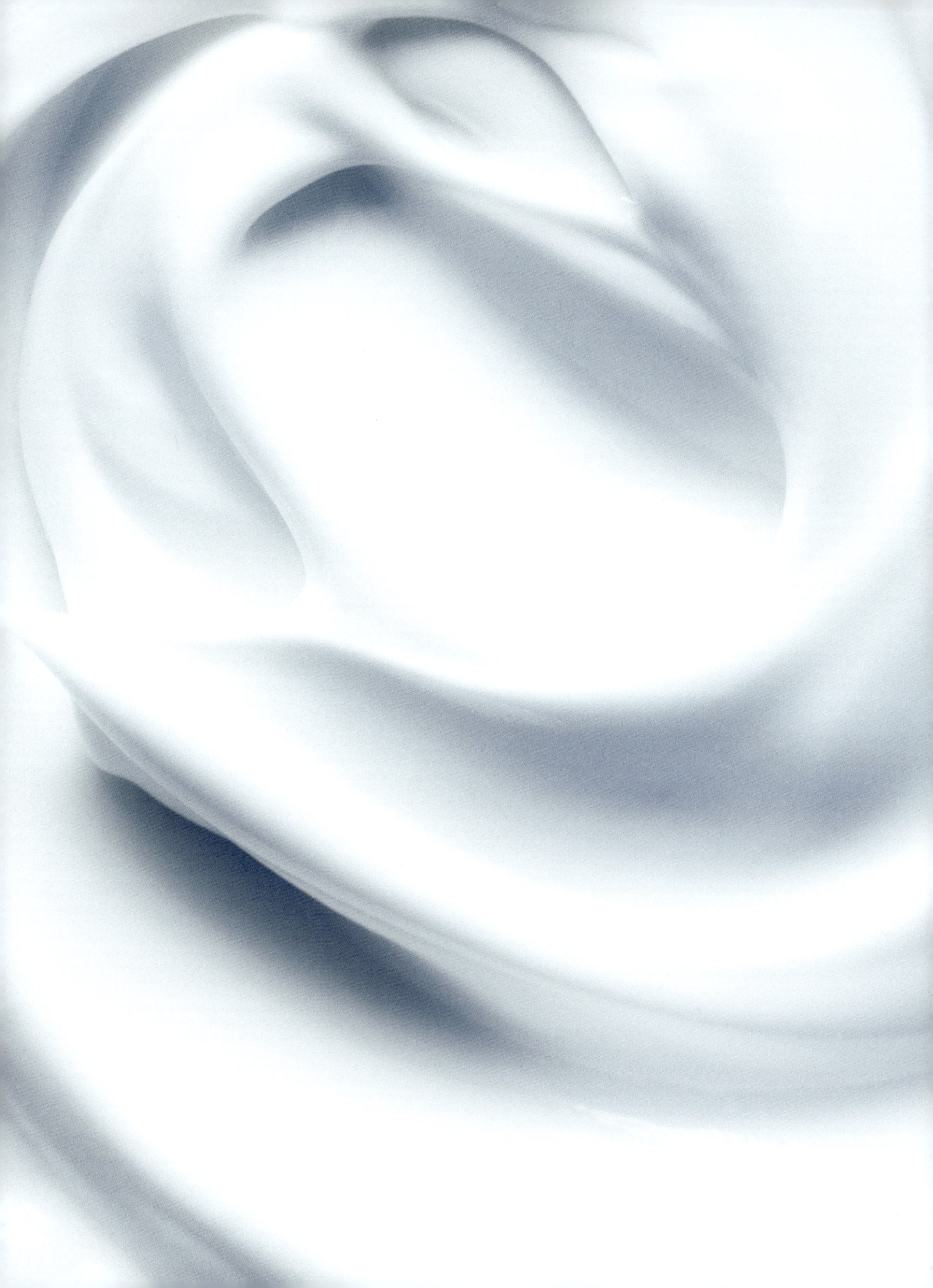

FRÜHSTÜCK

Zum Frühstück mit Freunden und Familie baue ich gern eine Art Buffet auf. Manche bleiben bei ihren Favoriten, andere lieben die Abwechslung. Finden Sie heraus, was Ihnen zusagt. Lassen Sie sich inspirieren und kombinieren Sie die Zutaten je nach Wunsch. So starten Sie gut in eine Anti-Entzündungs-Diät.

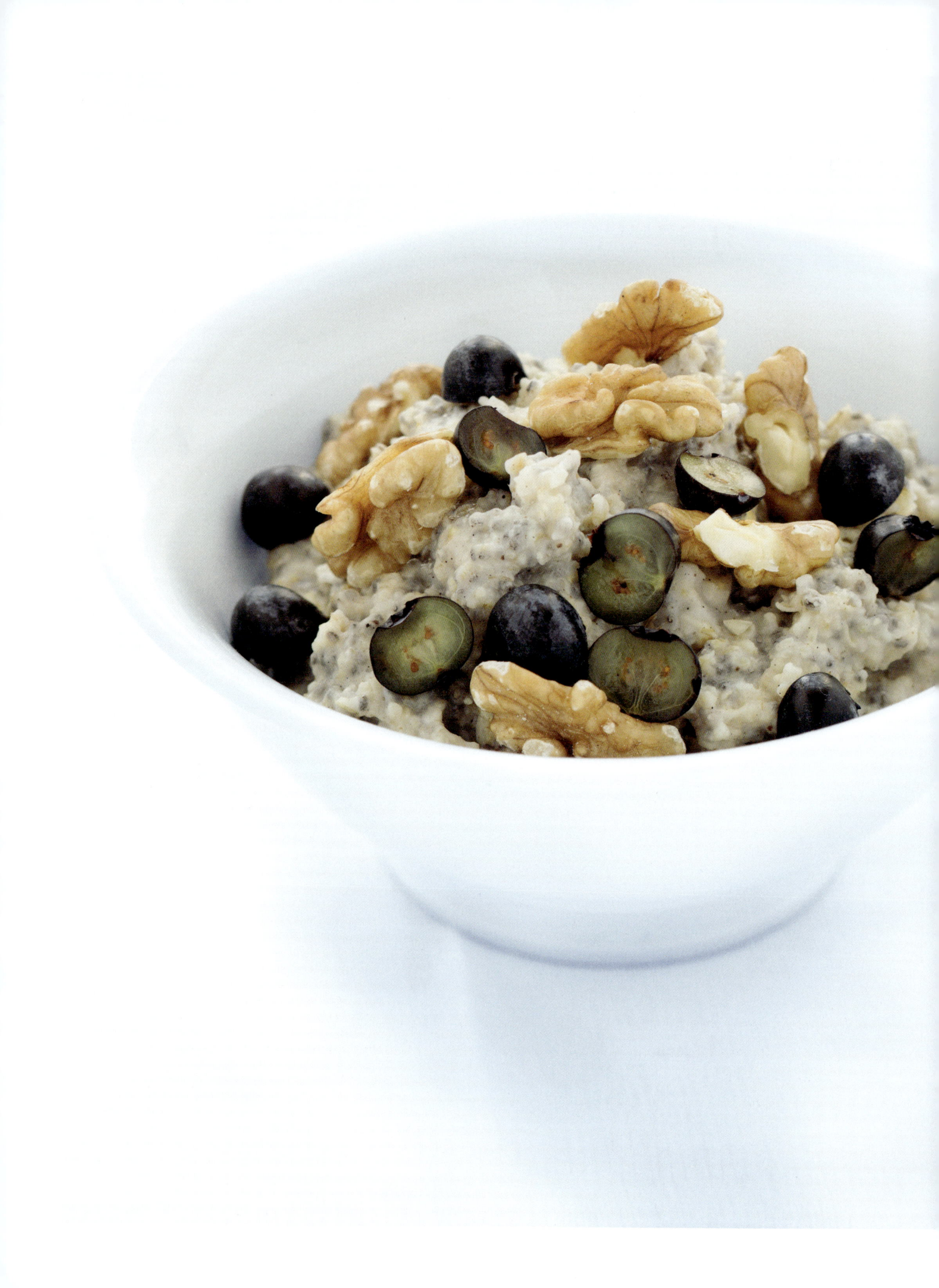

Haferbrei mit Chiasamen, Heidelbeeren und gerösteten Walnüssen

FÜR 1 PERSON

50 g Haferflocken, Quinoa-, Gersten- oder Roggenflocken

150 ml Milch

Meersalzflocken

1 EL Chiasamen

8 Walnusskernhälften

1 Handvoll Heidelbeeren, alternativ andere Beeren

1 Die Flocken in einen Topf mit 100 Milliliter Wasser und der Milch geben und aufkochen. Den Brei bei schwacher Hitze unter Rühren eindicken lassen. Leicht salzen. Den Topf vom Herd nehmen, die Chiasamen unterrühren und 1 Minute quellen lassen.

2 Die Walnusskernhälften in einer Pfanne trocken rösten und zusammen mit den Beeren über den Brei streuen.

NÄHRWERTE PRO PERSON

Brennwert 392 kcal · Protein 16,4 g · Fett 16,8 g · Kohlenhydrate 49,1 g · Ballaststoffe 10,2 g

---

Kaufen Sie nach Möglichkeit ganz frische Beeren. Am besten suchen Sie dazu ein Feld, auf dem man während der Saison selbst pflücken kann, und frieren gleich einige Portionen Beeren als Vorrat ein. Zu diesem Rezept passen alle möglichen Beerensorten, zum Beispiel Heidelbeeren, Brombeeren, blaue Trauben oder gekochte Holunderbeeren. Letztere brauchen zusätzliche Süße.

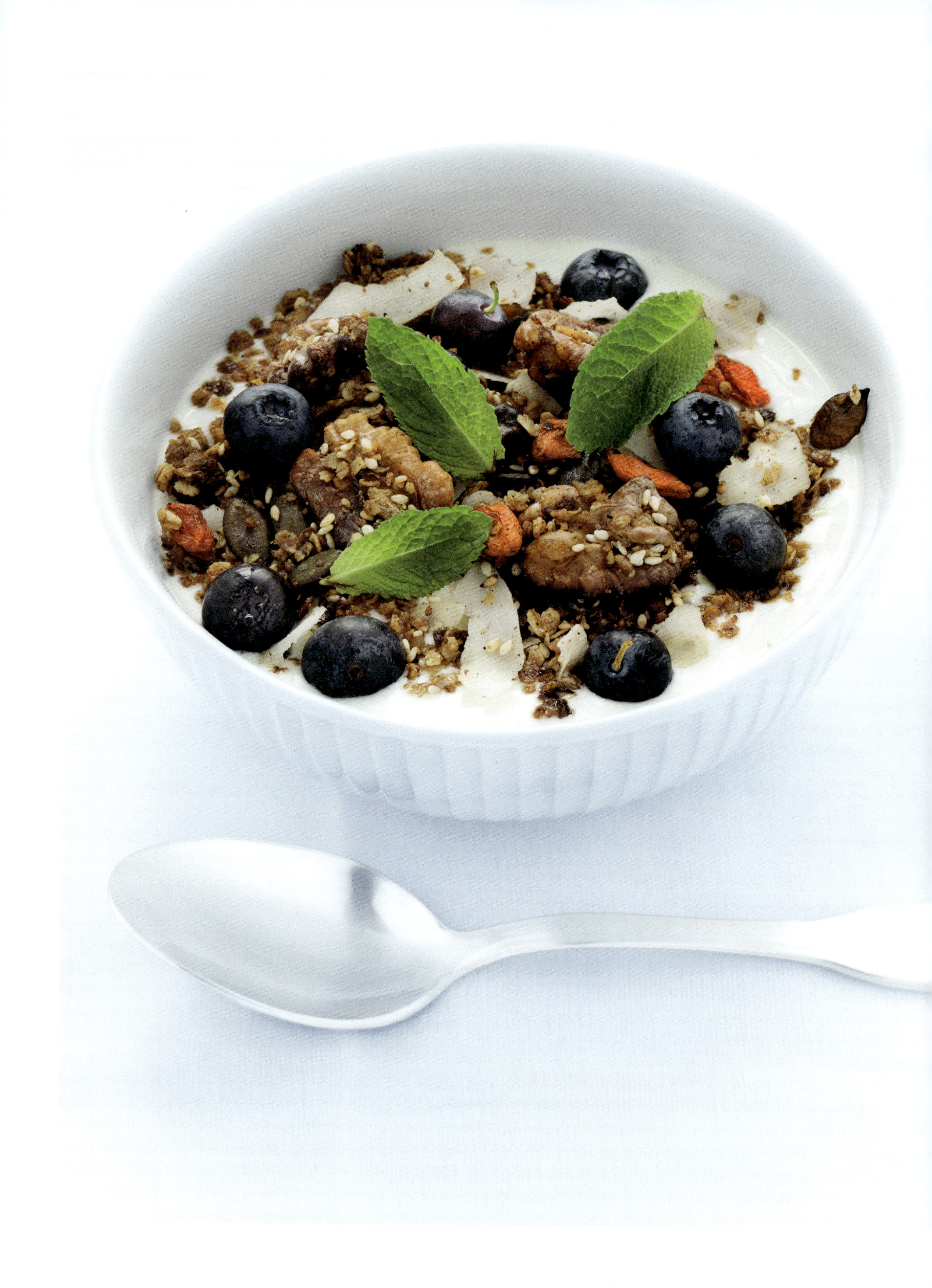

Joghurt mit Skyr, Müsli, Beeren und Minze

FÜR 1 PERSON

150 g Joghurt (3,5 % Fett)

150 g Skyr (isländisches Milchprodukt)

40 g Müsli

1 Handvoll Heidelbeeren oder andere Beeren

1 Handvoll Minzeblätter

MÜSLI:

300 g Haferflocken

80 g Walnusskerne

80 g Kürbiskerne

60 g Sesamsaat

100 ml Walnussöl

130 g Ahornsirup

2 EL grobes Lakritzpulver (Süßholzpulver)

Meersalzflocken

60 g zerstoßene Leinsamen

30 g Gojibeeren

35 g Kokosraspel

1. Den Backofen auf 200 °C vorheizen.
2. Für das Müsli Haferflocken, Kerne und Sesamsaat mischen. Auf einem mit Backpapier belegten Blech verteilen. Öl, Sirup und Lakritzpulver vermengen. Unter die Zutaten auf dem Blech mischen. Leicht mit Salz würzen.
3. Im Ofen etwa 20 Minuten backen. Ab und zu wenden. Herausnehmen, wenn alles goldbraun ist. Leinsamen, Gojibeeren und Kokosraspel unter das Müsli mengen. Abkühlen lassen und in einen luftdichten Behälter füllen.
4. Joghurt mit Skyr verrühren und mit Müsli, Heidelbeeren und Minze anrichten.

NÄHRWERTE PRO PERSON

Brennwert 401 kcal · Protein 28,1 g · Fett 19,5 g · Kohlenhydrate 29,1 g · Ballaststoffe 3,2 g

---

Der Mix aus Joghurt und Skyr ist ein Geschmack, den viele schätzen. Schon die Konsistenz ist super. Auch der Fettgehalt ist ausgewogen: Der Skyr ist mager und der Joghurt vergleichsweise fett. Ernährungsphysiologisch harmonieren sie bestens. Zudem wirken die Milchsäurebakterien ebenso entzündungshemmend wie die öligen Kerne, die Heidelbeeren und die Minze.

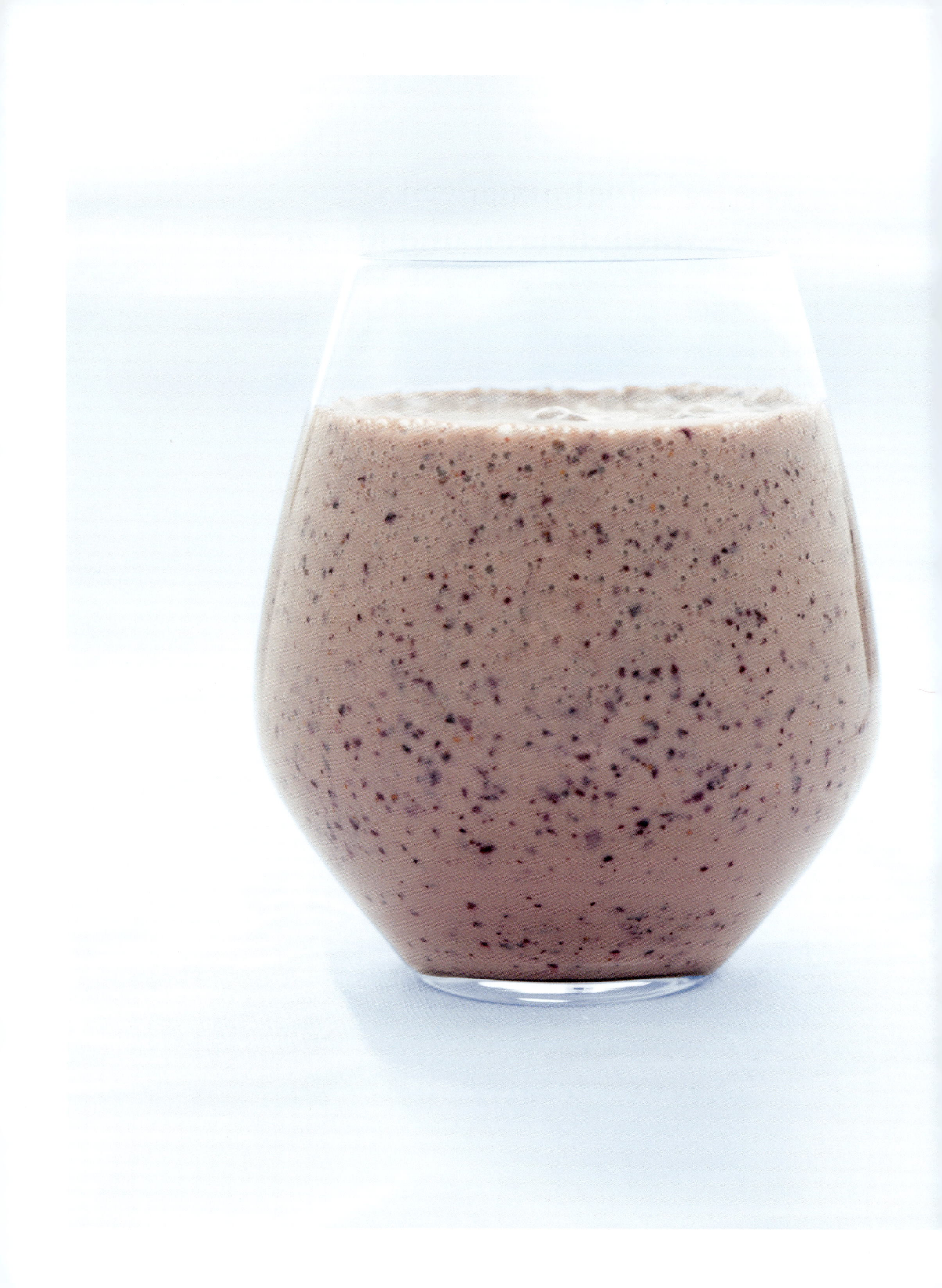

Smoothie mit Ingwer, Vanille und Heidelbeeren

FÜR 1 PERSON

100 g Joghurt (3,5 % Fett)

100 g Skyr (isländisches Milchprodukt)

100 ml naturtrüber Apfelsaft

1 TL fein geriebener Ingwer

¼ Vanilleschote, das Mark ausgekratzt

125 g Heidel- oder Brombeeren

2 TL Walnussöl

3 Eiswürfel

Saft von 1 Limette

1 Joghurt mit Skyr, Apfelsaft, Ingwer, Vanillemark, Heidelbeeren, Öl und Eiswürfeln in einem Standmixer pürieren. Mit Limettensaft abschmecken.

NÄHRWERTE PRO PERSON

Brennwert 310 kcal · Protein 16,7 g · Fett 12,7 g · Kohlenhydrate 34,2 g · Ballaststoffe 3,5 g

---

Der Smoothie bekommt nährstoffmäßig mit dem Walnussöl einen Omega-3-Fettsäure-Schub und somit noch mehr Power als Entzündungshemmer. Der gute Geschmack des Öls passt perfekt zu Ingwer, Apfelsaft, Limette, Vanilleschote und Beeren. Statt dem Öl kann man auch eine Handvoll Walnüsse unter den Smoothie rühren.

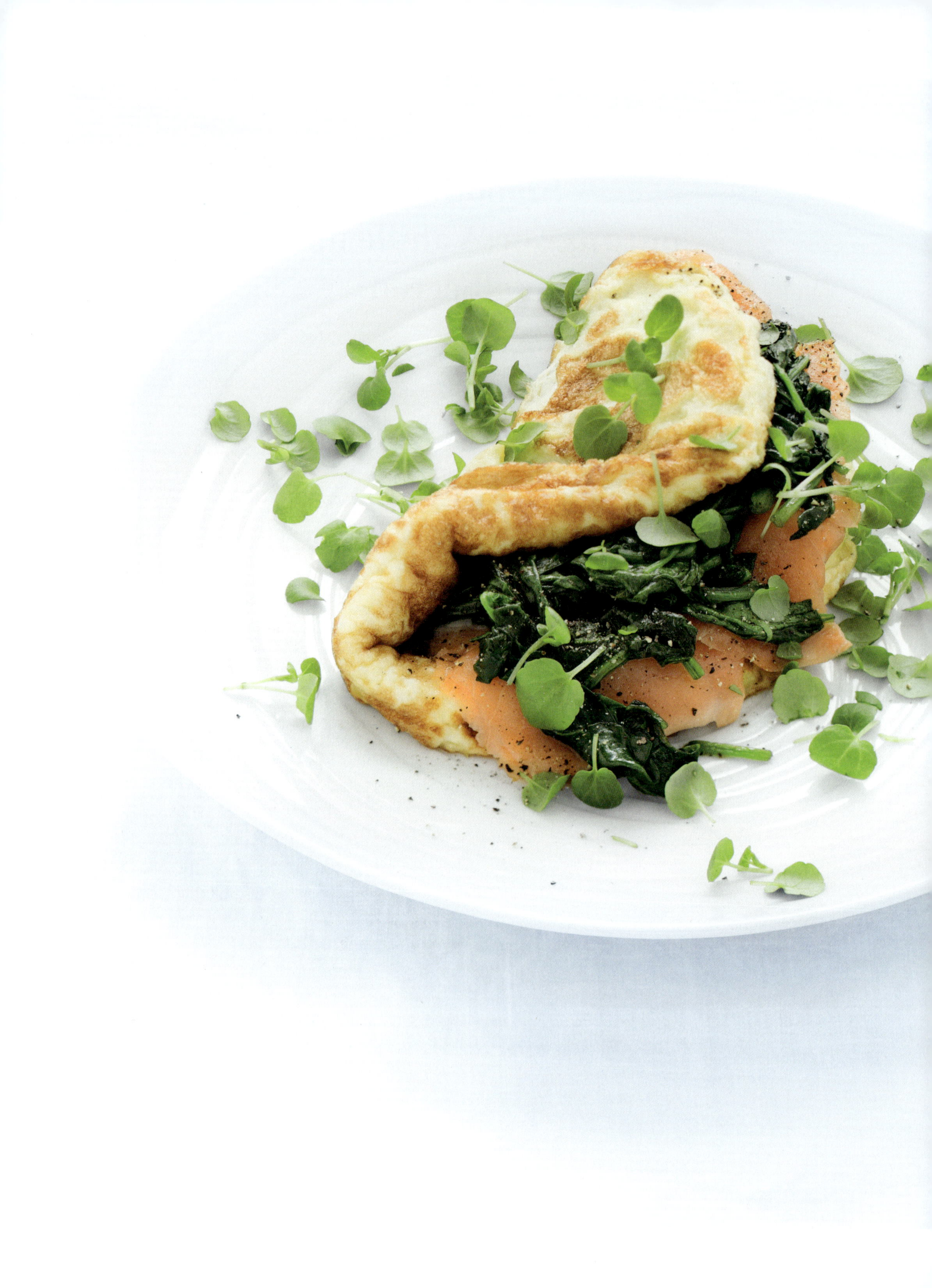

Omelett mit geräuchertem Lachs, Spinat und Brunnenkresse

FÜR 1 PERSON

100 g Babyspinat

1 TL kalt gepresstes Rapsöl

1 Handvoll frische Brunnenkresse

2 große Eier

1 TL Olivenöl extra vergine

50 g geräucherter Lachs

Meersalzflocken und frisch gemahlener schwarzer Pfeffer

1 Den Spinat gründlich waschen und in einem Sieb abtropfen lassen. Rapsöl in einer Pfanne erhitzen, Spinat dazugeben und mit Salz würzen. Den Spinat wenden, bis er zusammengefallen ist. In das Sieb zurückgeben.

2 Die Brunnenkresse waschen und mit Küchenpapier abtrocknen.

3 Die Eier mit einer Gabel verquirlen. Salzen. Das Öl in einer Pfanne mit Antihaftbeschichtung (ca. 20 cm Ø) erhitzen. Die Eimasse einfüllen und den Deckel auflegen. Omelett auf einer Seite braten, dann auf den Deckel gleiten lassen, wenden und in die Pfanne zurückgeben. Deckel wieder auflegen. Die andere Omelettseite braten.

4 Das Omelett mit Lachs, Spinat und Brunnenkresse anrichten und mit Pfeffer würzen.

NÄHRWERTE PRO PERSON

Brennwert 360 kcal · Protein 27,9 g · Fett 26,3 g · Kohlenhydrate 4,9 g · Ballaststoffe 2 g

---

Essen Sie gern Omeletts? Dann lohnt sich die Anschaffung einer Slip-Let-Pfanne mit hochwertiger Antihaftbeschichtung. Heiße Temperaturen, wie zum Steakbraten, verträgt sie allerdings nicht. Für Singles ist eine Omelett-Pfanne mit 20 Zentimeter Durchmesser ideal.

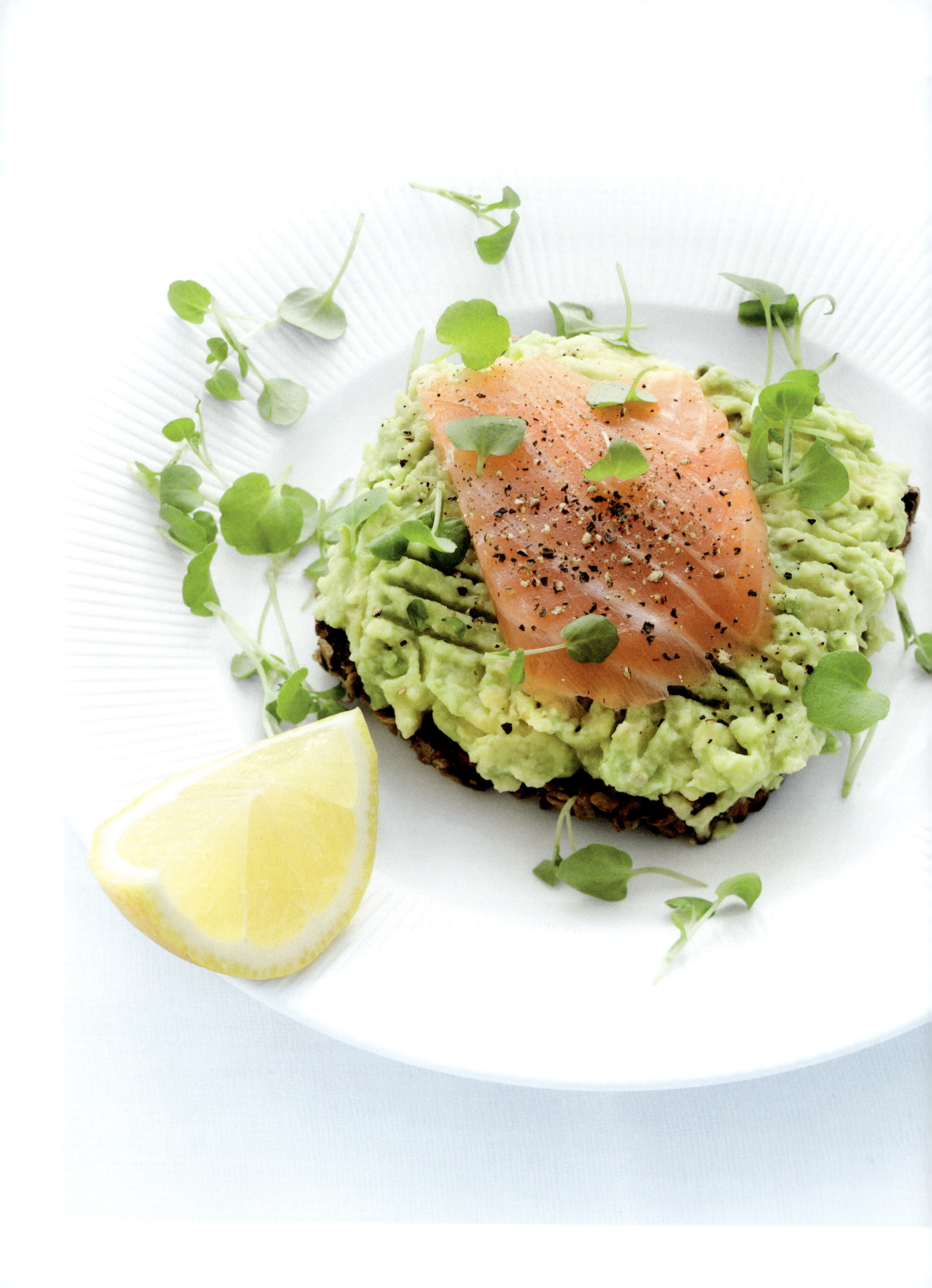

Roggenbrot mit Avocado, Zitrone, geräuchertem Lachs und Brunnenkresse

FÜR 1 PERSON

1 Scheibe grobes Roggenbrot

1 Avocado

Zitrone

50 g geräucherter Lachs

1 Handvoll frische Brunnenkresse

Meersalzflocken und frisch gemahlener schwarzer Pfeffer

1. Das Brot schön knusprig toasten und auf einem Gitter abkühlen lassen.
2. Das Avocadofleisch mit etwas Zitronensaft und Salz zerdrücken und das Brot damit bestreichen.
3. Das Brot mit Lachs, Pfeffer und Brunnenkresse garnieren. Eine Zitronenspalte neben das Brot legen, um dieses nach Belieben zu beträufeln.

NÄHRWERTE PRO PERSON

Brennwert 376 kcal · Protein 15,6 g · Fett 20,5 g · Kohlenhydrate 38,1 g · Ballaststoffe 10,4 g

Brunnenkresse ist der Pfeffer unter den Gewürzkräutern. In Treibhäusern wird sie unter Freilandbedingungen gezogen. Wer jedoch das Glück hat, einen Lieferanten für wilde Brunnenkresse zu finden, sollte sich den Kontakt warmhalten, denn frische wilde Brunnenkresse schmeckt fantastisch.

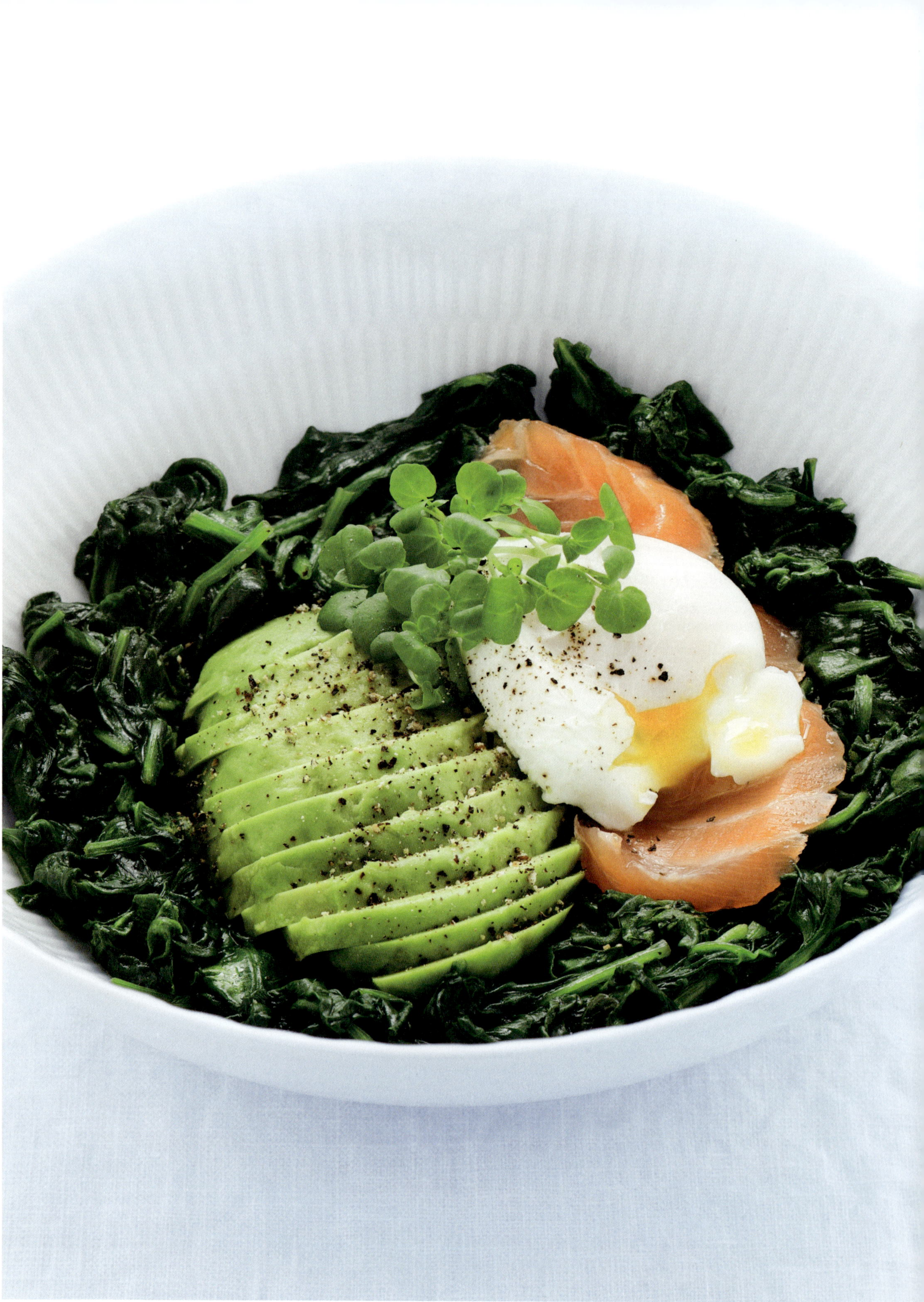

In Olivenöl geschwenkter Spinat mit Lachs, pochiertem Ei und Avocado

FÜR 1 PERSON

100 g zarter Spinat

1 TL Olivenöl extra vergine

75 g geräucherter Lachs

½ Avocado

Zitrone

1 Handvoll frische Brunnenkresse

1 TL weißer Essig

1 großes Ei

Meersalzflocken und frisch gemahlener schwarzer Pfeffer

1. Den Spinat gut waschen und in einem Sieb abtropfen lassen. Das Öl in einem Topf erhitzen. Spinat und eine Prise Salz dazugeben. Spinatblätter zusammenfallen lassen, ins Sieb zurückgeben und leicht ausdrücken.

2. Spinat mit Lachs anrichten. Die Avocado schälen, den Kern entfernen und das Fruchtfleisch in Scheiben schneiden. Mit Zitronensaft beträufeln und mit Pfeffer würzen.

3. Die Brunnenkresse abspülen und auf Küchenpapier abtropfen lassen.

4. Wasser in einem Topf mit etwas Salz und Essig aufkochen. Den Topf vom Herd nehmen. Ausschalten. Mit einem Schneebesen einen Strudel im Wasser formen. Wenn er sich abschwächt, das Ei am Topfrand aufschlagen und langsam in die Strudelmitte gleiten lassen. Den Topf auf den Herd zurückstellen und auf der noch heißen Herdplatte oder bei schwacher Hitze 3 Minuten stehen lassen. Das Ei mit einem Schaumlöffel herausnehmen.

5. Das Ei und die Avocado auf dem Lachs und mit Brunnenkresse darüber anrichten.

NÄHRWERTE PRO PERSON

Brennwert 371 kcal · Protein 27,2 g · Fett 25,5 g · Kohlenhydrate 11,7 g · Ballaststoffe 5,1 g

---

Bewahren Sie reife Avocados getrennt von anderem Obst und Gemüse auf. Tomaten beschleunigen den Reifeprozess der Avocado, was nicht schlecht ist, wenn man harte, noch unreife Avocados gekauft hat. Avocados sind reif, wenn das Fruchtfleisch am Stielansatz gelblich ist. Zur Aufbewahrung einer halben Avocado den Kern in der Fruchthälfte lassen, das Fruchtfleisch mit Zitrone beträufeln und mit Frischhaltefolie abdecken.

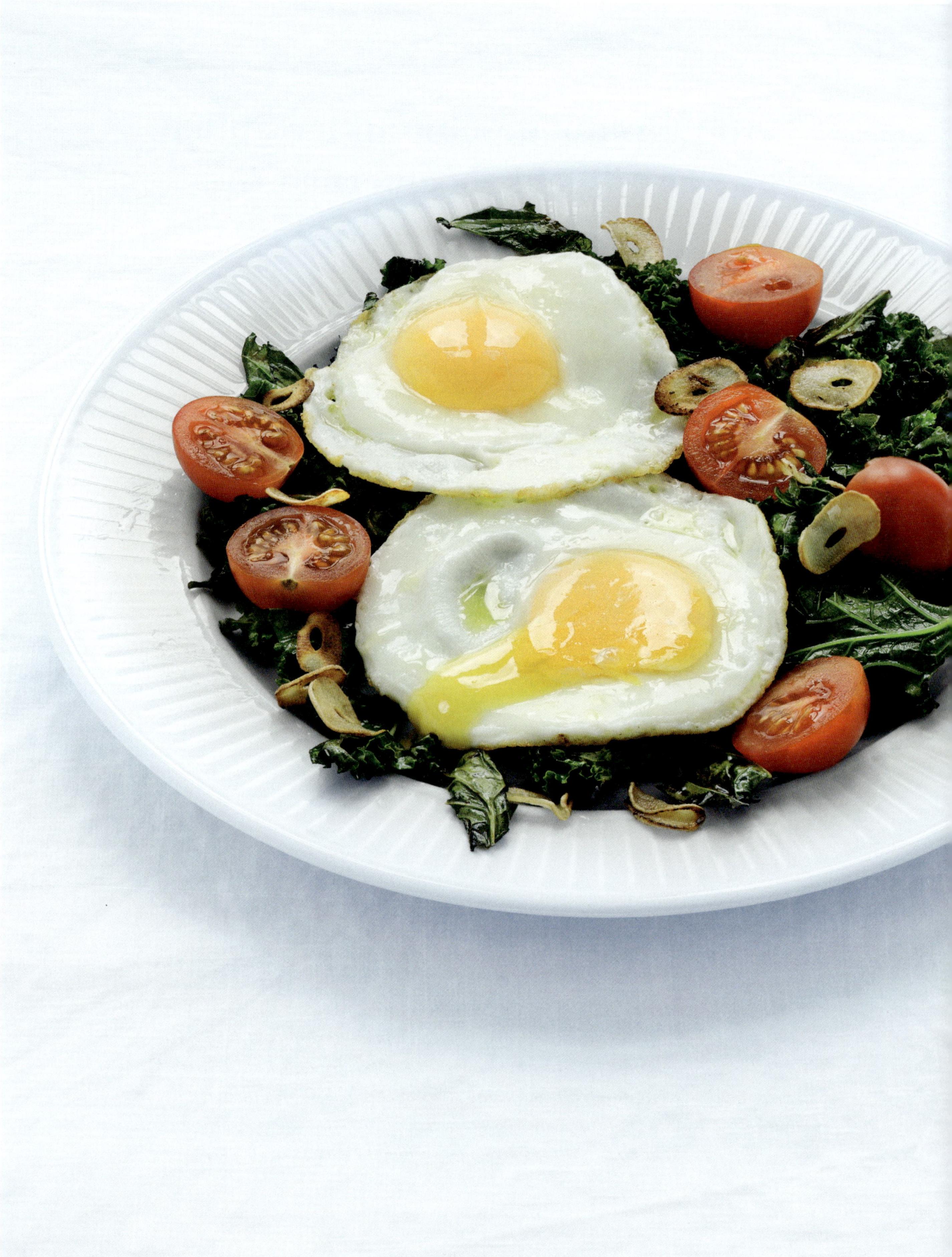

Grünkohl mit Chili, Knoblauchchips, Spiegelei und Tomaten

FÜR 1 PERSON

1 Knoblauchzehe

Olivenöl extra vergine

100 g Rosenkohl, alternativ Grünkohl, Schwarzkohl oder Spinat

¼ TL zerstoßene Chiliflocken

3 Kirschtomaten

2 große Eier

Meersalzflocken

1. Die Knoblauchzehe mit einer Mandoline in hauchdünne Scheiben schneiden und in 1 Esslöffel Öl goldbraun braten. Auf Küchenpapier abtropfen lassen.
2. Rosenkohlröschen waschen und trocken schleudern. Bei Grün- oder Schwarzkohl dagegen erst den Mittelstrunk entfernen, dann die Blätter zerkleinern und gründlich waschen. Wenn Sie Spinat verwenden, diesen gründlich waschen und auf Küchenpapier abtropfen lassen. In einer Pfanne 1 Teelöffel Öl erhitzen und Kohl bzw. Spinat mit einer kleinen Prise Salz und Chili braten.
3. Die Tomaten halbieren.
4. In einer antihaftbeschichteten Pfanne 1 Teelöffel Öl erhitzen und die Eier darin braten. Die Eigelbe sollten innen noch flüssig sein.

NÄHRWERTE PRO PERSON

Brennwert 387 kcal · Protein 19,9 g · Fett 29,1 g · Kohlenhydrate 16,7 g · Ballaststoffe 7,8 g

---

Bei Eiergerichten verwende ich nur antihaftbeschichtete Pfannen. Ich habe verschiedene »Eierpfannen«. Für Omeletts besitze ich gleich mehrere, für den Fall, dass mehrere Gäste gern gleichzeitig ein warmes Omelett haben möchten. Die Omelett-Pfannen haben einen Durchmesser von 20 Zentimetern. Dann benutze ich noch kleine Spiegeleipfannen, ebenfalls antihaftbeschichtet, um jeweils ein Spiegelei zu backen.

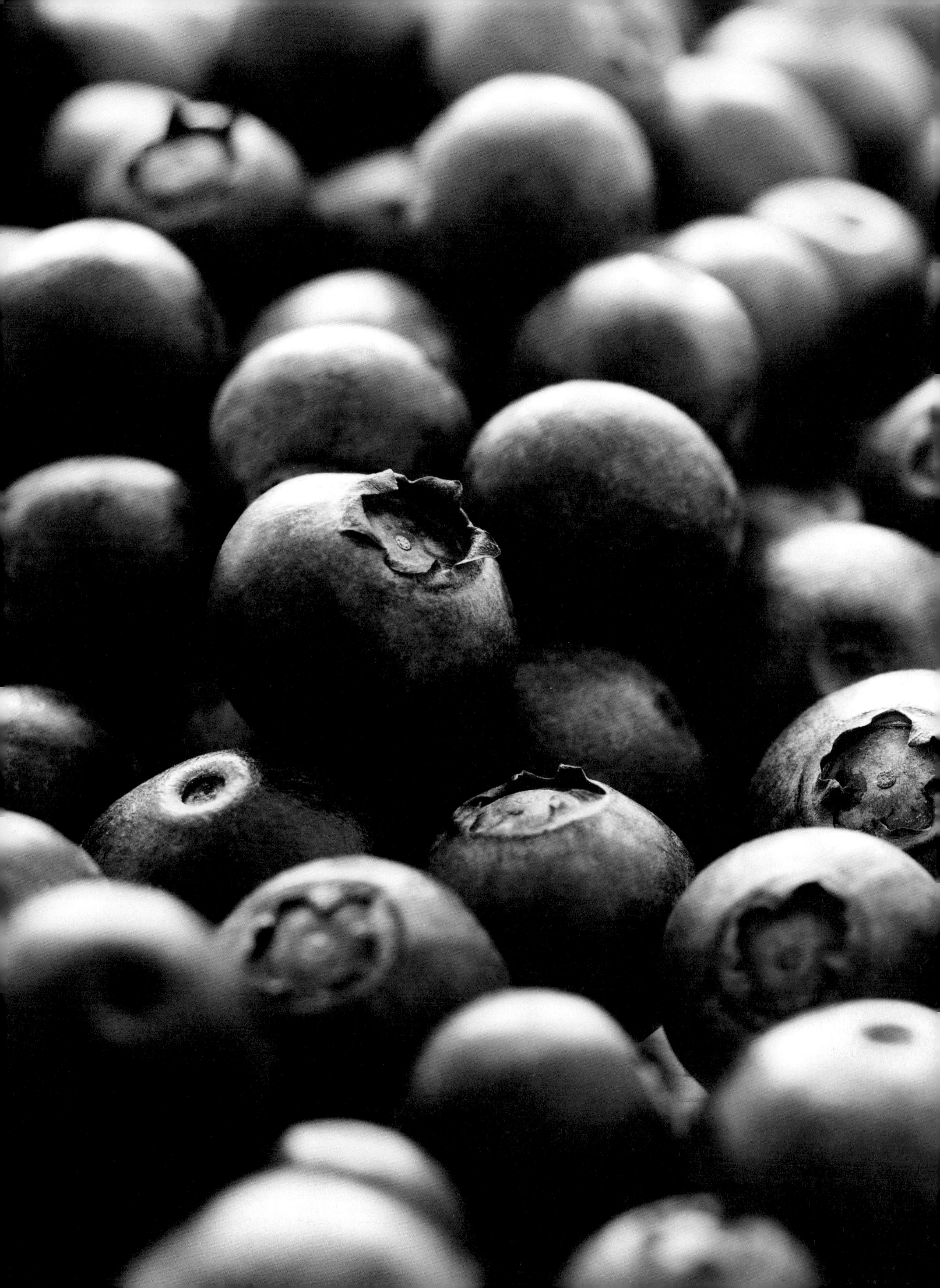

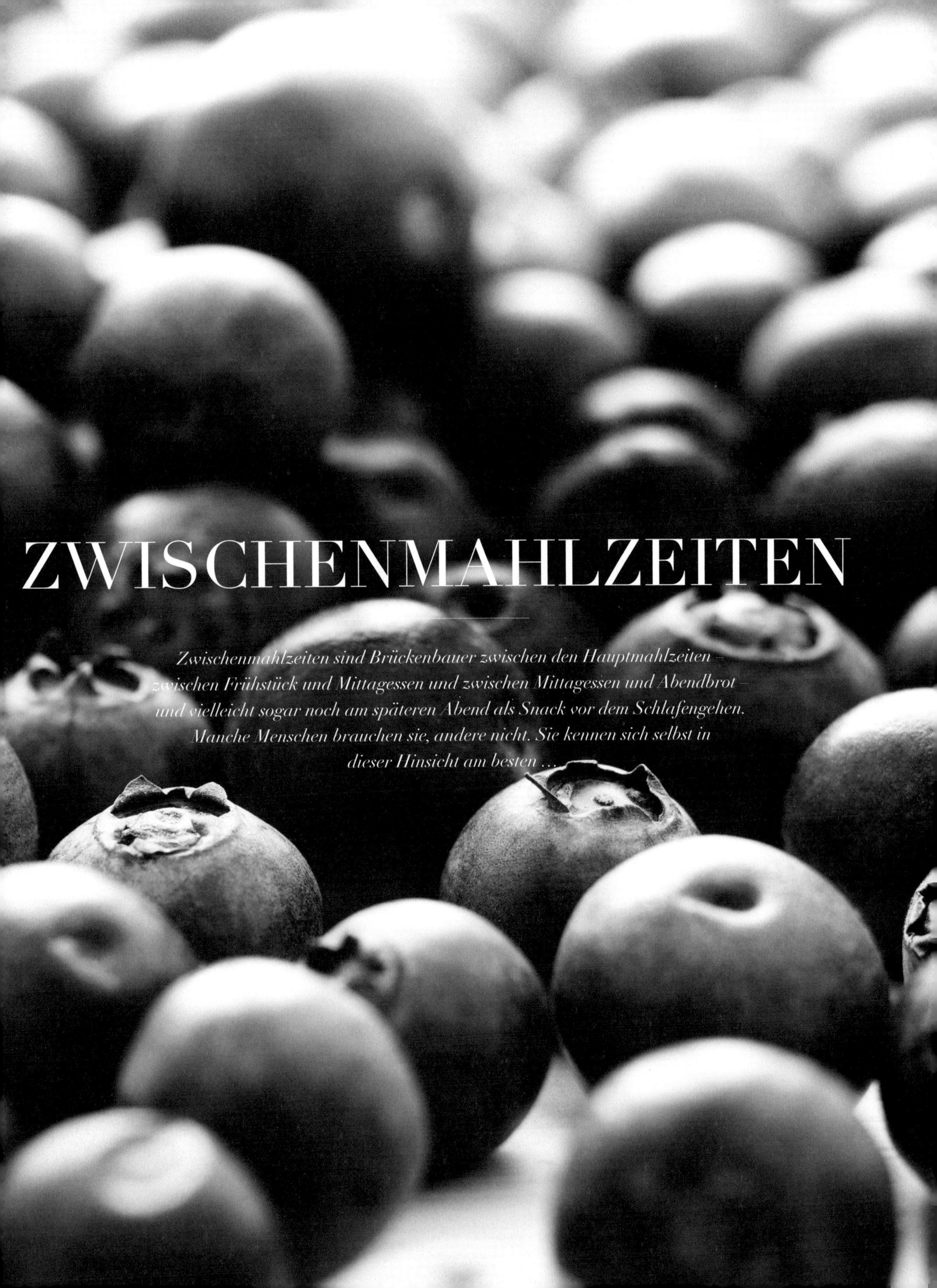

ZWISCHENMAHLZEITEN

Zwischenmahlzeiten sind Brückenbauer zwischen den Hauptmahlzeiten – zwischen Frühstück und Mittagessen und zwischen Mittagessen und Abendbrot – und vielleicht sogar noch am späteren Abend als Snack vor dem Schlafengehen. Manche Menschen brauchen sie, andere nicht. Sie kennen sich selbst in dieser Hinsicht am besten …

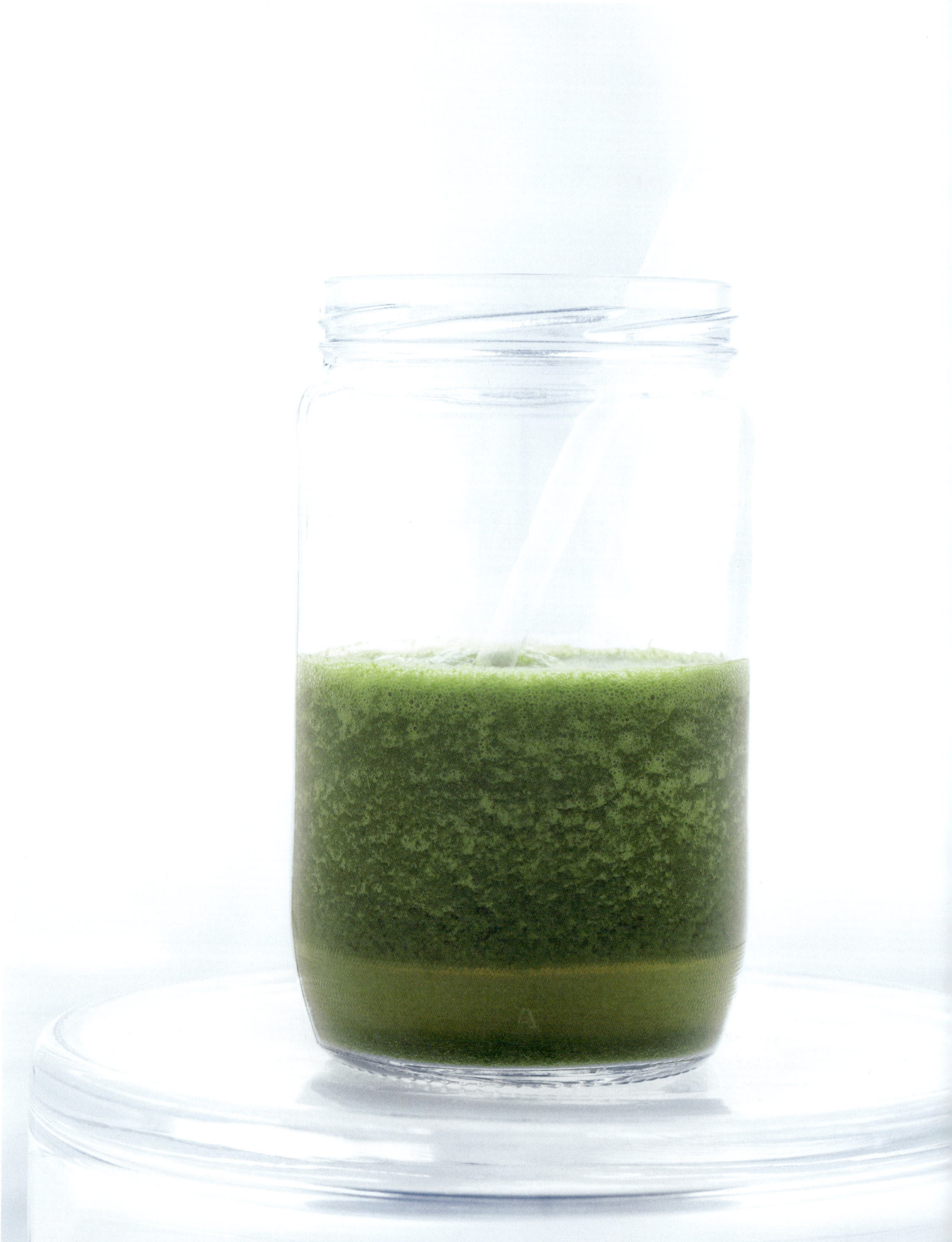

Fitmacher-Saft aus Spinat, Minze und Ingwer

FÜR 1 PERSON

50 g zarter Spinat

1 Handvoll Minze- oder Zitronenmelisseblätter

2 TL Walnussöl

300 ml naturtrüber Apfelsaft

einige Eiswürfel

1 TL fein geriebener Ingwer

1. Spinat und Kräuter waschen. Trocken schleudern.
2. Alle Zutaten bis auf den Ingwer mit den Eiswürfeln in einem Standmixer glatt pürieren.
3. Den Saft mit Ingwer abschmecken.
4. In Gläser füllen, die entweder 1 Stunde im Kühlschrank gekühlt wurden oder 10 Minuten im Gefrierfach.

NÄHRWERTE PRO PERSON

Brennwert 218 kcal · Protein 1,9 g · Fett 8,7 g · Kohlenhydrate 33,8 g · Ballaststoffe 1,4 g

---

Als ich mit dem Regisseur Nikolaj Cederholm und seiner Truppe in einem Einödhof in den schwedischen Wäldern war, um ihn zu bekochen, wurde dieser Drink zum absoluten Highlight. Die Schauspieler bereiteten sich auf ihre Rollen in dem Stück »Come Together« vor. Der Drink war der Muntermacher, der sie immer wieder auf die Beine brachte. Sie tauften ihn »Number nine«.

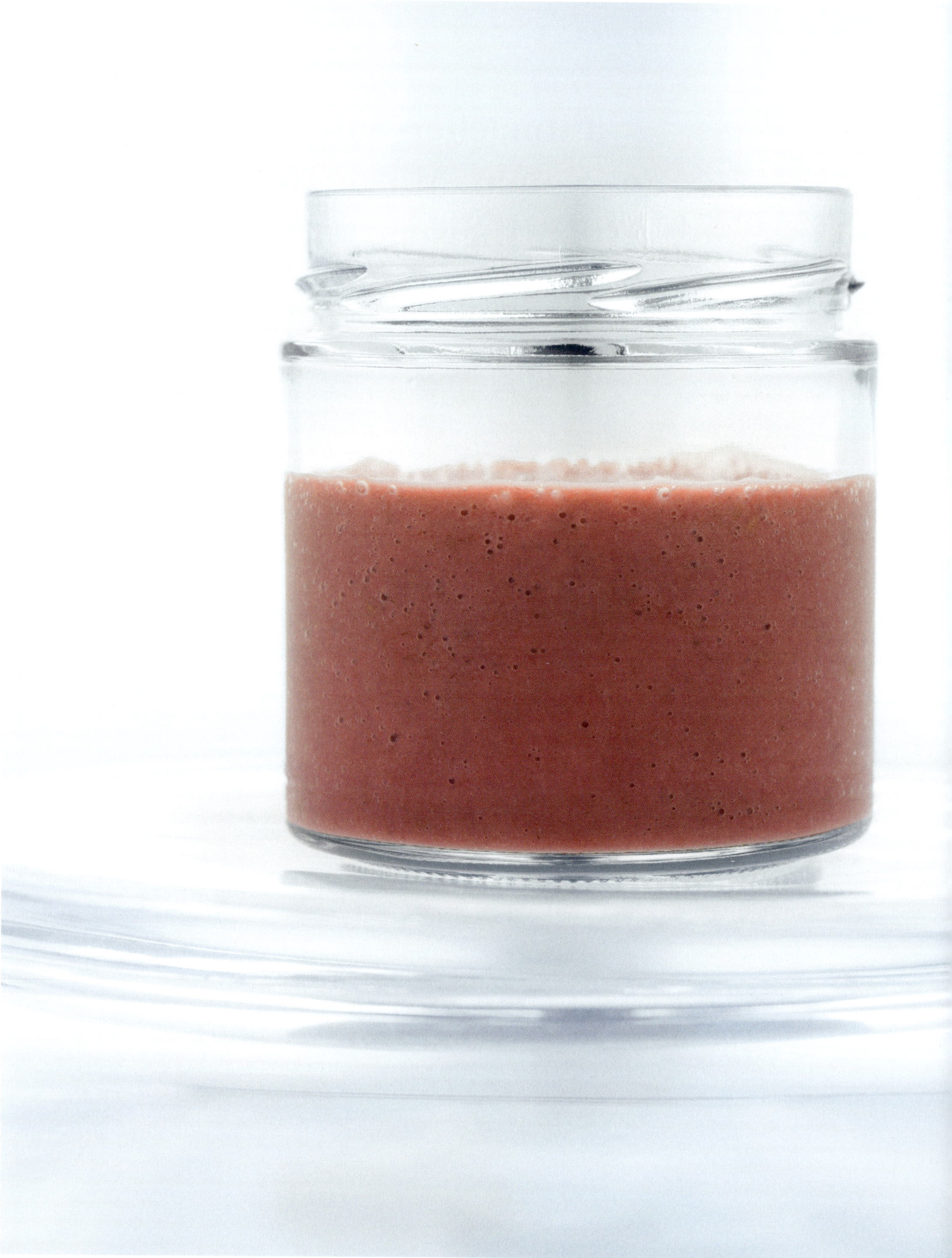

Himbeersmoothie mit Joghurt, Ingwer, Lakritze und Walnussöl

FÜR 1 PERSON

100 g Himbeeren oder wahlweise andere Beeren

100 g Joghurt (3,5 % Fett)

100 g Skyr (isländisches Milchprodukt)

100 ml naturtrüber Apfelsaft

1 TL fein geriebener Ingwer, nach Bedarf mehr

½ TL grobes Lakritzpulver (Süßholzpulver)

1 TL Walnussöl

1–2 Eiswürfel

1. Alle Zutaten mit den Eiswürfeln in einen Standmixer geben, fein pürieren und abschmecken. Vielleicht verträgt der Smoothie auch etwas mehr Ingwer.
2. In ein eiskaltes Glas gießen, das entweder 1 Stunde im Kühlschrank stand oder etwa 10 Minuten im Gefrierfach lag.
3. Mit oder ohne Strohhalm servieren. Der Smoothie ist ideal für unterwegs –oder wenn Sie keine Zeit für einen Mittagsschlaf haben.

NÄHRWERTE PRO PERSON

Brennwert 264 kcal · Protein 17,3 g · Fett 9,5 g · Kohlenhydrate 29,6 g · Ballaststoffe 4,5 g

---

Wenn Beerenzeit in Dänemark ist, schwelgen wir in unseren einheimischen Beerenschätzen. Außerhalb der Saison aber auch. Allerdings kommen die Beeren dann manchmal von ziemlich weit her. Die bessere Wahl sind erntefrische Beeren, aus nächster Umgebung oder tiefgekühlt. Vielleicht haben Sie ja sogar selbst welche im Sommer auf Vorrat eingefroren?

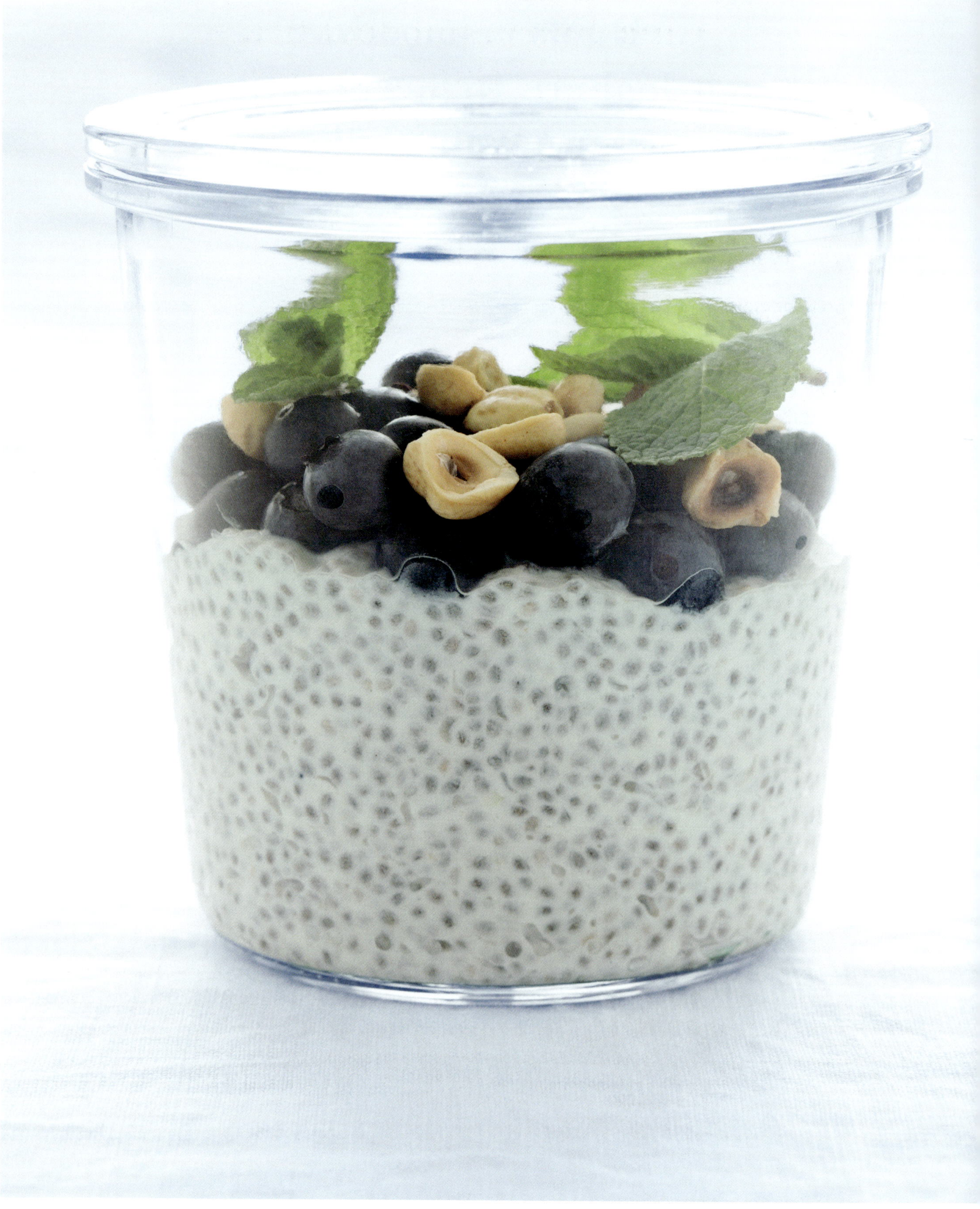

Chia-Snack mit Joghurt, Ingwer, Heidelbeeren und Minze

FÜR 1 PERSON

100 g fettarmer Joghurt

150 g Skyr (isländisches Milchprodukt)

1 TL fein geriebener Ingwer

2 EL Chiasamen

5 Haselnusskerne, geröstet, ohne Haut und halbiert

75 g Heidelbeeren

frische Minze- oder Zitronenmelisse, zum Garnieren

1. Joghurt, Skyr, Ingwer und Chiasamen vermengen.
2. Vor dem Verzehr am besten einige Stunden in den Kühlschrank stellen.
3. Den Snack mit Heidelbeeren, Haselnusshälften und Minze beziehungsweise Zitronenmelisse garnieren.
4. Sollten Sie keine gerösteten Haselnüsse ohne Haut bekommen, können Sie die Nüsse selbst rösten und sie dann zwischen den Händen reiben, damit sich die Schale löst.

NÄHRWERTE PRO PERSON

Brennwert 321 kcal · Protein 28,6 g · Fett 11,6 g · Kohlenhydrate 31,5 g · Ballaststoffe 11,1 g

---

Chia ist ein Powerkorn. Die kleinen Samen sind reich an Omega-3-Fettsäure, Protein, Kalzium und Antioxidantien. Ich habe sie auch in meiner Küche. Sie sind unkompliziert und ideal in Verbindung mit Ingwer, Beeren, Nüssen und Minze. Hier schlägt man gleich zwei Fliegen mit einer Klappe: Chiasamen schmecken nicht nur, sondern sind auch noch gesund.

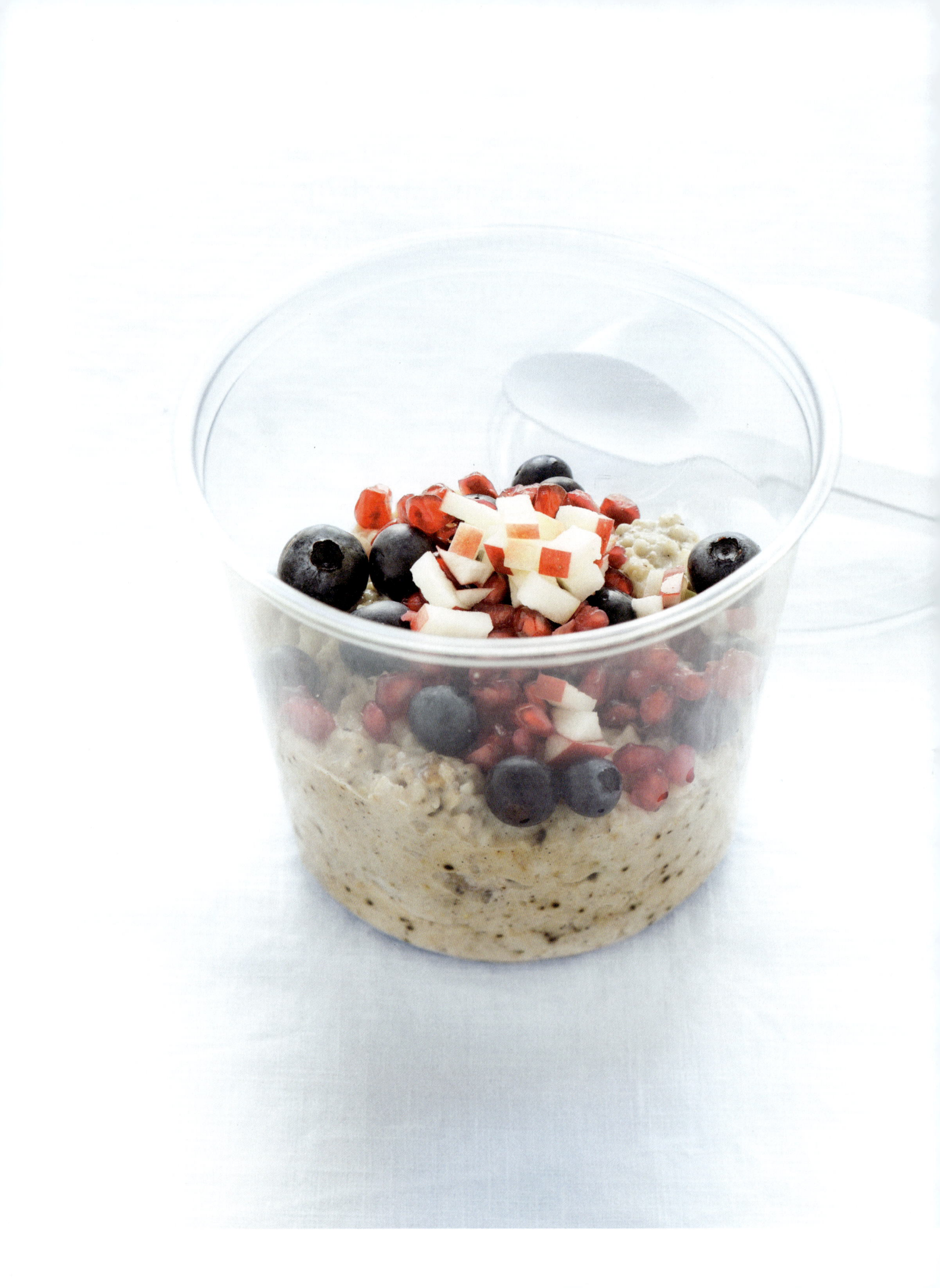

Haferbrei mit Joghurt, Lakritze, Ingwer, Apfel und Heidelbeeren

FÜR 1 PERSON

50 g Haferflocken

100 ml Wasser

100 ml Milch

100 g fettarmer Joghurt

1 TL grobes Lakritzpulver (Süßholzpulver)

1 TL fein geriebener Ingwer

1 TL Walnussöl

½ säuerlicher Apfel

Zitrone

75 g Heidelbeeren

2 EL Granatapfelkerne

Meersalzflocken

1. Die Haferflocken mit Wasser und Milch aufkochen. Unter Rühren 1 Minute köchelnd eindicken lassen. Salzen. Den Brei abkühlen lassen.
2. Joghurt, Lakritzpulver, Ingwer und Öl unter den Haferbrei rühren und mit Ingwer abschmecken.
3. Den Apfel würfeln und mit Zitrone beträufeln. Brei mit Heidelbeeren, Apfelwürfeln und Granatapfelkernen anrichten.

NÄHRWERTE PRO PERSON

Brennwert 339 kcal · Protein 13,3 g · Fett 7,7 g · Kohlenhydrate 57,1 g · Ballaststoffe 6,1 g

---

In 40 Gramm Hafer finden sich fast 4 Gramm Ballaststoffe, die zur Hälfte aus löslichen und zur anderen Hälfte aus unlöslichen Ballaststoffen bestehen. Während die unlöslichen Ballaststoffe die Verdauung unterstützen, senken die löslichen Ballaststoffe die Blutfett- und Cholesterinwerte und beugen so Herzinfarkt, Arteriosklerose und Gallensteinen vor. Haferbrei mit frischen Beeren oder Früchten, die reichlich Antioxidantien liefern, ist daher eine wunderbare Kombination.

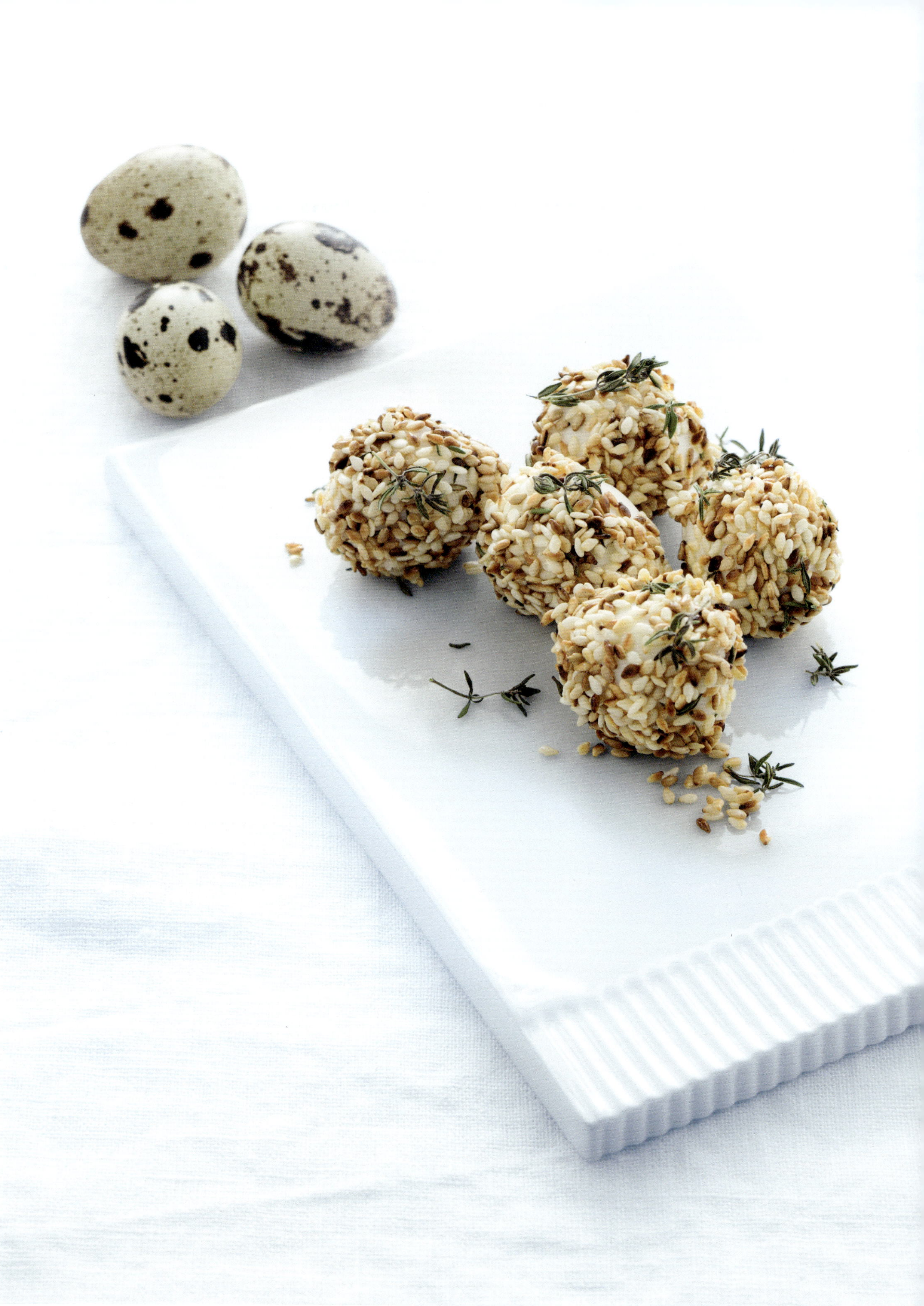

Wachteleier, geküsst von Walnussöl mit gerösteter Sesamsaat und Thymian

FÜR 1 PERSON

5 Wachteleier

Walnussöl

2 EL helle Sesamsaat

1 Zweig Thymian

Meersalzflocken

1. Die Wachteleier etwa 3 Minuten in leicht gesalzenem Wasser kochen.
2. Die Eier unter kaltem Wasser kurz abschrecken.
3. Eier schälen und leicht mit Öl einreiben.
4. Die Sesamsaat in einer Pfanne ohne Fett rösten. Thymian zwischen den Handflächen zerreiben und die Blättchen mit dem Sesam vermengen.
5. Die Eier in der Sesam-Thymian-Mischung wälzen.

NÄHRWERTE PRO PERSON

Brennwert 283 kcal · Protein 15,6 g · Fett 23,4 g · Kohlenhydrate 4,5 g · Ballaststoffe 1,9 g

---

Wachteleier sind kleine, feine Eier, die zu Snacks und in die Frühstücksdose passen. Das Schälen der Wachteleier kann etwas mühsam sein. Ein guter Trick: Die Eierschale mit einer spitzen Nagelschere aufschneiden und den Rest der Schale abziehen.

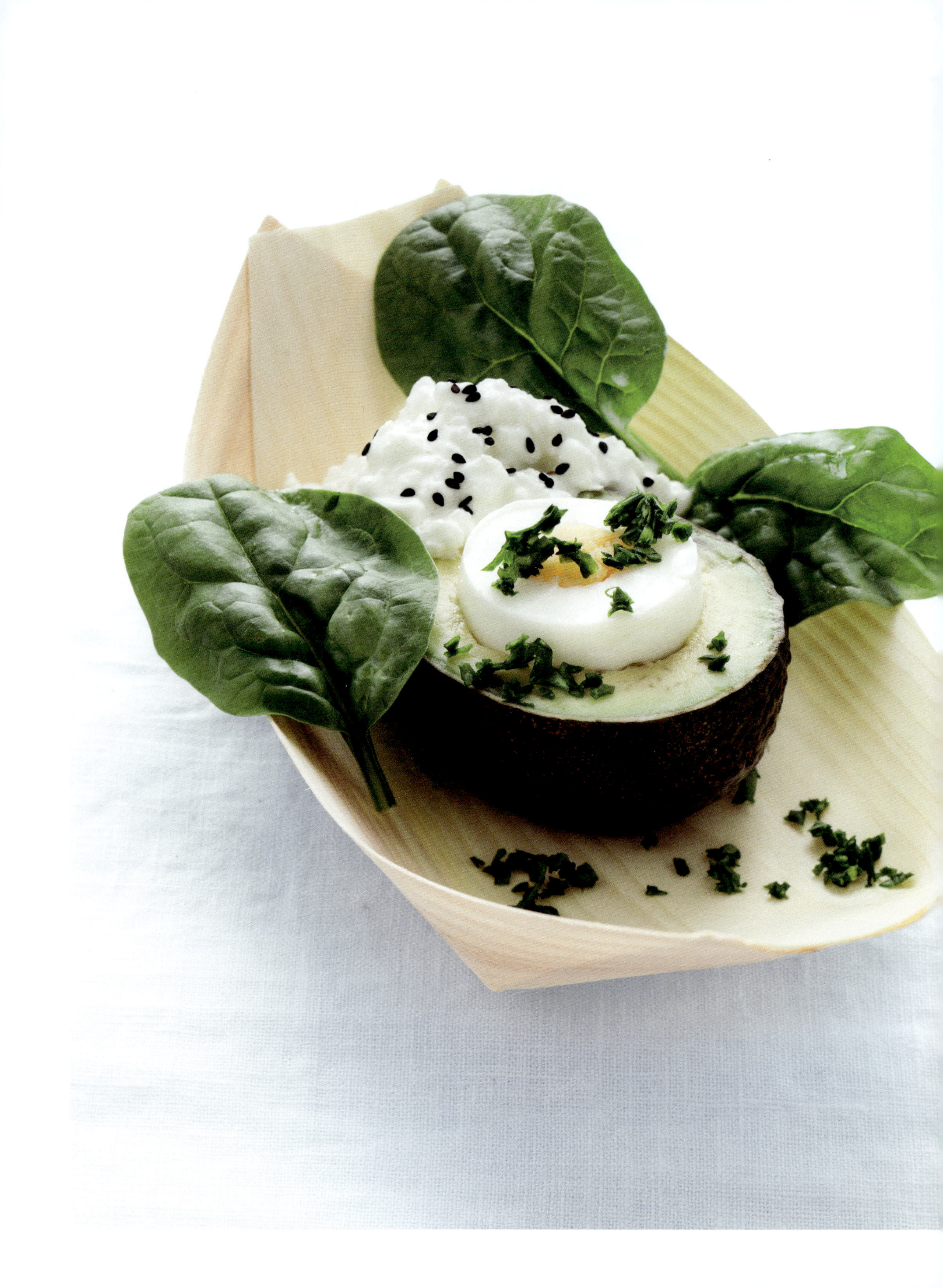

Avocado mit Ei, Spinat, Hüttenkäse und schwarzer Sesamsaat

FÜR 1 PERSON

1 großes Ei

5 zarte große Spinatblätter

½ Avocado (zur Aufbewahrung der zweiten Hälfte siehe Tipp Seite 85)

1 EL Zitronensaft

2 EL fettarmer Hüttenkäse

1 TL schwarze Sesamsaat

1 Das Ei in reichlich kochendes Wasser geben und in etwa 8 Minuten hart kochen.

2 Den Spinat gründlich waschen und gut abtropfen lassen. Die Avocadohälfte mit etwas Zitronensaft beträufeln.

3 Das Ei schälen, hochkant in die Avocadohälfte stellen und rundum Spinatblätter legen. Den Hüttenkäse dazugeben und mit der Sesamsaat garnieren.

NÄHRWERTE PRO PERSON

Brennwert 244 kcal · Protein 13,2 g · Fett 18,3 g · Kohlenhydrate 9,4 g · Ballaststoffe 3,8 g

---

Schwarze Sesamsaat kommt aus China, Indien und Amerika. Alternativ kann man Garten-Schwarzkümmel, auch Jungfrau im Grünen genannt, verwenden. Dieser gehört zu den Hahnenfuchsgewächsen, ist leicht bitter im Geschmack und erinnert entfernt an Kresse und Pfeffer. Achtung: nicht zu viel davon nehmen!

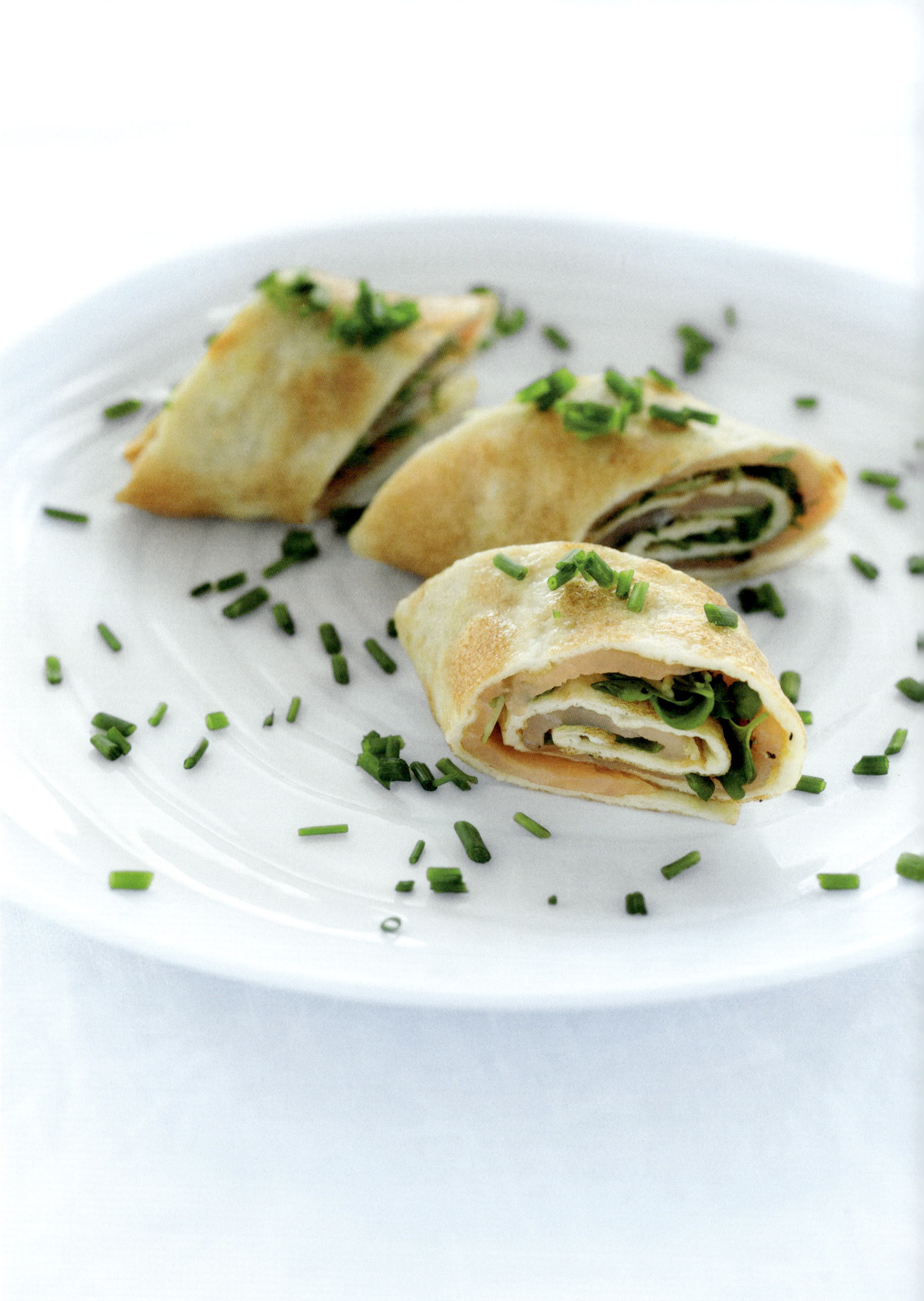

Lachsomelett mit Brunnenkresse und Schnittlauch

FÜR 1 PERSON

1 großes Ei

1 TL Olivenöl extra vergine

1 EL Skyr (isländisches Milchprodukt)

75 g geräucherter Lachs

frisch gemahlener schwarzer Pfeffer

1 Handvoll frische Brunnenkresse

1 EL in feine Röllchen geschnittener Schnittlauch

Meersalzflocken

1. Das Ei und 1 Prise Salz mit einer Gabel verquirlen. Das Öl in einer Pfanne mit Antihaftbeschichtung erhitzen. Eimasse hineingeben. Auf einer Seite braten. Das Omelett auf einen großen Topfdeckel gleiten lassen. Wenden, zurück in die Pfanne geben und auf der anderen Seite braten.
2. Das Omelett auf Backpapier abkühlen lassen. Dünn mit Skyr bestreichen. Den Lachs darauflegen und mit Pfeffer sowie mit Brunnenkresse bestreuen – das bringt eine angenehme Schärfe.
3. Das Omelett zusammenrollen und in Stücke schneiden. Mit den Schnittlauchröllchen bestreuen.

NÄHRWERTE PRO PERSON

Brennwert 252 kcal · Protein 24,8 g · Fett 16,6 g · Kohlenhydrate 1,6 g · Ballaststoffe 0,3 g

---

Manche Zwischenmahlzeiten nimmt man dahin mit, wo man sie braucht, um die Zeit zwischen Frühstück und Mittagessen oder zwischen Mittag- und Abendessen zu überbrücken. Ein Omelett mit Lachs und Wachteleiern in Sesam und Thymian gerollt, ist dagegen mehr ein Luxushappen für gemeinsame Momente.

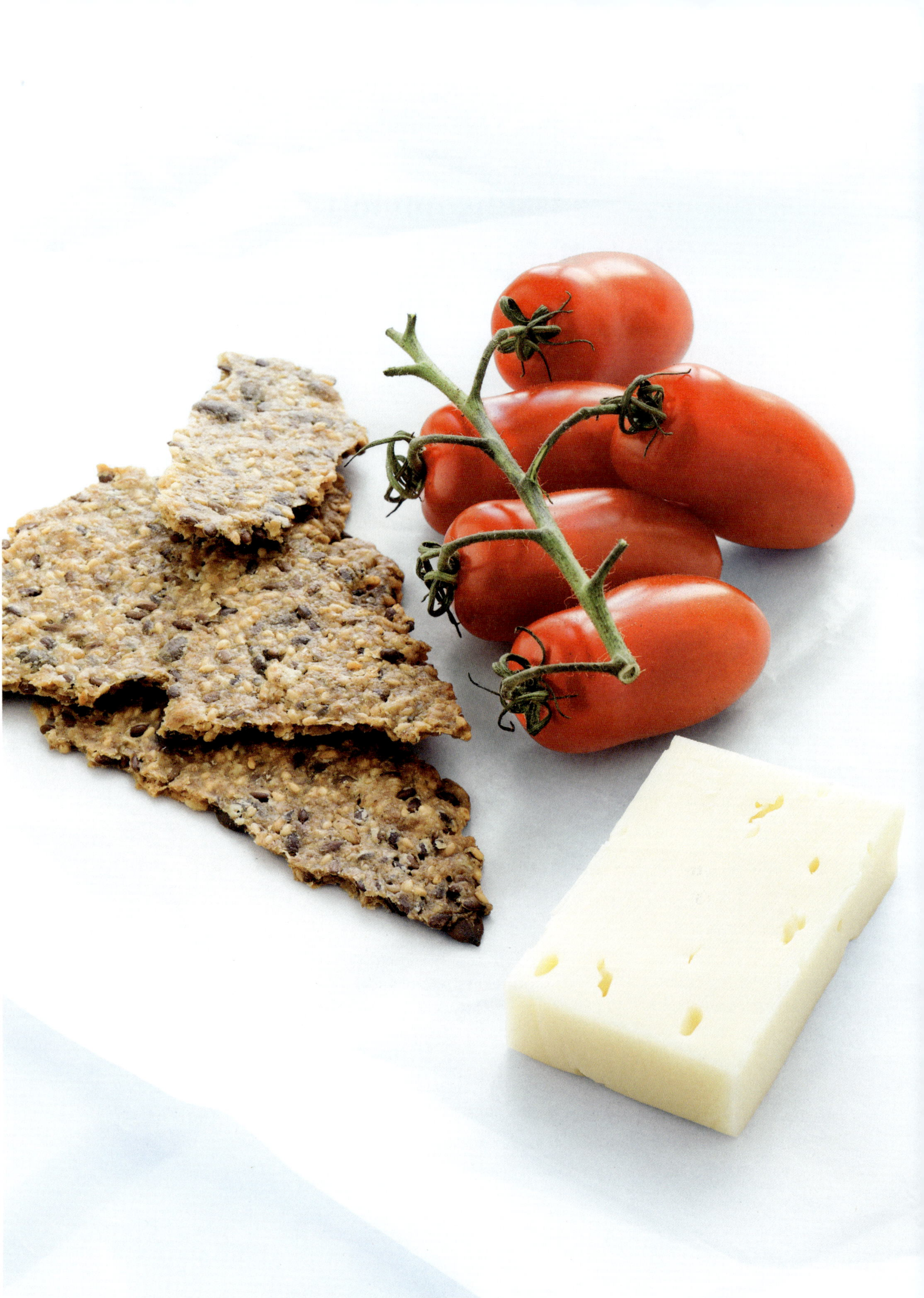

Selbst gebackenes Kerne-Knäckebrot mit Käse und Tomaten

FÜR 1 PERSON

35 g Knäckebrot

1 Stück Käse in der Größe einer Streichholzschachtel (entspricht ca. 50 g Danbo-Käse mit 20 % Fettgehalt)

5 San-Marzano-Tomaten oder andere kleine, aromatische Tomaten

KNÄCKEBROT:

60 g Leinsamen

60 g Sesamsaat

80 g Kürbiskerne

75 g Haferflocken

270 g Vollkornweizenmehl

1 TL Backpulver

100 ml kalt gepresstes Rapsöl, plus etwas mehr zum Einfetten

2 EL Olivenöl extra vergine

Meersalzflocken

1 Den Backofen auf 180 °C vorheizen.

2 Für das Knäckebrot Samen, Kerne, Haferflocken, Mehl und Backpulver in eine Schüssel geben. 3 Teelöffel Salz, 200 Milliliter Wasser und beide Öle zugeben. Alles zu einem glatten Teig verarbeiten. Den Teig halbieren und die Hälften zwischen zwei mit Rapsöl gefetteten Backpapierlagen ausrollen.

3 Das Backpapier oben entfernen. Die beiden Knäckebrote etwa 20 Minuten bei 180 °C im Ofen auf dem Blech backen. Auf einem Kuchengitter auskühlen lassen. In Stücke brechen.

4 Den Käse mit Tomaten und Knäckebrot anrichten.

NÄHRWERTE PRO PERSON

Brennwert 293 kcal · Protein 19 g · Fett 14,9 g · Kohlenhydrate 23,8 g · Ballaststoffe 5,4 g

---

Das Rapsöl kann hier ganz oder zum Teil durch geklärte Butter ersetzt werden. Sie wirkt sich zwar etwas negativ auf die Bilanz der Omega-3-Fettsäuren aus, doch Leinsamen und Sesam bringen diese wieder ins Lot. Eine andere Möglichkeit, dem Brot noch mehr Geschmack zu geben, sind Thymian- oder fein gehackte Rosmarinblätter, die Sie unter den Teig mischen.

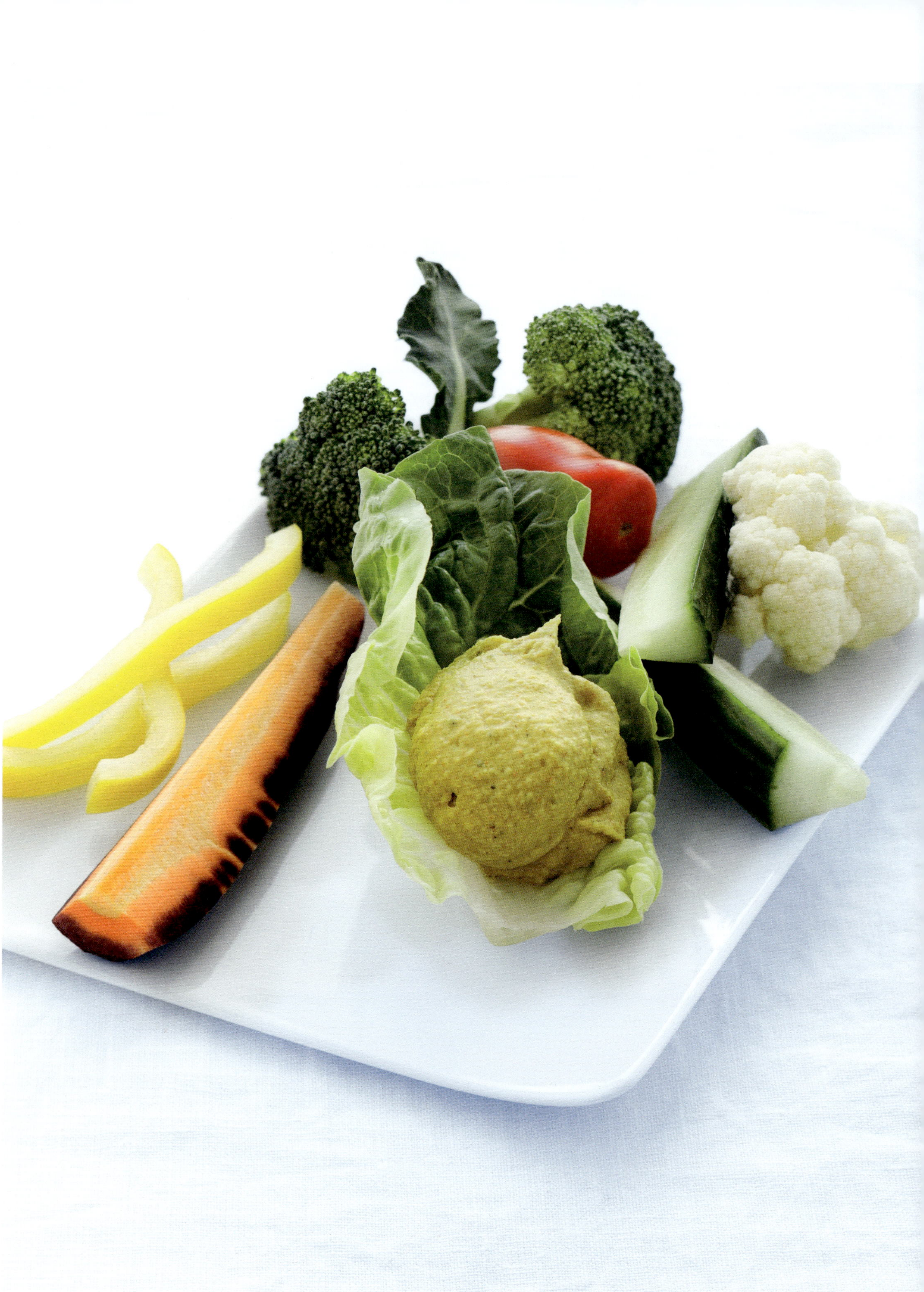

Hummus mit Kurkuma-Tahini zu Gemüsestäbchen und Kohlröschen

FÜR 1 PERSON

Karotte, Paprikaschote, Gurke (insgesamt ca. 100 g)

1 Salatblatt (Herzblattsalat)

4 EL Hummus (Kichererbsenpüree)

3 Röschen von Brokkoli und/ oder Blumenkohl

1 San-Marzano-Tomate oder eine andere kleine, aromatische Tomate

HUMMUS:

200 g Kichererbsen

50 ml kalt gepresstes Rapsöl

50 ml Avocado- oder Olivenöl extra vergine

3 EL Tahini (Sesampaste)

1 TL gemahlene Kurkuma

Knoblauch, gepresst

Zitrone

Meersalzflocken und frisch gemahlener schwarzer Pfeffer

1. Für den Hummus am Vortag die Kichererbsen mindestens 8 Stunden (am besten über Nacht) in warmem Wasser einweichen. Am nächsten Tag abgießen und gründlich abspülen.
2. Eingeweichte Kicherebsen in einen Topf mit Wasser geben und bei mittlerer bis hoher Hitze zum Kochen bringen. Danach auf niedriger Stufe 1 bis 2 Stunden garen. Abgießen (Kochsud zurückbehalten).
3. Kichererbsen mit den beiden Ölen, Tahini, Kurkuma und Kochsud zu einer geschmeidig glatten Masse pürieren. Mit Knoblauch, Zitronensaft, Salz und Pfeffer abschmecken.
4. Karotte, Paprika und Gurke zum Dippen in feine Stäbchen schneiden. Das Salatblatt mit Hummus krönen und zusammen mit den Gemüsestäbchen, Brokkoliröschen und der Tomate anrichten.

NÄHRWERTE PRO PERSON

Brennwert 238 kcal · Protein 8,5 g · Fett 13,6 g · Kohlenhydrate 24,5 g · Ballaststoffe 7 g

Sie können auch vorgegarte Kichererbsen aus der Dose verwenden, die Sie vor der Verwendung aber gut waschen müssen. Für den fehlenden Kochsud nehmen Sie einfach Brühe (Seite 237) aus dem Kühlschrank. Kurkuma kann man inzwischen auch frisch kaufen. Sie ist kräftig, hat eine appetitliche Farbe und hinterlässt wertvolle Spuren in Ihrem Körper.

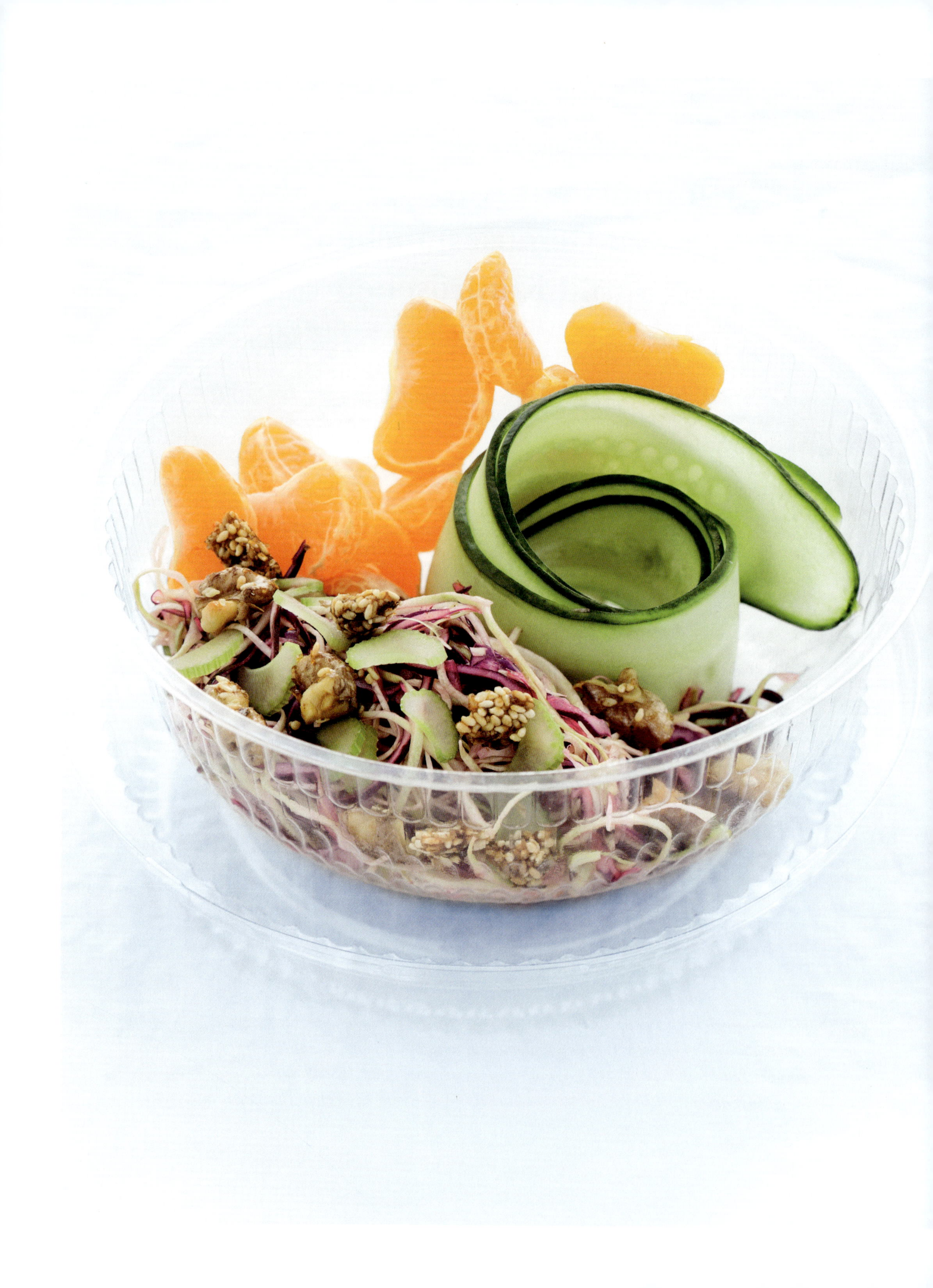

Spitzkohlsalat mit Gurke, Staudensellerie, Clementine und Sesamcrunch

FÜR 1 PERSON

75 g Spitzkohl (grün oder lila), alternativ Weißkohl oder Chinakohl

1 Stange Staudensellerie

½ Gurke

1 Clementine, geschält

2 Walnusskernhälften

1 EL Walnussöl

1 EL helle Sesamsaat

1 TL Agavensirup

Meersalzflocken

1. Kohl und Staudensellerie fein schneiden. Die Gurke mit einer Mandoline längs in Streifen schneiden. Das Gemüse mit Clementinenspalten anrichten.
2. Für den Sesamcrunch die Walnusskerne grob zerteilen. Das Öl in einer kleinen Pfanne mit Antihaftbeschichtung erhitzen. Nüsse und Sesam kurz leicht goldbraun darin braten. Sirup und eine Prise Salz dazugeben und zum Abkühlen auf einen Teller geben.
3. Den Salat mit dem Crunch garnieren.

NÄHRWERTE PRO PERSON

Brennwert 268 kcal · Protein 5,9 g · Fett 20,2 g · Kohlenhydrate 19,1 g · Ballaststoffe 5,3 g

Auf Zucker zu verzichten, ist ein wichtiger Aspekt der Anti-Entzündungs-Diät. Warum dann Agavensirup? Es kommt immer auf die Menge an, und die ist hier wirklich minimal, macht aber einen großen geschmacklichen Unterschied. Sie sollten in puncto Ernährung entschieden, aber nicht übertrieben vorgehen! Denken Sie immer daran: Essen soll nicht nur gesund sein, sondern auch schmecken!

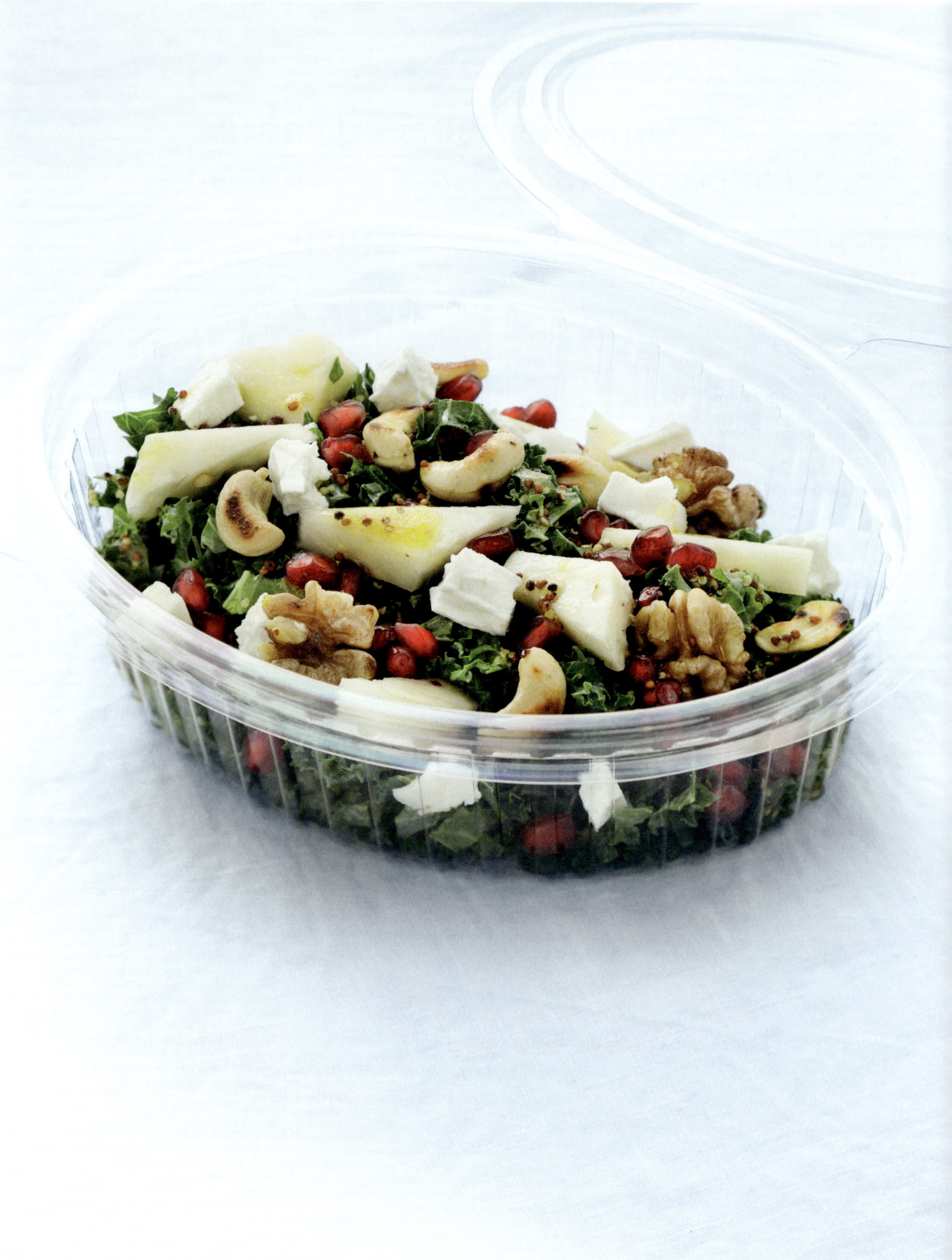

Grünkohlsalat mit Ananas, Feta, Granatapfel, gerösteten Walnüssen und Cashewkernen

FÜR 1 PERSON

4 Walnusskernhälften

9 Cashewkerne

100 g Grünkohl

50 g Ananas

1 EL Granatapfelkerne

25 g Feta

1 TL Dressing Nr. 2 (siehe Seite 241)

1. Die Walnüsse und Cashewkerne in einer Pfanne ohne Fett leicht rösten.
2. Zuerst den Grünkohl sorgfältig waschen, dann die einzelnen Blätter vom Mittelstrunk abtrennen. Den Strunk anschließend entsorgen. Die Blätter nochmals gut waschen und in der Salatschleuder trocken schleudern.
3. Die Ananas schälen und in Würfel schneiden.
4. Den zerkleinerten Grünkohl mit Ananas, Nüssen und Granatapfelkernen anrichten. den Feta darüberkrümeln und alles mit Dressing beträufeln.

NÄHRWERTE PRO PERSON

Brennwert 282 kcal · Protein 12,2 g · Fett 17,2 g · Kohlenhydrate 23,8 g · Ballaststoffe 7,4 g

---

Wenn man sich Gerichte mitnimmt, die unter anderem aus Käse oder einem Dressing wie hier bestehen, sollte man diese am besten getrennt verpacken und den Salat erst kurz vor dem Verzehr damit anrichten. So wird Ihr selbst gemachtes und mitgebrachtes Essen immer um Längen besser sein als fertig gekauftes!

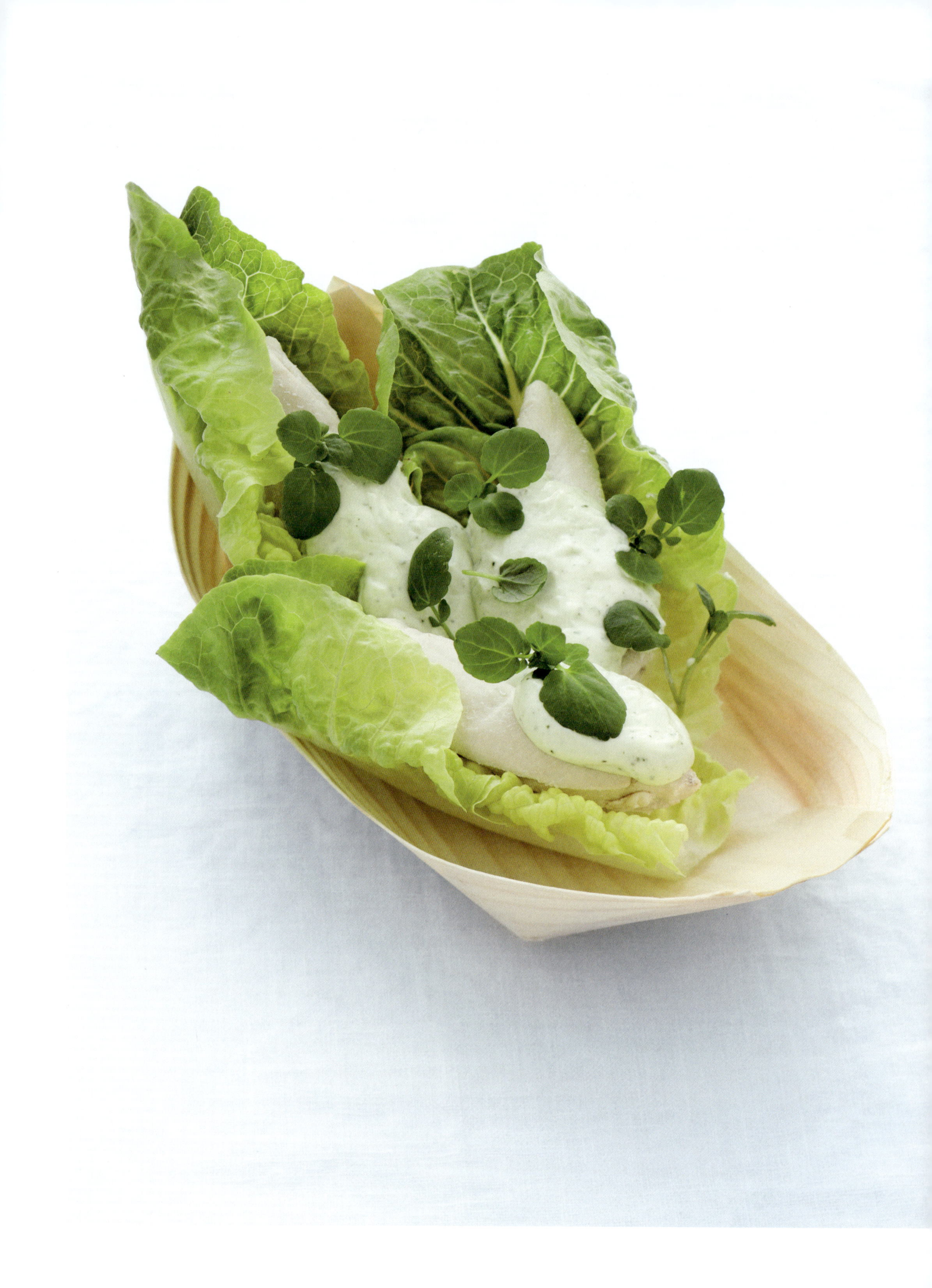

Hähnchenfilet mit Herzblattsalat und Avocadodip mit Ingwer und Minze

FÜR 1 PERSON

3 Hähnchenfilets

100 g Skyr (isländisches Milchprodukt)

½ Avocado, das Fruchtfleisch zerdrückt

1 Knoblauchzehe, geschält und zerdrückt

1 TL fein gemahlener Ingwer

1 paar frische Minzeblätter

Zitrone

frisch gemahlener schwarzer Pfeffer

3 Blätter Herzblattsalat

1 Handvoll frische Brunnenkresse

Meersalzflocken

1. Die Hähnchenfilets 10 Minuten in Salzwasser kochen. Abkühlen lassen.
2. Für den Dip den Skyr mit Avocado, Knoblauch, Ingwer und Minze vermischen. Mit Zitrone, Salz und Pfeffer abschmecken.
3. Die Salatblätter mit dem Hähnchenfilet, dem Avocadodip und der Brunnenkresse anrichten.

NÄHRWERTE PRO PERSON

Brennwert 290 kcal · Protein 35,1 g · Fett 11,7 g · Kohlenhydrate 13,1 g · Ballaststoffe 3,6 g

---

Irgendwann mal warf ich einen Hotdog aus dem Autofenster, weil ich satt war. Ich hatte beschlossen abzunehmen und beging eine spontane, total unsinnige Handlung. Der Fahrer im Auto hinter mir hinderte mich am Weiterfahren. Ausgerüstet mit Nasstüchern machte ich mich an die Reinigungsaktion. Fazit: nie wieder eine Diät! Nie wieder Hotdog aus dem Fenster werfen!

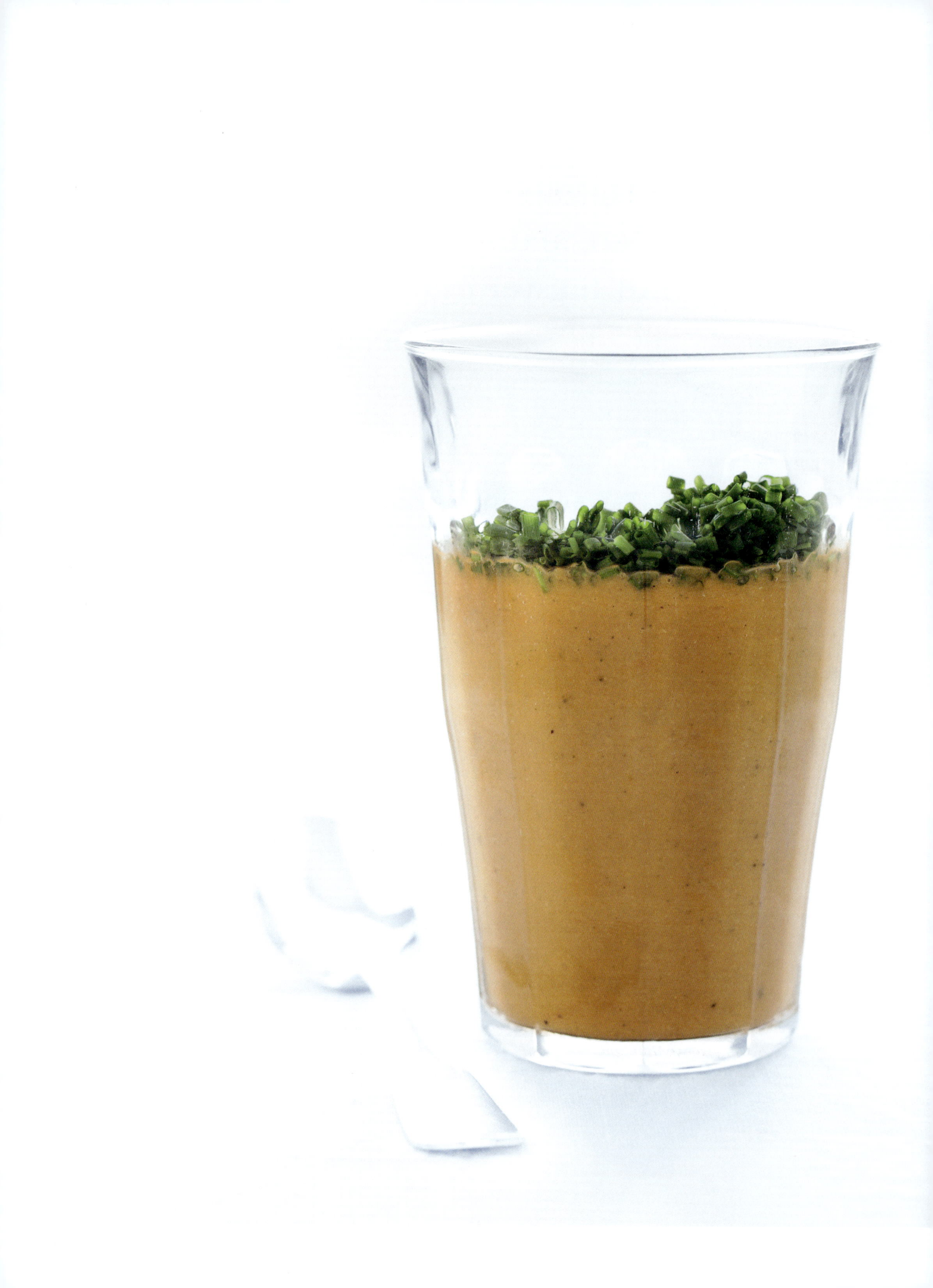

Brokkoli-Tomaten-Suppe mit Ingwer und Schnittlauch

FÜR 1 PERSON

150 g Brokkoli, geputzt

200 ml Hühnerbrühe (siehe Seite 237)

1 TL kalt gepresstes Rapsöl

3 San-Marzano-Tomaten oder andere kleine, aromatische Tomaten

1 TL fein geriebener Ingwer

3 EL gekochte Perlgraupen aus Roggen, Gerste oder Dinkel

1 Handvoll in Röllchen geschnittener Schnittlauch

Meersalzflocken und frisch gemahlener schwarzer Pfeffer

1 Den Brokkoli in Stücke schneiden und 10 Minuten in der leicht köchelnden Hühnebrühe garen.

2 Brokkoli mit 200 Milliliter Kochsud, Rapsöl, Tomaten* und Ingwer fein pürieren. Kurz aufkochen und mit Ingwer, Salz und Pfeffer abschmecken.

3 Mit Perlgraupen und Schnittlauch anrichten.

**** Geröstete Tomaten passen super in die Suppe. Allerdings lohnt es sich nicht, den Backofen für nur drei Tomaten anzuheizen. Am besten geben Sie die Tomaten mit einem anderen Gericht in den Ofen.***

NÄHRWERTE PRO PERSON

Brennwert 232 kcal · Protein 11,8 g · Fett 6,5 g · Kohlenhydrate 37 g · Ballaststoffe 10,4 g

Suppen können kalt ins Büro oder zur Lehrstelle mitgenommen und dort aufgewärmt werden – in die Thermoskanne sollten auf jeden Fall keine Suppen mit Milch gefüllt werden. Wichtig: Suppen sollten generell nicht länger als 3 Stunden nach der Zubereitung in der Thermoskanne bleiben.

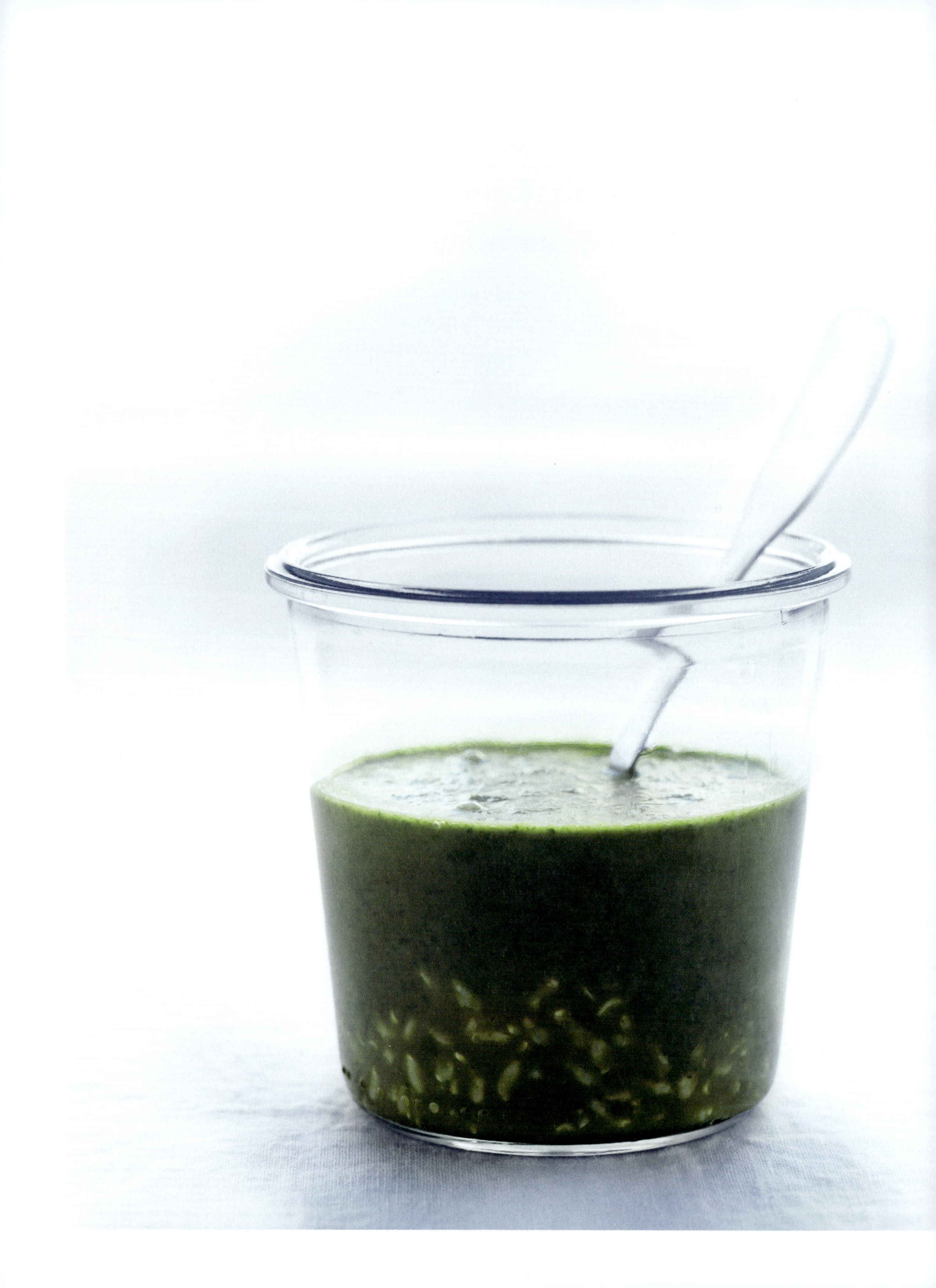

Brühe mit Grünkohl, Ingwer und braunem Reis

FÜR 1 PERSON

50 g Grünkohl

250 ml Knochenbrühe* (siehe Seite 237)

1 TL fein geriebener Ingwer

1 TL Avocadoöl

50 g gekochter brauner Reis (entspricht 25 g rohem)**

Meersalzflocken

****Auf Wunsch können Sie Hühnerbrühe für dieses Gericht verwenden.***

****** Kochen Sie eine größere Menge und bewahren Sie den Rest im Kühlschrank auf, wenn Ihnen diese Zwischenmahlzeit schmeckt. Sie können auch gekochte Quinoa nehmen.***

1. Zuerst den Grünkohl sorgfältig waschen, dann die einzelnen Blätter vom Mittelstrunk abtrennen. Den Strunk entsorgen. Die Blätter nochmals waschen und in der Salatschleuder trocken schleudern.
2. Den Grünkohl mit Brühe, Ingwer und Öl pürieren. Aufkochen und mit Salz abschmecken.
3. Den Reis unterrühren und die Brühe genießen.

NÄHRWERTE PRO PERSON

Brennwert 255 kcal · Protein 9,9 g · Fett 10,6 g · Kohlenhydrate 32,1 g · Ballaststoffe 3,8 g

Zuerst waren Säfte und Smoothies in, jetzt sind es Bouillon und Kohl. Großmutters Brühe aus den Knochen von Hähnchen, Kalb oder Rind ist der letzte Schrei. Glauben Sie mir, sie schmeckt wunderbar. Und sie tut auch unserer Haut gut, denn die Brühe ist reich an Kollagen.

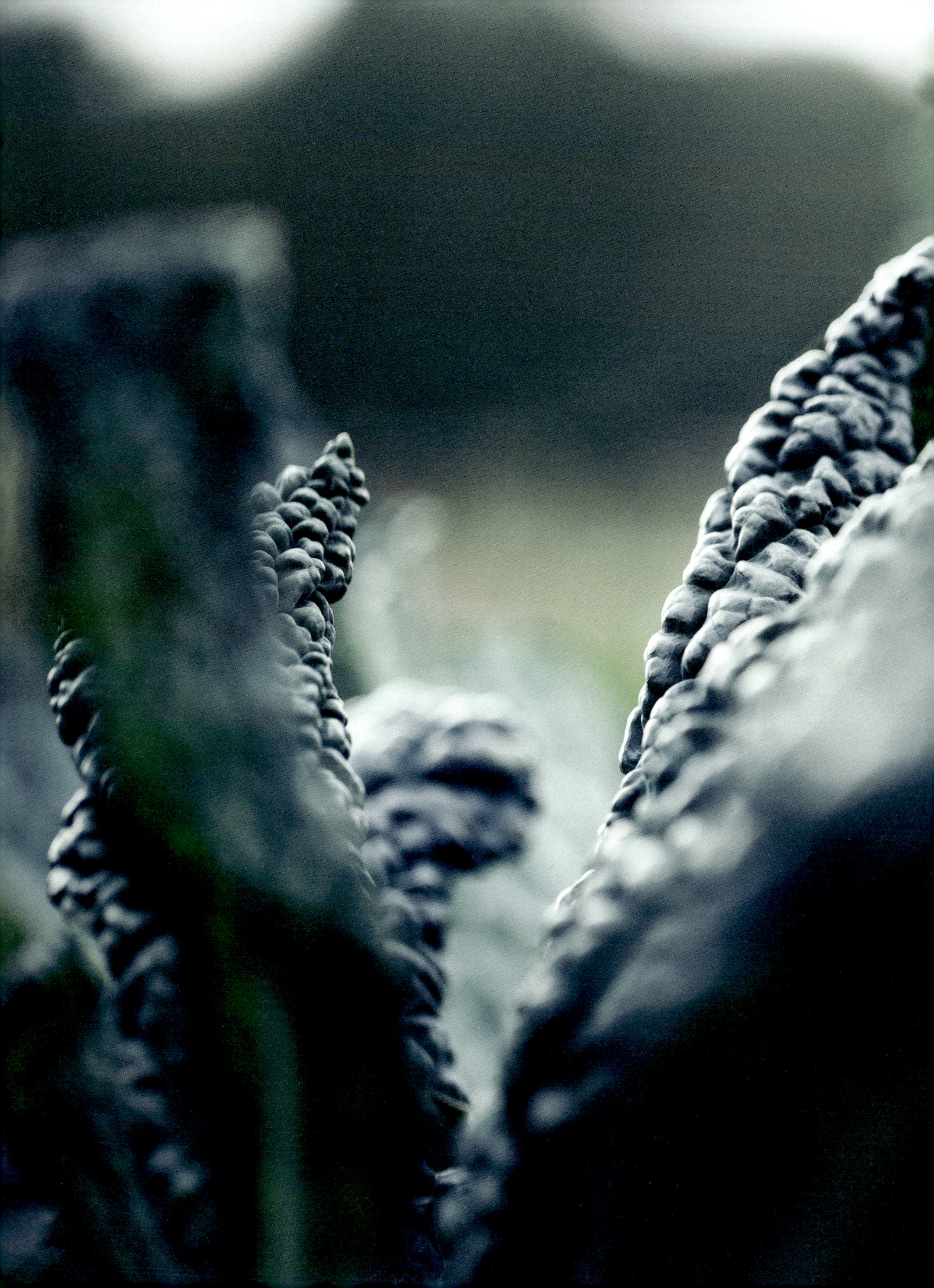

ERNÄHRUNGSPLAN FÜR 28 TAGE: MITTAGS UND ABENDS

Ich habe für Sie einen Ernährungsplan für vier Wochen zusammengestellt – leichte Mittagessen und warme Abendgerichte für 28 Tage. Sie müssen dem Plan nicht sklavisch folgen, sondern können sich nur Teile davon herauspicken. Zum Beispiel können Sie nur die Gerichte auswählen, die Ihnen Appetit machen oder deren Zutaten gerade Saison haben.

	MONTAG	DIENSTAG	MITTWOCH
1. WOCHE	**Mittags** – Seite 123 Brot mit Lachs, Rucola, Gurke, Dill und Brunnenkresse **Abends** – Seite 125 Hackbeefsteak mit marinierten Roten Beten, Pilzen und Spinat	**Mittags** – Seite 127 Brot mit Avocado, luftgetrocknetem Schinken und Schnittlauch **Abends** – Seite 129 Hähnchenbrustfilet mit Knoblauch-Gremolata, Süßkartoffeln und Rosenkohl	**Mittags** – Seite 131 Brot mit Avocado, Garnelen, Zitrone, Dill und Brunnenkresse **Abends** – Seite 133 Rote-Bete-Suppe mit Perlgraupen, Brokkoli und Knoblauchchips
2. WOCHE	**Mittags** – Seite 151 Rotkohlsalat mit Roter Bete, Walnüssen und Clementine **Abends** – Seite 153 Gebratene Rotzunge mit Spinat, Pilzen, Kartoffeln, Dill und Zitrone	**Mittags** – Seite 155 Salat mit gebackenen Tomaten und Hackbällchen, scharf gewürzt **Abends** – Seite 157 Hähnchenschenkel mit Kohlsalat, Heidelbeeren und Kapuzinerkresse	**Mittags**– Seite 159 Salat mit sanft gegarten Koteletts, Tomate und eingelegten Zwiebeln **Abends** – Seite 161 Hackbällchen mit zweierlei Kohl, Heidelbeeren und Thymiankartoffeln
3. WOCHE	**Mittags** – Seite 179 Spitzkohlsalat mit Roggenperlgraupen, Heidelbeeren, Feta und Walnüssen **Abends** – Seite 181 Lachs auf Erbsenpüree mit Erbsensprossen, Kichererbsen und Dill	**Mittags** – Seite 183 Salat mit Avocado, zweierlei Bohnen, Roter Bete und Haselnüssen **Abends** – Seite 185 Grünkohlsuppe mit Chili, Knoblauch, Tomaten, Huhn und Brunnenkresse	**Mittags** – Seite 187 Salat mit Fenchel, Brokkoli, Belugalinsen und Räucherlachs **Abends** – Seite 189 Italienische Hackbällchen mit Tomatensauce, grünen Bohnen und Knoblauch
4. WOCHE	**Mittags** – Seite 207 Schwarzkohl-Romanasalat mit Apfel, Käse und gerösteten Pinienkernen **Abends** – Seite 209 Zucchini-Lasagne mit Tomaten, Basilikum, Parmesan und grünem Salat	**Mittags** – Seite 211 Spinatsalat mit Huhn, Granatapfelkernen, Ananas, Haselnüssen und Minze **Abends** – Seite 213 Lachs mit Selleriepüree, grünen Bohnen und gebackenem Knoblauch	**Mittags** – Seite 215 Hähnchenbrustfilet mit Knoblauch-Gemüse-Concassée, Salat und Brot **Abends** – Seite 217 Tomaten-Blumenkohl-Suppe mit Brunnenkresse und angebratenem Salbei

DONNERSTAG	FREITAG	SAMSTAG	SONNTAG
Mittags - Seite 135 Roggenbrot mit Heilbutt, Salat, Schnittlauch und Zwiebelringen **Abends** - Seite 137 Gebratenes Hähnchenbrustfilet mit Brokkoli, Kürbispüree und Roter Bete	**Mittags** - Seite 139 Romanasalat mit Hähnchenbrustfilet, Tomaten und Parmesan **Abends** - Seite 141 Zucchini bolognese mit Gemüse, Parmesan und Basilikum	**Mittags** - Seite 143 Hähnchensalat mit Pilzen, Erbsen und Brunnenkresse **Abends** - Seite 145 Hackbeefsteak mit gebratenem Blumenkohl, Brunnenkresse und Salbei	**Mittags** - Seite 147 Salat mit Rosmarinkartoffeln, Roter Bete, Kräutern, Nüssen und Ei **Abends** - Seite 149 Hackbällchen in Currysauce mit Roter Bete, Schwarzkohl und Brunnenkresse
Mittags - Seite 163 Salat mit Perlgraupen, Hähnchen, Tomate, Fenchel und Orange **Abends** - Seite 165 Schwarzkohlsuppe mit weißen Bohnen, Tomaten und Parmesan	**Mittags** - Seite 167 Lachs mit in Olivenöl gebratenem Spitzkohl, Radieschen und Dill **Abends** - Seite 169 Enten-Confit mit Belugalinsen, Kohl, Heidelbeeren und Knoblauchchips	**Mittags** - Seite 171 Omelett mit Spinat, Tomaten, Parmesan und Roggenbrot **Abends** - Seite 173 Miesmuscheln mit Kräuter-Kokosmilch, Süßkartoffeln und Skyr-»Aioli«	**Mittags** - Seite 175 Sandwich mit Curry-Hering, Salat, roten Zwiebelringen und Brunnenkresse **Abends** - Seite 177 Pilzsuppe mit Rote-Bete-Chips und Kohl-Pesto mit Walnüssen
Mittags - Seite 191 Salat mit Rotkohl, Hähnchenfilet, Avocado, weißen Bohnen und Feigen **Abends** - Seite 193 Gebratener Lachs mit Schwarzkohl, Knoblauchchips und violetten Karotten	**Mittags** - Seite 195 Salat mit Garnelen, Avocado, Tomate, Zitrone, Dill und Gurke **Abends** - Seite 197 Lammlende mit Spinat und gebackenem Butternusskürbis	**Mittags** - Seite 199 Rotkohlsalat mit Schwarzkohl, Enten-Confit und Granatapfelkernen **Abends** - Seite 201 Thaisuppe mit würziger Kokosmilch, Garnelen und Pilzen	**Mittags** - Seite 203 Brot mit geräucherter Makrele, gebackenen Tomaten, Salat und Schnittlauch **Abends** - Seite 205 Mulligatawny - Currysuppe mit Kurkuma, Pilzen, Huhn und Quinoa
Mittags - Seite 219 Brot mit Avocado, Knoblauch-Gemüse-Concassée, Salat und Schnittlauch **Abends** - Seite 221 Dorsch mit pochiertem Ei, Roter Bete, Meerrettich und Brokkoli	**Mittags** - Seite 223 Salat mit heiß geräuchertem Lachs, Fenchel, Zitrone und Brunnenkresse **Abends** - Seite 225 Hähnchenbrustfilet mit Spitzkohl, Kokosmilch, Kurkuma und Kräutern	**Mittags** - Seite 227 Smørrebrød »Sol over Gudhjem« mit Bückling, Eigelb und Radieschen **Abends** - Seite 229 Ente und Ofenkartoffeln auf Waldorfsalat mit Wirsing und Trauben	**Mittags** - Seite 231 Spinat mit Sardinenfilets in Eihülle, Schnittlauch und Röst-Roggenbrot **Abends** - Seite 233 Kürbissuppe mit Blumenkohl, Jakobsmuscheln, Kohlöl und Brunnenkresse

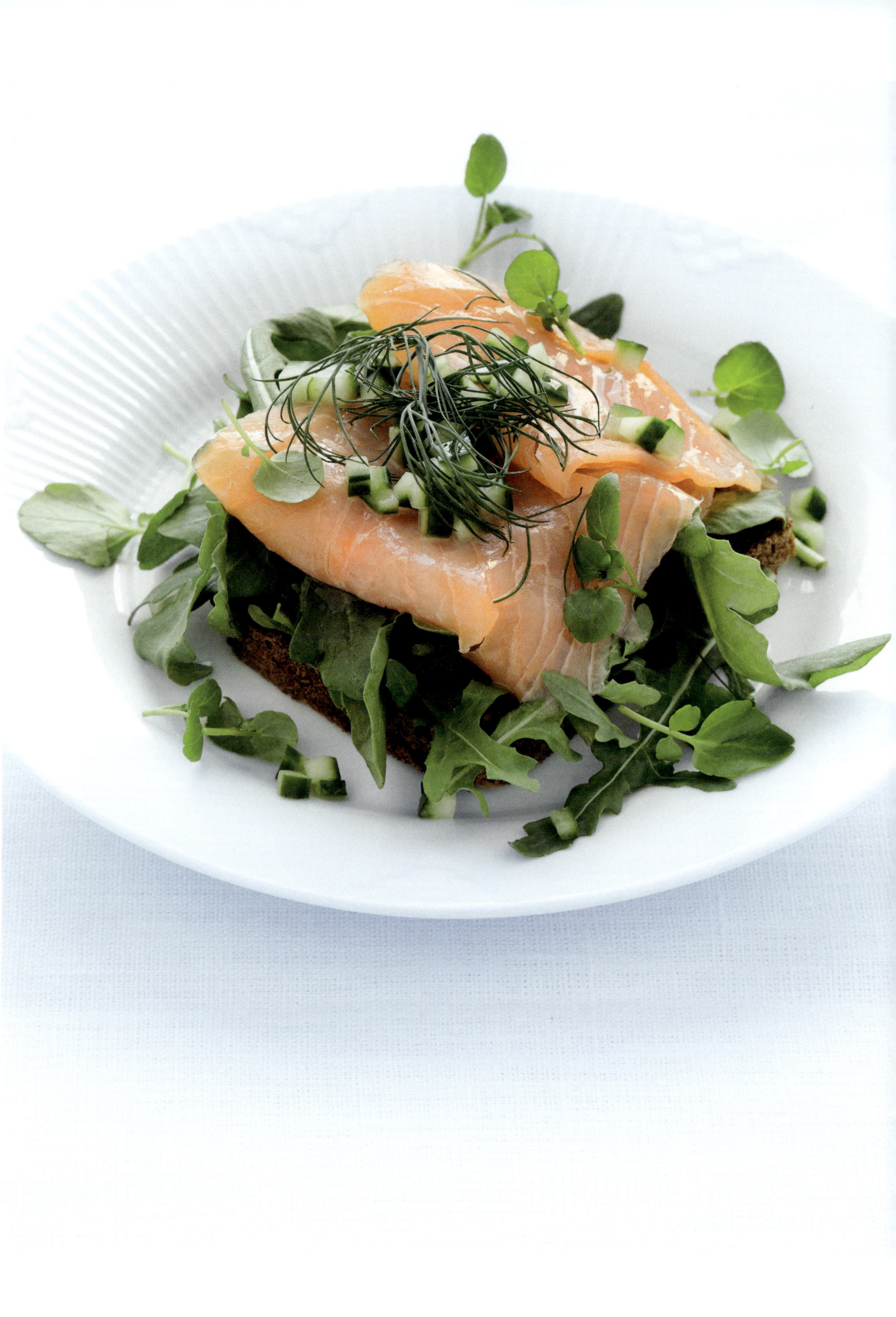

Brot mit Lachs, Rucola, Gurke, Dill und Brunnenkresse

FÜR 1 PERSON

1 Scheibe Roggenbrot

25 g Rucola

100 g geräucherter Lachs

¼ Gurke

1 Handvoll frische Dillspitzen

1 Handvoll frische Brunnenkresse

1. Den Rucola waschen, trocken schleudern und die Brotscheibe damit belegen.
2. Den Lachs darauf anrichten.
3. Die Gurke entkernen. Dazu längs teilen und die Kerne herauskratzen. Fruchtfleisch klein würfeln. Lachs damit belegen und mit Dill und Brunnenkresse garnieren.

NÄHRWERTE PRO PERSON

Brennwert 281 kcal · Protein 23,8 g · Fett 10,1 g · Kohlenhydrate 26,4 g · Ballaststoffe 5,2 g

---

Es ist wichtig, Gewürzkräuter stets gründlich zu waschen und, eventuell zusammen mit dem Salat, in einer Salatschleuder trocken zu schleudern. Oder man wäscht sie, packt sie anschließend in Küchenpapier ein und bewahrt sie im Kühlschrank auf. So bleibt das Aroma optimal erhalten. Basilikum ist allerdings kälteempfindlich und wird besser bei Zimmertemperatur aufbewahrt.

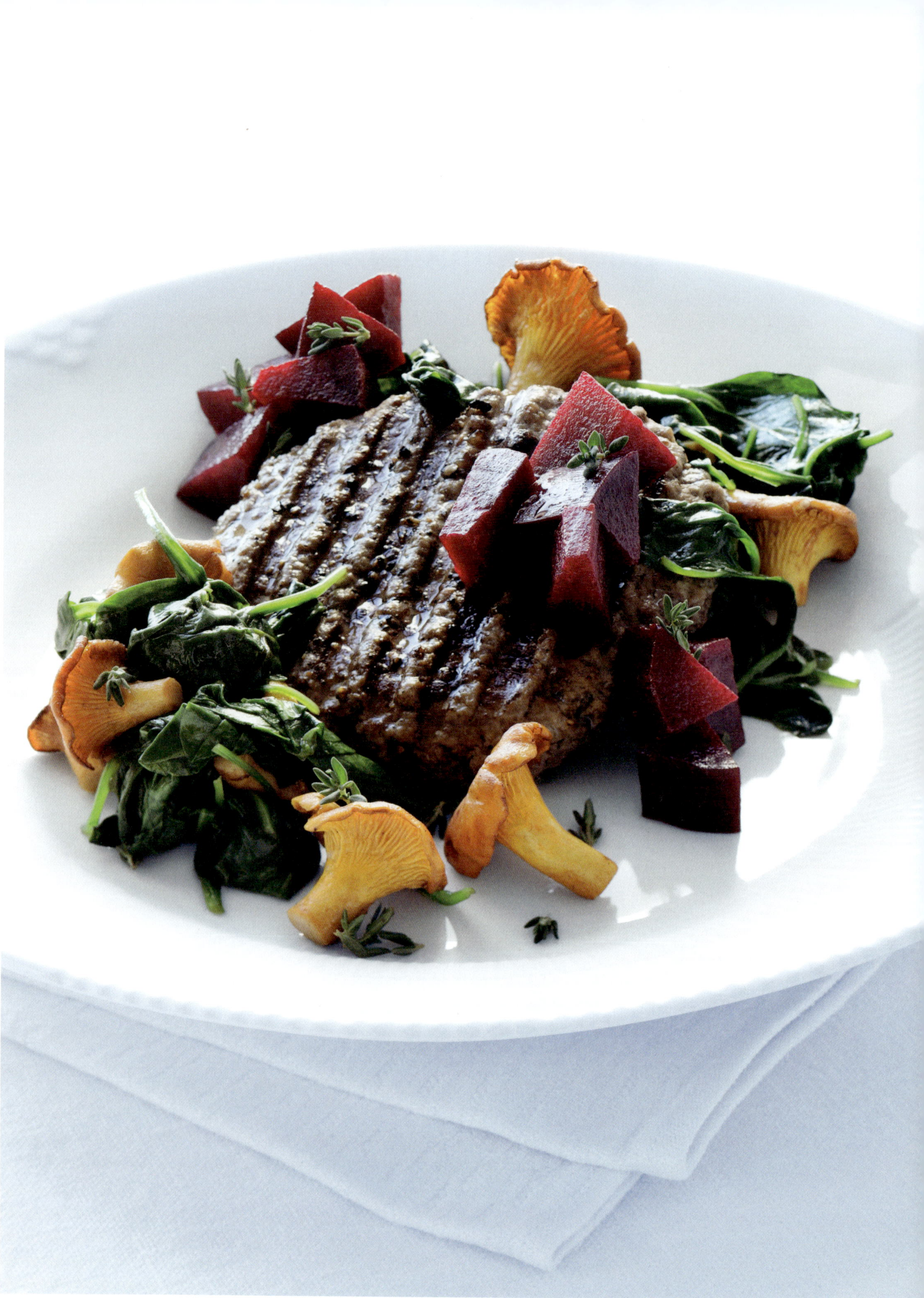

Hackbeefsteak mit marinierten Roten Beten, Pilzen und Spinat

FÜR 2 PERSONEN

300 g Rinder- oder Kalbshackfleisch (max. 10 % Fett)

Olivenöl extra vergine, zum Bestreichen

200 g Spinat

100 g Pilze (z. B. Pfifferlinge, Champignons, Shiitake-Pilze, Austernpilze)

2 Portionen marinierte Rote Beten (siehe Seite 239)

Meersalzflocken

1. Das Hackfleisch zu zwei flachen Küchlein formen und mit Olivenöl bestreichen. In einer Grillpfanne mit Antihaftbeschichtung oder einem Grill-Toaster für Steaks grillen. In der Grillsaison auch im Freien. Alternativ lassen sich die Küchlein auch in einer normalen Pfanne braten.
2. Den Spinat in 2 Teelöffeln Olivenöl in einem Topf erhitzen und zusammenfallen lassen. Salzen. In einem Sieb abtropfen lassen, leicht ausdrücken.
3. Die Pilze in den Topf geben und ebenfalls in 2 Teelöffeln Olivenöl braten und mit Salz würzen.
4. Die Roten Beten zerkleinern. Das Fleisch mit Spinat, Rote Beten und Pilzen anrichten.

NÄHRWERTE PRO PERSON

Brennwert 436 kcal · Protein 36,5 g · Fett 26,1 g · Kohlenhydrate 18,2 g · Ballaststoffe 6,7 g

Pilze wäscht man nicht. Man nennt diese Köstlichkeiten auch oft Schwämme, weil sie sich mit Wasser vollsaugen und dabei leider auch ihr köstliches Aroma einbüßen. Kaufen Sie zum Entfernen der Erde eine Pilzbürste oder nehmen Sie den Backpinsel. Und kürzen Sie die Stiele. Bei Shiitake-Pilzen werden sie ganz entfernt.

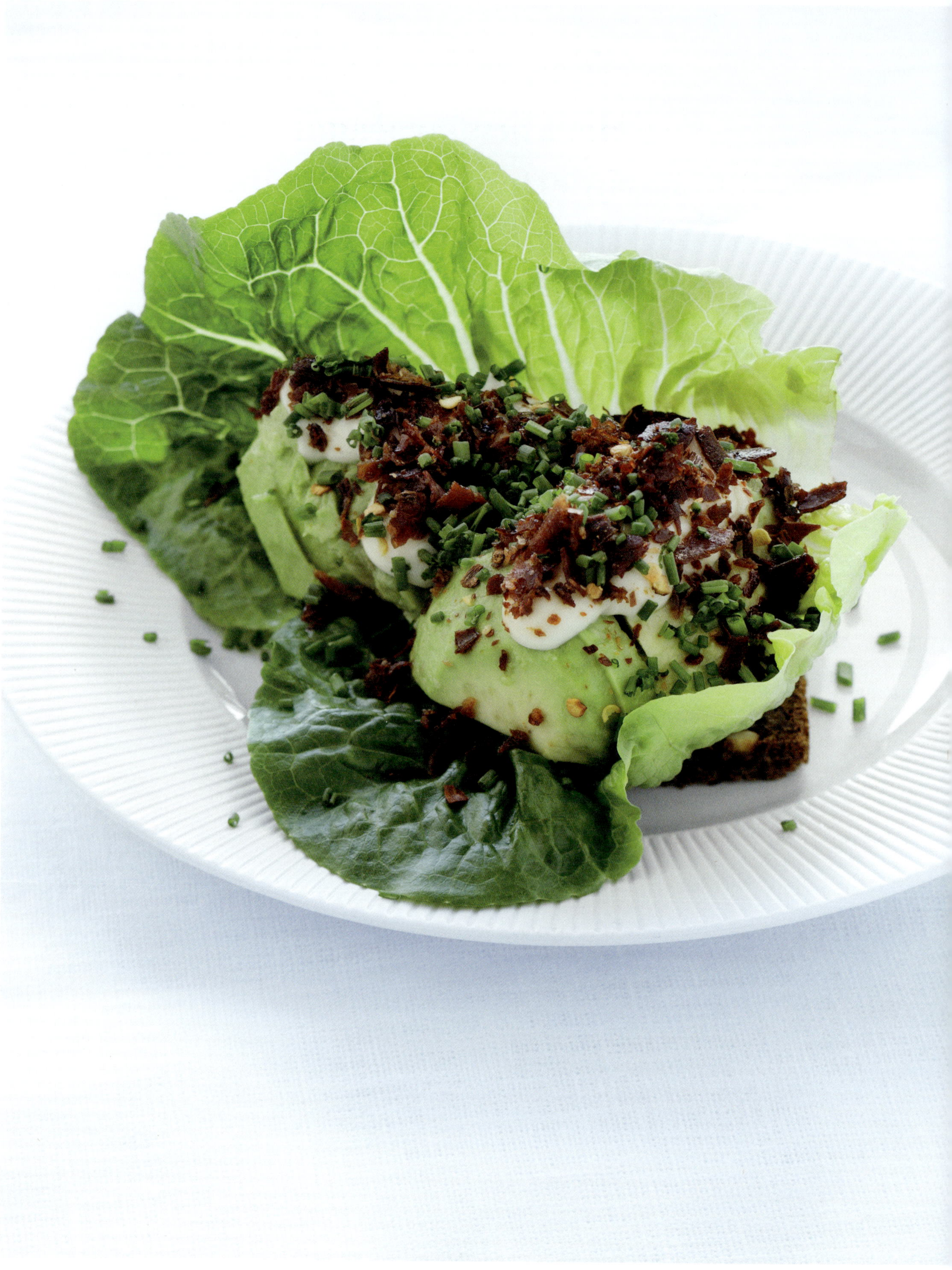

Brot mit Avocado, luftgetrocknetem Schinken und Schnittlauch

FÜR 1 PERSON

1 Scheibe luftgetrockneter Schinken

1 Knoblauchzehe, geschält

1 Scheibe Roggenbrot

½ Avocado

1 EL Zitronensaft

1 großes Salatblatt

1 EL Mayonnaise

¼ TL zerstoßene Chiliflocken

2 EL in Röllchen geschnittener Schnittlauch

1 Backofen auf 200 °C vorheizen.

2 Die Schinkenscheibe auf ein mit Backpapier belegtes Rost legen und im Backofen etwa 7 Minuten rösten. Auf Küchenpapier abkühlen lassen. Anschließend fein hacken.

3 Den Knoblauch pressen und das Brot damit bestreichen. Avocado schälen, den Kern entfernen und das Fruchtfleisch in Scheiben schneiden. Mit dem Zitronensaft beträufeln. Salatblatt und Avocado auf das Brot legen.

4 Mit Mayonnaise, Chili, Schnittlauch und dem gerösteten Schinken garnieren.

NÄHRWERTE PRO PERSON

Brennwert 320 kcal · Protein 7,8 g · Fett 19,7 g · Kohlenhydrate 32,5 g · Ballaststoffe 7,7 g

Luftgetrockneter Schinken ist eine Delikatesse. Am bekanntesten ist der Parmaschinken aus Italien. Der Serranoschinken kommt aus Spanien. Dazu kommen verschiedene deutsche Schinkensorten. Es gibt auch Metzger, die selbst gemachten luftgetrockneten Schinken in toller Qualität anbieten. Sie können zwischen nationalen, regionalen oder lokalen Spezialitäten wählen.

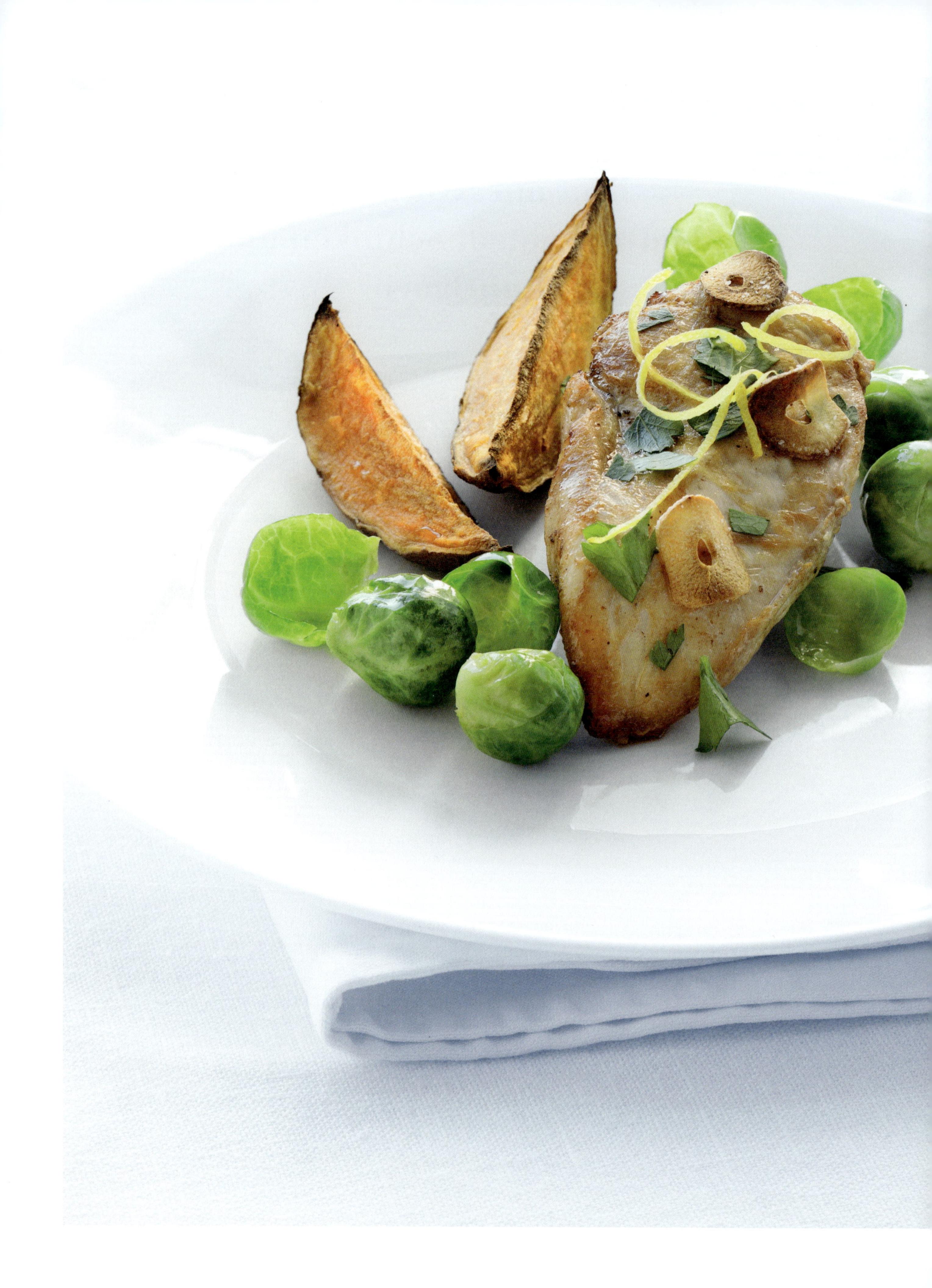

Hähnchenbrustfilet mit Knoblauch-Gremolata, Süßkartoffeln und Rosenkohl

FÜR 2 PERSONEN

2 Süßkartoffeln

kalt gepresstes Rapsöl, zum Bestreichen

2 Knoblauchzehen, geschält

4 EL Olivenöl extra vergine, zum Braten

2 Hähnchenbrustfilets, ohne Haut

300 g Rosenkohl, geputzt

1 Bio-Zitrone, die Schale in Juliennstreifen geschnitten Meersalzflocken

1 Zweig glatte Petersilie, die Blätter abgezupft und grob zerpflückt

1 Den Backofen auf 200 °C vorheizen.

2 Die Kartoffeln abbürsten, abwaschen und in Scheiben schneiden. Rundum mit Rapsöl bestreichen und mit Salz bestreuen. Auf ein mit Backpapier belegtes Blech legen und im Ofen etwa 20 Minuten backen.

3 Knoblauch mit einer Mandoline in dünne Scheiben schneiden und in einer Pfanne in 2 EL Olivenöl goldbraun braten. Auf Küchenpapier abtropfen lassen. Salzen.

4 Das restliche Olivenöl in der Pfanne erhitzen und die Hähnchenfilets bei hoher Hitze rundum anbraten. Danach im Ofen etwa 15 Minuten fertig garen. Alternativ in der Pfanne lassen und bei mittlerer Hitze 10 Minuten fertig garen.

5 Die Rosenkohlröschen in einen Topf geben, salzen und etwas Rapsöl zugeben. Mit kochendem Wasser übergießen und kurz aufkochen lassen: Die zarten Röschen sind schnell gegart.

6 Hähnchenbrustfilets mit dem Knoblauch, den Kartoffelschnitzen und dem Rosenkohl anrichten. Mit Zitronenstreifen und Petersilie garnieren.

NÄHRWERTE PRO PERSON

Brennwert 436 kcal · Protein 34,1 g · Fett 17,4 g · Kohlenhydrate 41,9 g · Ballaststoffe 11,2 g

---

Viele denken mit Graus an den verkochten Rosenkohl ihrer Kindheit. Das macht ihn nicht gerade attraktiv. Dabei ist zarter Rosenkohl ein Leckerbissen. Die Außenblätter müssen entfernt werden, weil sie bitter sind. Der Kohl selbst aber ist angenehm zart und leicht bitter.

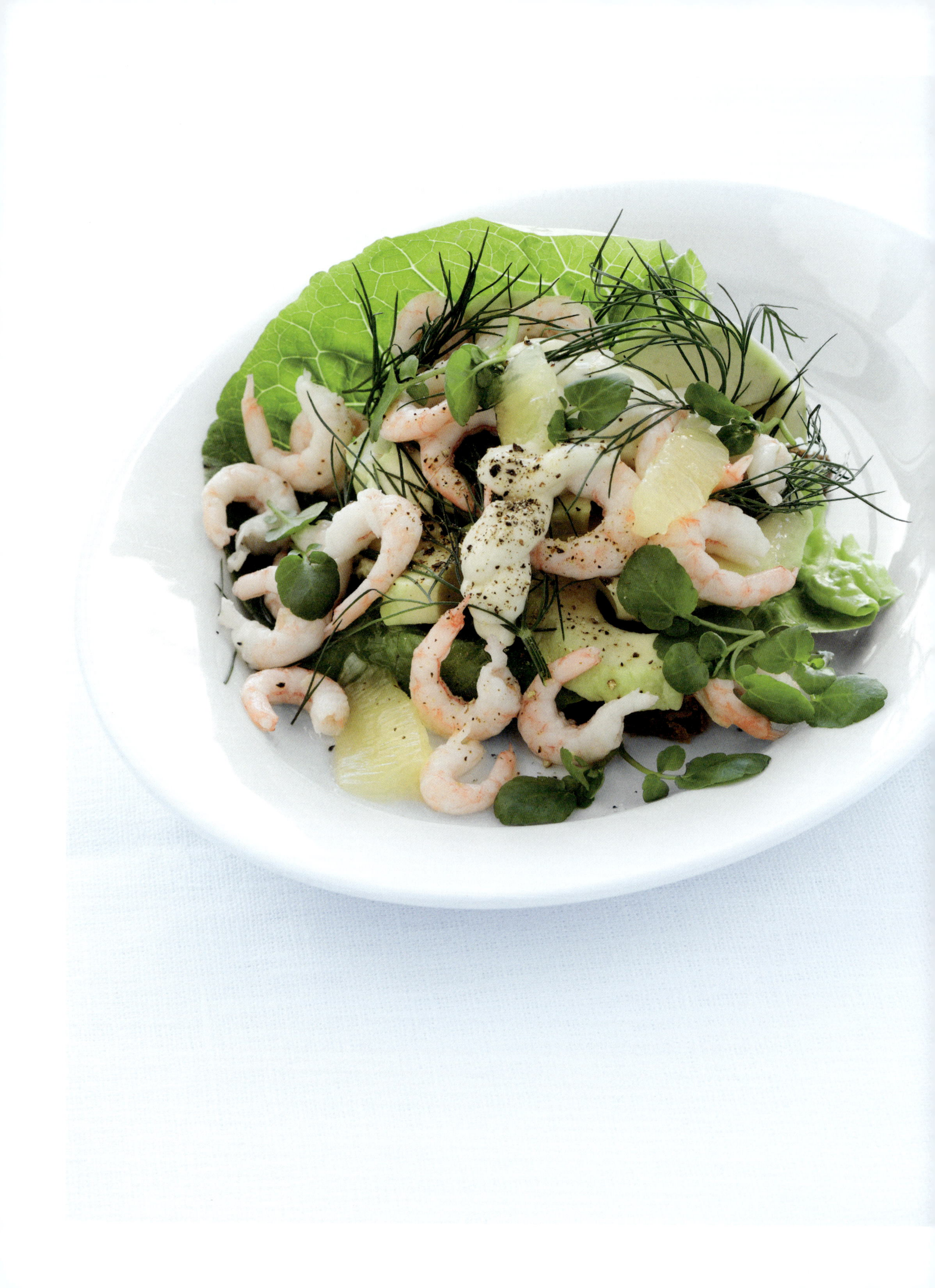

Brot mit Avocado, Garnelen, Zitrone, Dill und Brunnenkresse

FÜR 1 PERSON

1 großes Salatblatt

1 Scheibe Roggenbrot

1 Zitrone

½ Avocado

100 g gekochte Garnelen oder frische Garnelen mit Schale

1 EL Mayonnaise

1 Handvoll Dillzweige

1 Handvoll frische Brunnenkresse

frisch gemahlener schwarzer Pfeffer

1. Salatblatt auf das Brot legen.
2. Boden und Spitze der Zitrone wegschneiden. Anschließend die Zitrone schälen, sodass die weiße Haut mit entfernt wird. Mit dem schärfsten Messer in der Küche die Filets zwischen den Häutchen herausschneiden. 4 bis 5 Zitronenfilets auslösen.
3. Die Avocado schälen, den Kern entfernen und das Fruchtfleisch in Scheiben schneiden. Mit etwas Saft der Zitrone beträufeln.
4. Das Sandwich mit Avocado, Garnelen, Mayonnaise, Zitronenfilets, Dill und Brunnenkresse belegen und mit Pfeffer bestreuen.

NÄHRWERTE PRO PERSON

Brennwert 367 kcal · Protein 20,9 g · Fett 19,2 g · Kohlenhydrate 31,8 g · Ballaststoffe 7,5 g

---

Es gibt ausgezeichnete Mayonnaise im Handel. Aber lesen Sie genau die Zutatenliste. Sie sollte Raps- oder Olivenöl enthalten. Mayonnaise lässt sich aber auch einfach selbst herstellen: 1 Eigelb mit 1 Prise Salz, etwas Weißweinessig oder Zitronensaft und 100 Milliliter kalt gepresstem Rapsöl – oder zu gleichen Teilen kalt gepresstem Rapsöl und Olivenöl extra vergine – mit einem Schneebesen verrühren, bis die Mayonnaise eine cremige Konsistenz angenommen hat.

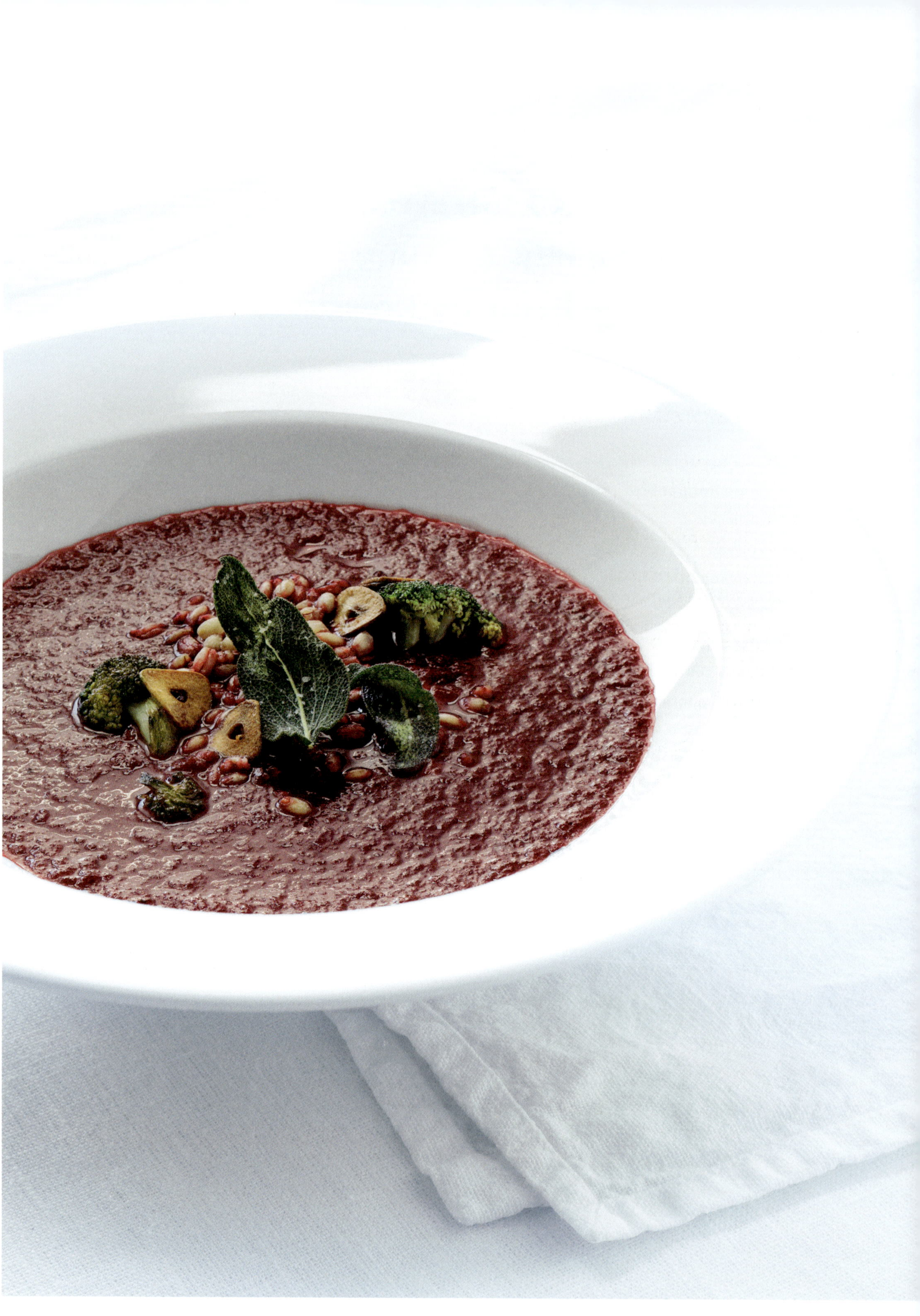

Rote-Bete-Suppe mit Perlgraupen, Brokkoli und Knoblauchchips

FÜR 2 PERSONEN

50 g Perlgraupen aus Roggen, Dinkel oder Gerste

1 Schalotte

3 Knoblauchzehen

3 EL Olivenöl extra vergine

400 g Rote Beten

700 ml Hühnerbrühe (siehe Seite 237)

4–6 Salbeiblätter

1 Handvoll kleine Brokkoliröschen

1–3 TL fein geriebener Ingwer

¼ TL zerstoßene Chiliflocken

1 EL Apfelessig

Meersalzflocken und frisch gemahlener schwarzer Pfeffer

1 Die Perlgraupen nach Packungsanleitung in Salzwasser kochen.

2 Die Schalotte und 1 Knoblauchzehe schälen, fein hacken und in einem Topf in 1 Esslöffel Öl weich dünsten. Die Roten Beten schälen und würfeln (Küchenhandschuhe tragen!). Im Topf kurz mitdünsten. Die Brühe angießen und das Ganze 10 Minuten kochen, bis die Roten Beten gar sind.

3 In der Zwischenzeit die Salbeiblätter in einer Pfanne in 1 Esslöffel Öl kurz anbraten. Die Blätter aus dem Öl nehmen und auf Haushaltspapier abtropfen lassen, salzen. Die restlichen Knoblauchzehen schälen, in feine Scheiben schneiden, am besten mit einer Mandoline. Die Scheiben im heißen Salbeiblätteröl goldbraun braten. Knoblauchchips ebenfalls auf Küchenpapier abtropfen lassen. Salzen. Zum Schluss die Brokkoliröschen kurz braten und warm halten.

4 Die Suppe mit 1 Esslöffel Öl, Ingwer, Chili und Essig pürieren und mit Salz und Pfeffer abschmecken.

5 Mit Graupen, Brokkoli, Chips und Salbeiblättern anrichten.

NÄHRWERTE PRO PERSON

Brennwert 484 kcal · Protein 13,3 g · Fett 23,2 g · Kohlenhydrate 61,8 g · Ballaststoffe 11,1 g

---

Wenn man schon dabei ist, Rote Beten vorzukochen – zum Marinieren, für andere Gerichte oder als Vorrat –, lässt sich eine schnelle Suppe machen, indem man gebackene oder gekochte Rote Beten in 600 Milliliter Brühe aufkocht und sie als Basissuppe verwendet.

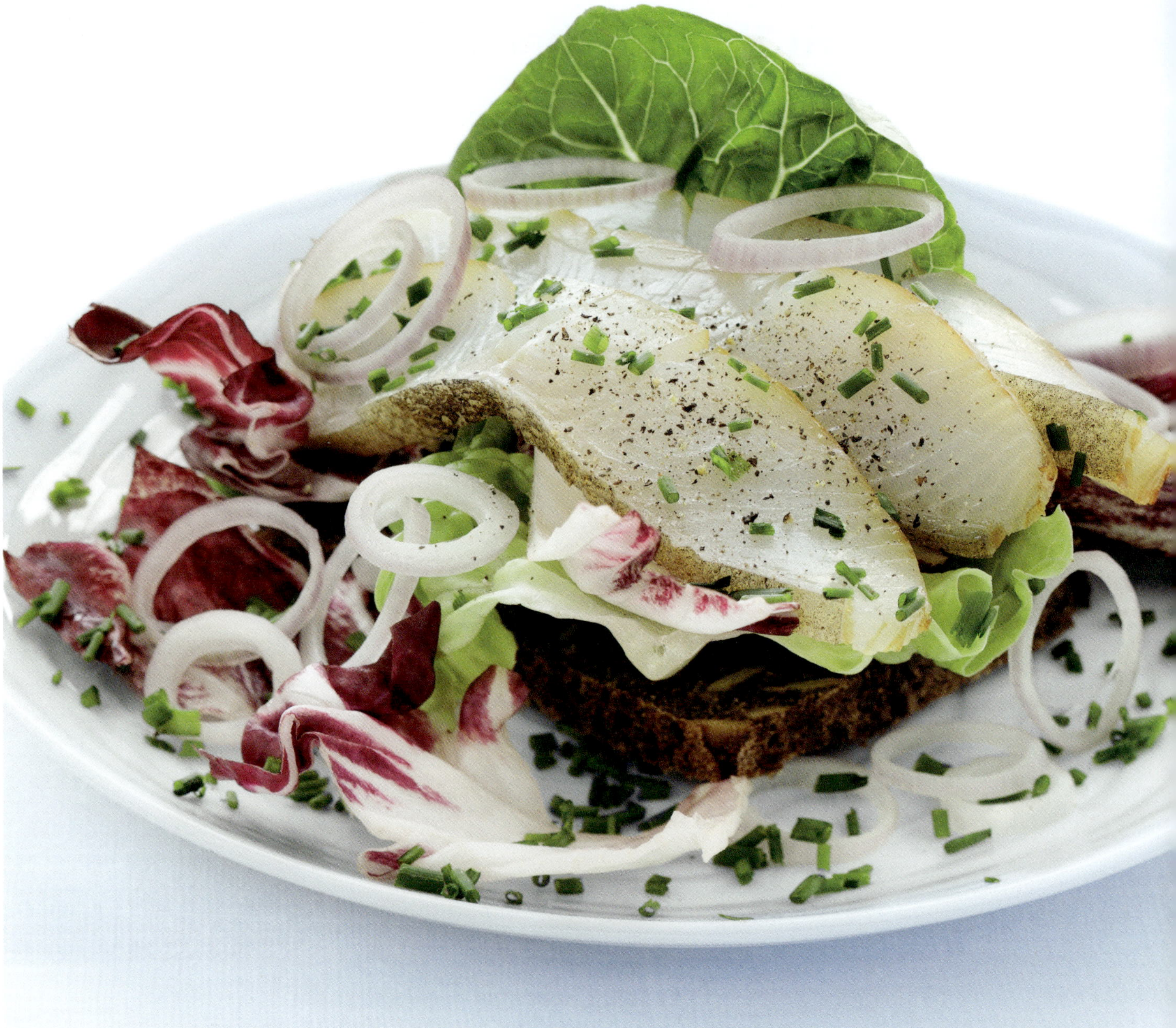

Roggenbrot mit Heilbutt, Salat, Schnittlauch und Zwiebelringen

FÜR 1 PERSON

1 kleine Schalotte

1 Scheibe Roggenbrot

1 Handvoll Salatblätter, hier Radicchio und Herzblattsalat

100 g geräucherter Heilbutt, in Scheiben geschnitten

1 EL in Röllchen geschnittener Schnittlauch

frisch gemahlener schwarzer Pfeffer

1 Die Schalotte schälen und in feine Ringe schneiden.

2 Die Brotscheibe mit den Salatblättern, Heilbutt, Schalottenringen und Schnittlauch belegen. Pfeffern.

NÄHRWERTE PRO PERSON

Brennwert 320 kcal · Protein 18,1 g · Fett 16,8 g · Kohlenhydrate 26,7 g · Ballaststoffe 4,3 g

---

In meiner Kindheit war geräucherter Lachs ein wirklich exklusives Essen, das meine Eltern nur Gästen anboten – auf einer dick mit Butter bestrichenen Scheibe Weißbrot mit Mohn. Die absolute Krönung des Ganzen waren ein paar Stangen Spargel aus dem Glas. Heute wissen wir, dass so viel Fett zu viel des Guten war. Und Lachs ist nicht mehr so exklusiv wie damals, aber nährstoffmäßig ist er immer noch ein echter Luxus.

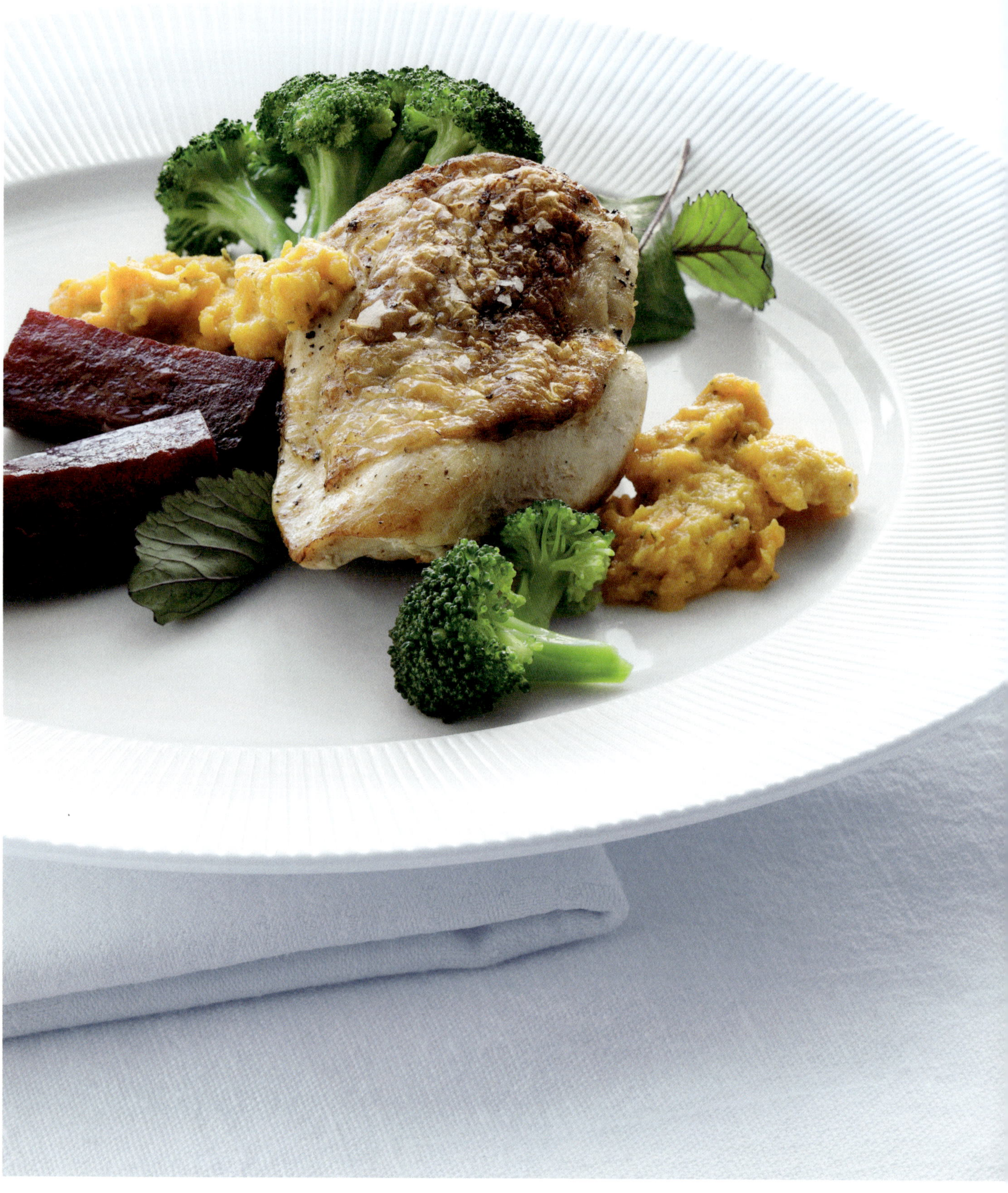

Gebratenes Hähnchenbrustfilet mit Brokkoli, Kürbispüree und Roter Bete

FÜR 2 PERSONEN

200 g gebackene Butternusskürbiswürfel (siehe Seite 197)

1 EL kalt gepresstes Rapsöl

1 TL Zitronensaft

2 Hähnchenbrustfilets, mit Haut

1 EL Olivenöl extra vergine

200 g Brokkoli, nur die Röschen ohne Strunk

2 Portionen marinierte Rote Beten (siehe Seite 239)

1 Handvoll Shisoblätter (japanisches Gewürzkraut) oder Petersilie

Meersalzflocken und frisch gemahlener schwarzer Pfeffer

1. Den Backofen auf 200 °C vorheizen.
2. Die Kürbiswürfel mit dem Rapsöl in einem Standmixer pürieren. Mit Zitronensaft, Salz und Pfeffer abschmecken. Das Kürbispüree bis zum Servieren warm halten.
3. Die Hähnchenbrustfilets zuerst in einer Pfanne in dem Olivenöl bei starker Hitze von beiden Seiten anbraten, dann im Ofen etwa 15 Minuten fertig garen.
4. Die Brokkoliröschen in einen Topf geben. Salzen und mit etwas Rapsöl beträufeln. Mit Wasser begießen, aufkochen und das Gemüse gar köcheln.
5. Die Hähnchenbrustfilets mit den Roten Beten, Kürbispüree, Brokkoli und Shisoblättern anrichten.

NÄHRWERTE PRO PERSON

Brennwert 479 kcal · Protein 35,5 g · Fett 29,7 g · Kohlenhydrate 21,6 g · Ballaststoffe 6,4 g

---

Sie können auch Hokkaido- statt Butternusskürbis nehmen – oder Süßkartoffeln. Das Püree ist vielseitig verwendbar. Auch als Salatzutat. Bereiten Sie am besten gleich eine größere Menge davon zu. Das Püree können Sie einfrieren – als gebackene Würfel oder so, wie es ist.

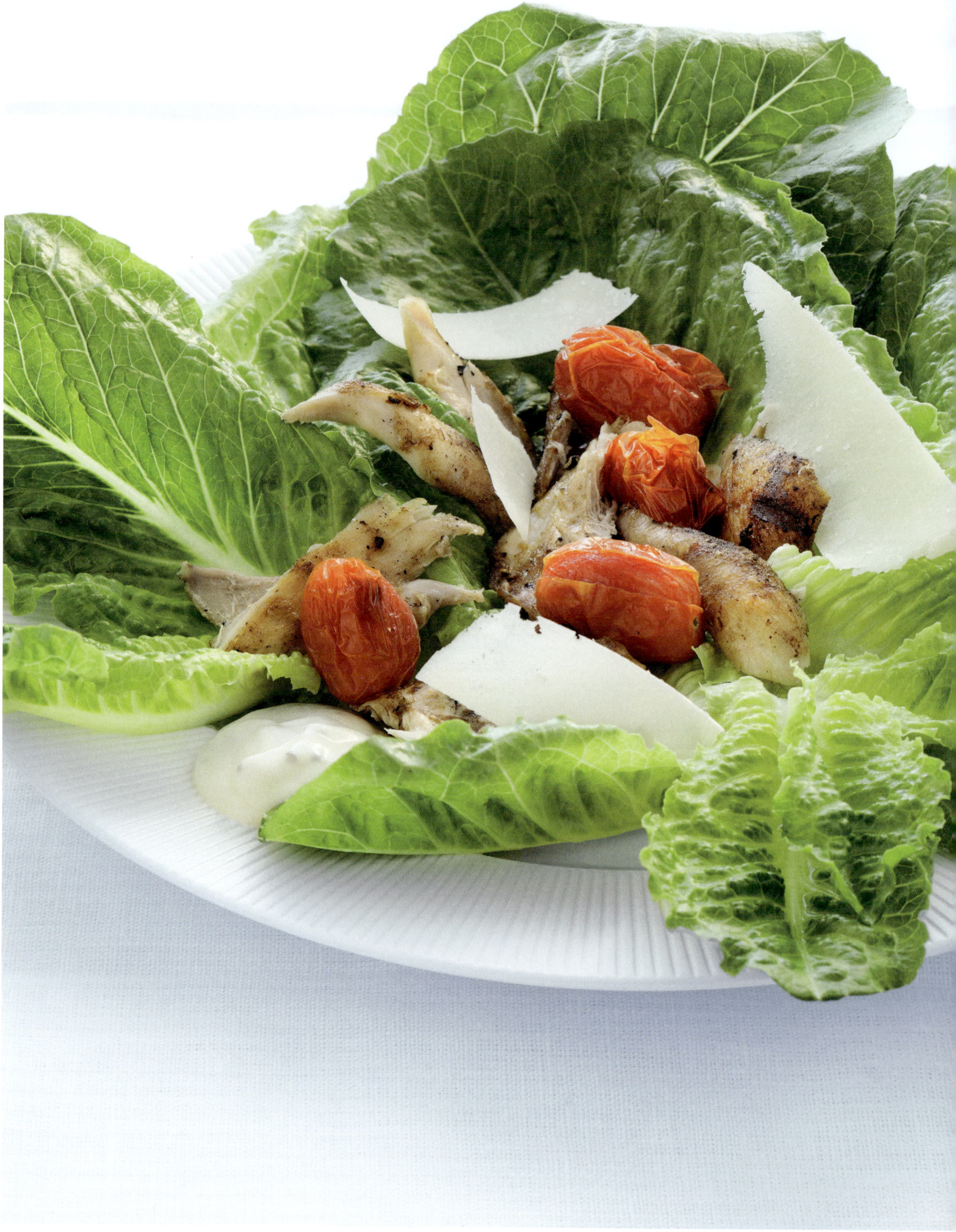

Romanasalat mit Hähnchenbrustfilet, Tomaten und Parmesan

FÜR 1 PERSON

1 Hähnchenbrustfilet

1 TL Olivenöl extra vergine, plus 2 EL zum Braten

5 San-Marzano-Tomaten oder andere kleine, aromatische Tomaten

75 g Skyr (isländisches Milchprodukt)

1 Anchovisfilet, fein gehackt

1 TL kalt gepresstes Rapsöl

1 EL fein geriebener Parmesan

Saft von ½ Zitrone

½ Kopf Romanasalat

4–5 frisch gehobelte Parmesanspäne

Meersalzflocken und frisch gemahlener schwarzer Pfeffer

1 Den Backofen auf 190 °C vorheizen.

2 Das Filet zum Grillen mit Ölivenöl einreiben und die restlichen 2 Esslöffel Öl in der Pfanne erhitzen. Das Fleisch in die heiße Pfanne einlegen und bei starker Hitze von beiden Seiten kurz anbraten, dann in 4 bis 5 Minuten rundum fertig garen und anschließend in mundgerechte Stücke schneiden.

3 In der Zwischenzeit die Tomaten auf ein mit Backpapier belegten Backblech legen und im Backofen etwa 10 Minuten rösten.

4 Für das Dressing Skyr, Anchovis, Rapsöl und Parmesan verrühren. Mit Zitronensaft, Salz und Pfeffer abschmecken.

5 Salatblätter, ganz oder zerkleinert, mit Fleisch, Tomaten, Parmesanspänen und Dressing anrichten.

NÄHRWERTE PRO PERSON

Brennwert 470 kcal · Protein 50,3 g · Fett 23,3 g · Kohlenhydrate 16,5 g · Ballaststoffe 2,5 g

---

Dieser Salat erinnert an den klassischen Caesar Salad. Der ist für mich immer eine Art Test. Schmeckt dieser Salat in einem Bistro oder Restaurant gut, ist das Essen dort generell in Ordnung. Traditionell wird er mit in Olivenöl gerösteten Croûtons statt mit Tomaten serviert.

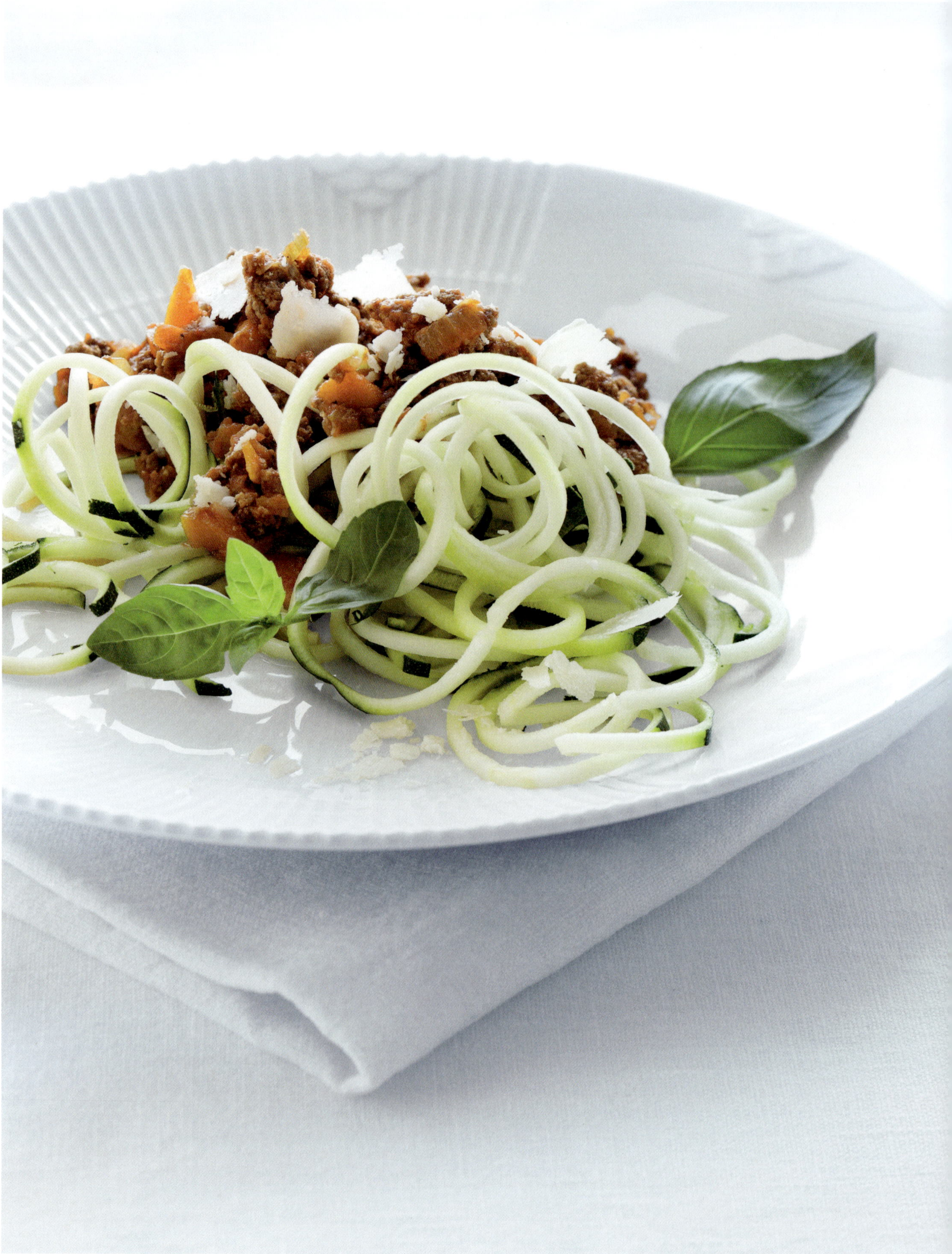

Zucchini bolognese mit Gemüse, Parmesan und Basilikum

FÜR 2 PERSONEN

1 Zwiebel

1 Karotte, geschält

2 Stangen Staudensellerie, geputzt, die Blätter entfernt

2 EL Olivenöl extra vergine

250 g Rinder- oder Kalbshackfleisch (3–7 % Fett)

400 g fein gehackte Tomaten (aus der Dose)

100 ml Hühnerbrühe (siehe Seite 237)

1 Zucchino

1 Handvoll frische Basilikumblätter

1 Handvoll frisch gehobelte Parmesanspäne

Meersalzflocken und frisch gemahlener schwarzer Pfeffer

1. Zwiebel schälen und mit Karotte und Staudensellerie fein würfeln. Das ist das klassische »Soffritto« der italienischen Küche. Gemüse in einer Pfanne in Öl glasig dünsten. Das Hackfleisch zugeben und anbraten.
2. Die Tomaten zufügen und alles 30 Minuten sanft köcheln lassen. Zwischendurch die Brühe angießen. Mit Salz und Pfeffer abschmecken.
3. Mithilfe einer Mandoline oder eines Spiralschneiders den Zucchino in lange »Gemüsenudeln« schneiden. Man kann sie kurz blanchieren. Ich mag sie jedoch lieber roh, weil sie so etwas mehr Biss haben.
4. Die Zucchini-Spaghetti mit der Fleischsauce (Sugo), Basilikum und Parmesan anrichten.

NÄHRWERTE PRO PERSON

Brennwert 473 kcal · Protein 38,9 g · Fett 27,8 g · Kohlenhydrate 20,8 g · Ballaststoffe 6,2 g

---

Um die ungeschriebenen Gesetze der italienischen Küche nicht zu verletzen, sollte man dieses Gericht nicht Spaghetti bolognese nennen. Auch wenn wir den Zucchino hier in Spaghettiform schneiden, geht es hier um Gemüse und nicht um Pasta. Die ist nun mal aus Getreide.

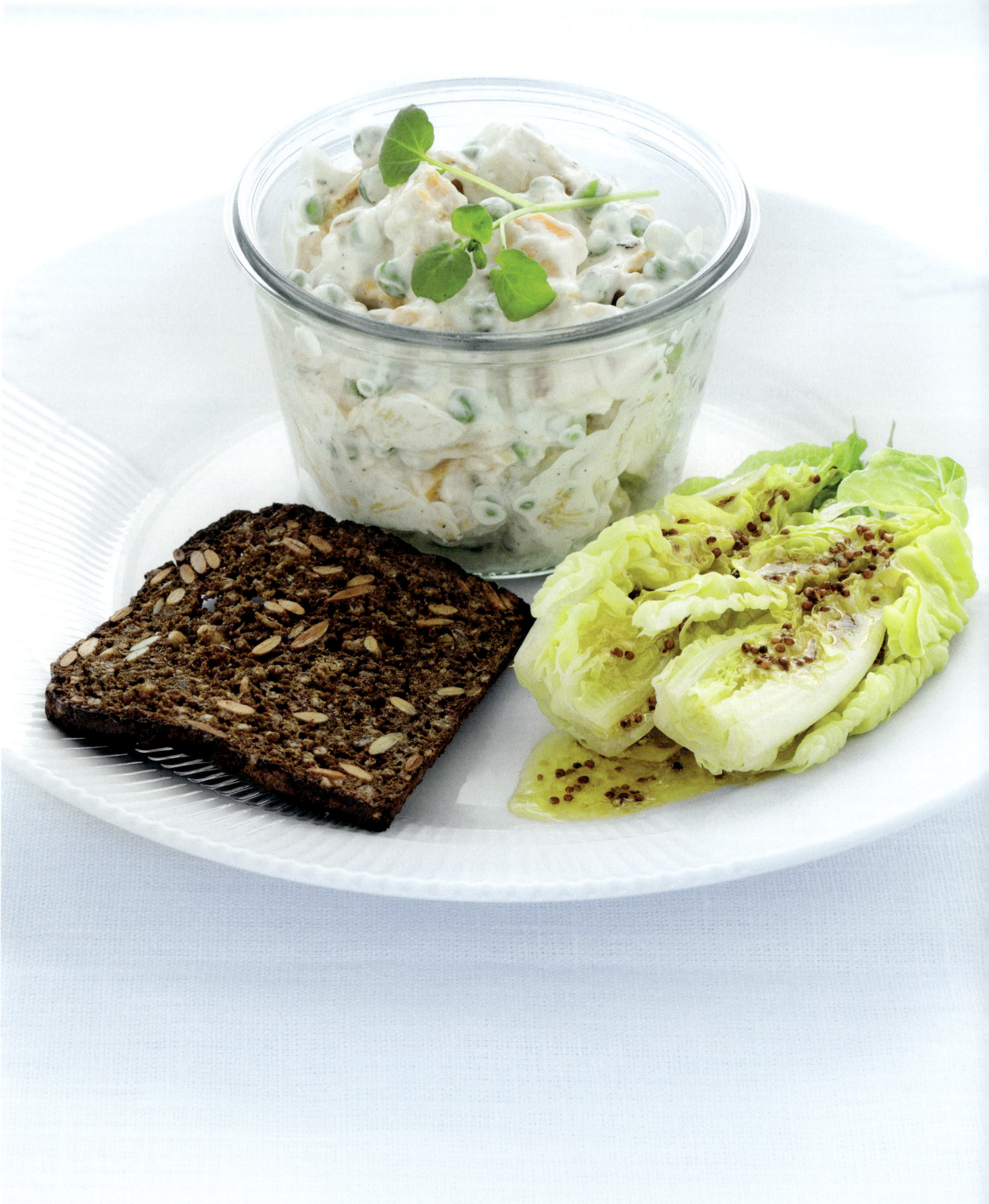

Hähnchensalat mit Pilzen, Erbsen und Brunnenkresse

FÜR 2 PERSONEN

200 g gekochtes Hähnchenfleisch, zerpflückt

100 g Pfifferlinge, alternativ Champignons, Shiitake- oder Austernpilze

1 TL Olivenöl extra vergine

1 Schalotte

1 Knoblauchzehe

150 g Skyr (isländisches Milchprodukt)

2 EL Mayonnaise (auf Rapsöl-Basis)

2 TL Zitronensaft

100 g Erbsen (aus der Dose)

1 Handvoll frische Brunnenkresse

1 Salatherz

2 EL Dressing Nr. 2 (siehe Seite 241)

2 Scheiben Roggenbrot

Meersalzflocken und frisch gemahlener schwarzer Pfeffer

1. Das Fleisch kann von einem ganzen Hähnchen stammen, das zur Herstellung einer Brühe gekocht wurde (Seite 237). Sie können aber auch Hähnchenbrust- oder Innenfilets bzw. Hähnchenoberschenkel verwenden, das Sie wie Pulled Chicken zerpfücken
2. Die Pilze sorgfältig putzen. Größere Exemplare in kleinere Stücke schneiden, Champignons vierteln. Die Pilze in einer Pfanne in Olivenöl braten. Salzen und zum Abtropfen auf Küchenpapier legen.
3. Die Schalotte schälen und klein schneiden. Knoblauch schälen und pressen. Skyr mit Mayonnaise sowie der Schalotte und dem Knoblauch verrühren. Mit Zitrone, Salz und Pfeffer abschmecken. Zum Schluss das Hähnchenfleisch mit den gebratenen Pilzen und Erbsen unterheben.
4. Den Hähnchensalat mit Brunnenkresse garnieren, das Salatherz halbieren und mit Dressing beträufeln. Roggenbrot toasten und daneben anrichten.

NÄHRWERTE PRO PERSON

Brennwert 481 kcal · Protein 36,7 g · Fett 25,9 g · Kohlenhydrate 30,5 g · Ballaststoffe 8,6 g

---

Man kann die Erbsen im Hähnchensalat weglassen und kleine, in Zitrone getränkte Apfelwürfel und etwas Curry ins Dressing geben. Kresse oder gekochte Wachteleierhälften passen ebenfalls als Garnitur und machen sich besonders an Ostern gut.

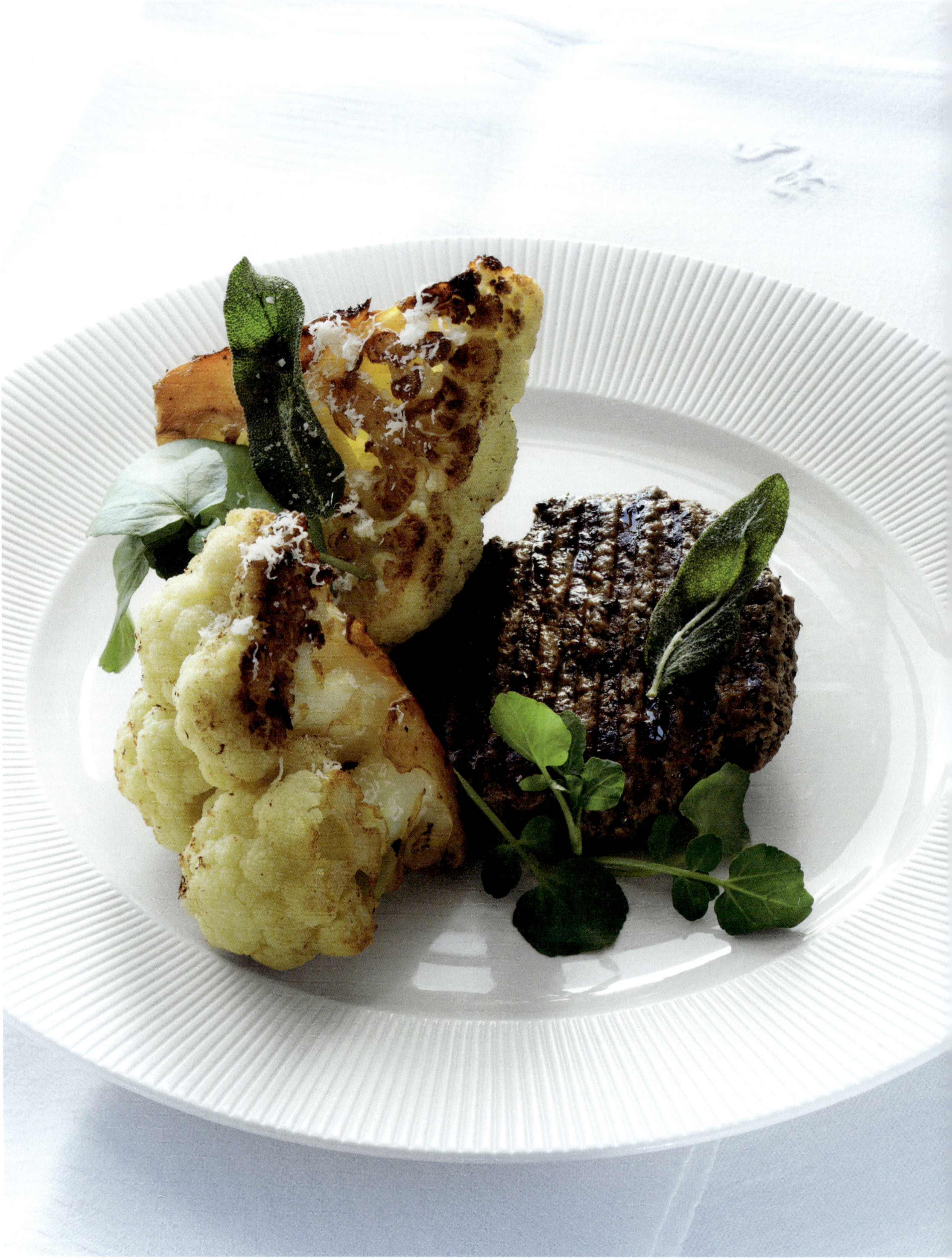

Hackbeefsteak mit gebratenem Blumenkohl, Brunnenkresse und Salbei

FÜR 2 PERSONEN

300 g Rinder- oder Kalbshackfleisch (max. 10 % Fett)

Olivenöl extra vergine

1 Kopf Blumenkohl, geputzt

1 EL Butter

6 Salbeiblätter

2 EL fein geriebener Parmesan

1 Handvoll frische Brunnenkresse

Meersalzflocken

1 Das Hackfleisch zu einem Küchlein formen und mit Olivenöl bestreichen. In einer Grillpfanne oder in einem Grill-Toaster für Steaks und mit Antihaftbeschichtung grillen. Alternativ bei schönem Wetter im Freien grillen. Oder einfach in einer Pfanne braten.

2 Den Blumenkohl vierteln. 1 Esslöffel Öl in einem Topf erhitzen. Die Butter dazugeben, aufschäumen lassen und den Blumenkohl hineinlegen. Die Hitze reduzieren und den Blumenkohl darin 7 Minuten braten. Anschließend wenden und bei schwacher Hitze für weitere 7 Minuten auf der anderen Schnittfläche bräunen.

3 Die Salbeiblätter kurz in etwas Öl braten. Auf Küchenpapier gut abtropfen lassen und salzen.

4 Das Hackbeefsteak mit Blumenkohl, Salbeiblättern, Parmesan und Brunnenkresse anrichten.

NÄHRWERTE PRO PERSON

Brennwert 544 kcal · Protein 41,1 g · Fett 39,1 g · Kohlenhydrate 10,6 g · Ballaststoffe 4,8 g

---

Kaufen Sie für intensiveren Geschmack den Parmesan nicht gerieben, sondern am Stück und reiben Sie ihn selbst auf einer Parmesanreibe. Den Rest gut in Frischhaltefolie einpacken und in den Kühlschrank legen. Im Unterschied zu einer Box oder Tüte entsteht bei der Folie kein Kondenswasser. So wird der Käse nicht feucht und schimmelt nicht.

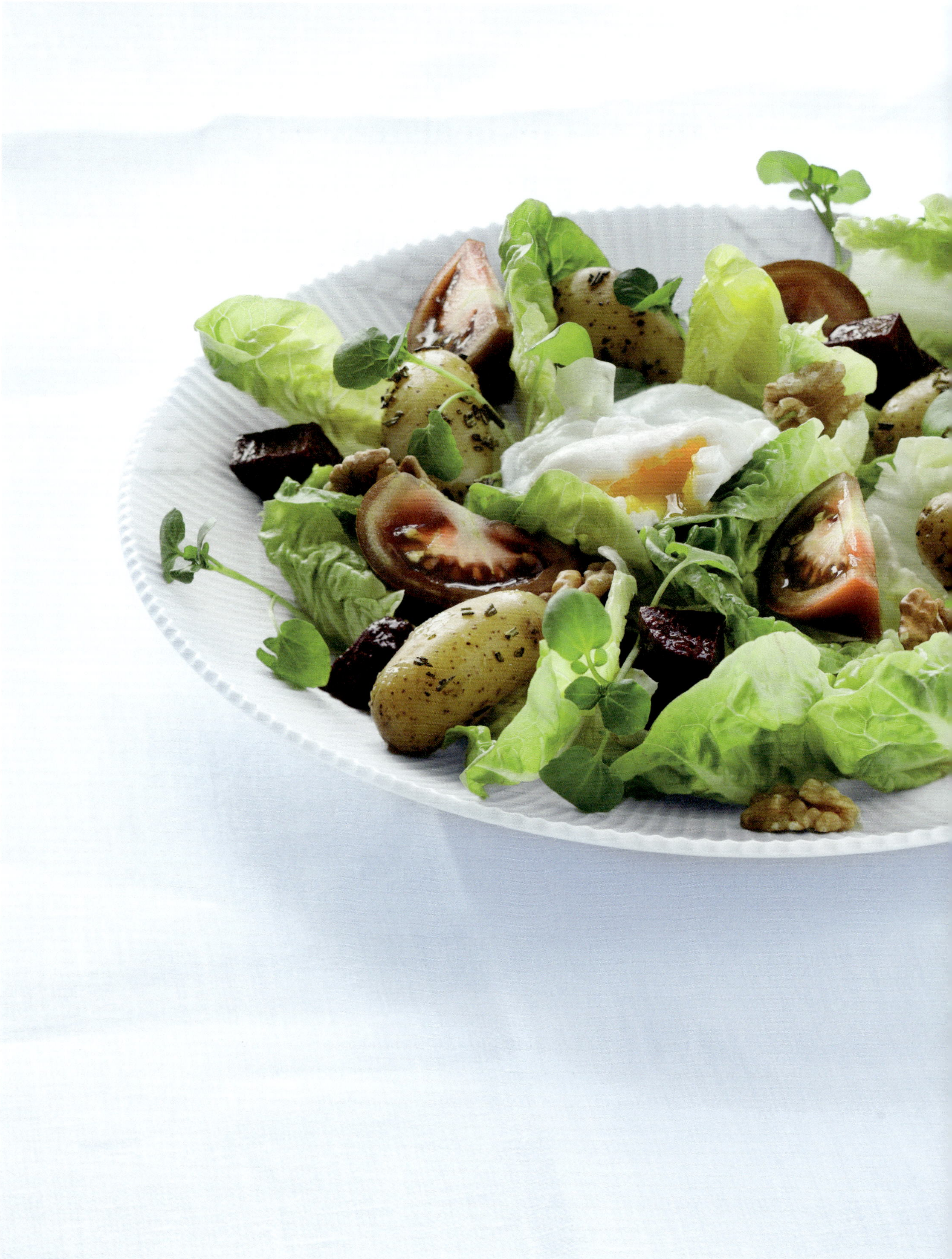

Salat mit Rosmarinkartoffeln, Roter Bete, Kräutern, Nüssen und Ei

FÜR 1 PERSON

6 Walnusskernhälften

100 g gegarte kalte Kartoffeln, ohne Schale (hier Asparges, Dänische Spargelkartoffeln)

1 EL Olivenöl

1 EL gehackter Rosmarin

1 Kopf Herzblattsalat

1 Tomate

1 EL heller Balsamico

1 großes Ei

1 Portion marinierte Rote Beten (siehe Seite 239)

1 EL Dressing Nr. 1 (siehe Seite 241)

1 Handvoll frische Brunnenkresse

Meersalzflocken

1 Die Walnusskerne in einer Pfanne ohne Fett leicht rösten.

2 Die Kartoffeln etwa 5 Minuten in einer Pfanne mit heißem Öl und dem Rosmarin schwenken.

3 Die Salatblätter zerpflücken, waschen und trocken schleudern. Die Tomate in Spalten schneiden.

4 Wasser in einem Topf mit Salz und Essig aufkochen. Einen Strudel im Wasser formen. Sobald er sich abschwächt, das Ei vorsichtig aufschlagen und Eiweiß und Eigelb im Ganzen in die Strudelmitte gleiten lassen. Die Hitze reduzieren und das Ei 3 Minuten pochieren (das Wasser darf nicht kochen!). Das Ei mit einem Schaumlöffel herausnehmen.

5 Rote Beten in feine Würfel schneiden. Die Kartoffeln, die Salatblätter und die Rote Bete mit dem Dressing, den gerösteten Walnüssen, Tomatenspalten, Ei und Brunnenkresse anrichten.

NÄHRWERTE PRO PERSON

Brennwert 409 kcal · Protein 14,4 g · Fett 23,5 g · Kohlenhydrate 39 g · Ballaststoffe 6,6 g

---

Gekochte Kartoffeln vom Vortag lassen sich wunderbar verwerten, zum Beispiel als aromatische Rosmarinkartoffeln. Dazu schwenkt man sie entweder in Öl und reichlich fein gehacktem Rosmarin oder backt sie im Ofen mit Öl und Rosmarin.

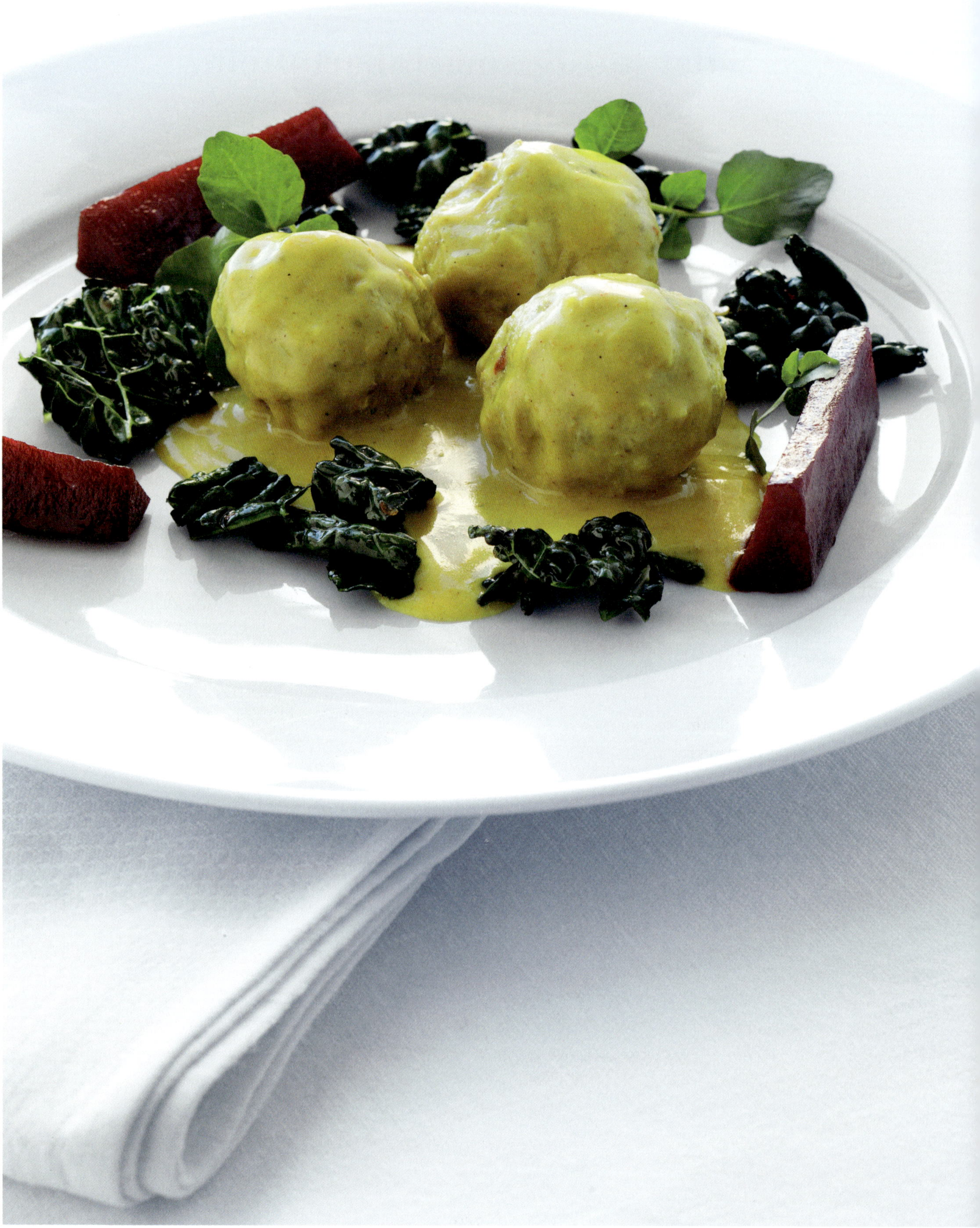

Hackbällchen in Currysauce mit Roter Bete, Schwarzkohl und Brunnenkresse

FÜR 2 PERSONEN

50 g helle Quinoa

1 kleine Schalotte

1 Knoblauchzehe

200 g mageres Schweine- oder Kalbshackfleisch

1 Ei

2 TL fein geriebener Ingwer

frisch gemahlener schwarzer Pfeffer

100 g Schwarzkohl

kalt gepresstes Rapsöl

2 Portionen marinierte Rote Beten (siehe Seite 239)

1 Handvoll frische Brunnenkresse

Meersalzflocken

SAUCE:

4 TL kalt gepresstes Rapsöl

2 EL Bio-Weizenmehl

1 EL Currypulver

1 TL gemahlene Kurkuma

200 ml Hühnerbrühe (siehe Seite 237)

100 ml Kokosmilch oder Milch

Meersalz und frisch gemahlener schwarzer Pfeffer

1. Quinoa in leicht gesalzenem Wasser nach Packungsanleitung garen, aber die Zeit etwas reduzieren.
2. Schalotte schälen und fein hacken. Den Knoblauch schälen und pressen. Das Hackfleisch mit Quinoa, Ei, Ingwer, Schalotte, Knoblauch, Salz und Pfeffer vermischen. Aus der Hackfleischmasse Bällchen formen. In kochendes Wasser legen und knapp unter dem Siedepunkt 10 Minuten ziehen lassen. Die Bällchen steigen hoch, wenn sie fertig sind. Herausnehmen und beiseitestellen.
3. Den Schwarzkohl putzen. Dazu die Blätter vom Mittelstrunk abtrennen, waschen, trocken schleudern und in kleinere Stücke zerteilen. In leicht gesalzenem Wasser mit einem Schuss Rapsöl blanchieren oder in ganz wenig Olivenöl braten.
4. Für die Sauce das Rapsöl in der Pfanne erwärmen. Das Mehl einstreuen und gut verrühren. Curry und Kurkuma zugeben, mit Brühe aufgießen und verrühren. Die Kokosmilch oder Milch angießen und verrühren. Die Sauce 3 bis 4 Minuten köcheln lassen. Salzen und pfeffern.
5. Die Hackbällchen mit Sauce, Schwarzkohl, Roten Beten und Brunnenkresse anrichten.

NÄHRWERTE PRO PERSON

Brennwert 665 kcal · Protein 32,5 g · Fett 42,4 g · Kohlenhydrate 42,8 g · Ballaststoffe 5,8 g

Mehlschwitze wird aus Mehl und Butter gemacht. Aber sie kann auch aus Vollkornmehl und Rapsöl, gesund und reich an Omega-3-Fettsäure, bestehen. Natürlich werden 10 Gramm Butter pro Person und 1 Esslöffel Weizenmehl nicht gleich ein Entzündung hervorrufen. Versuchen Sie es trotzdem mal mit der gesünderen Variante.

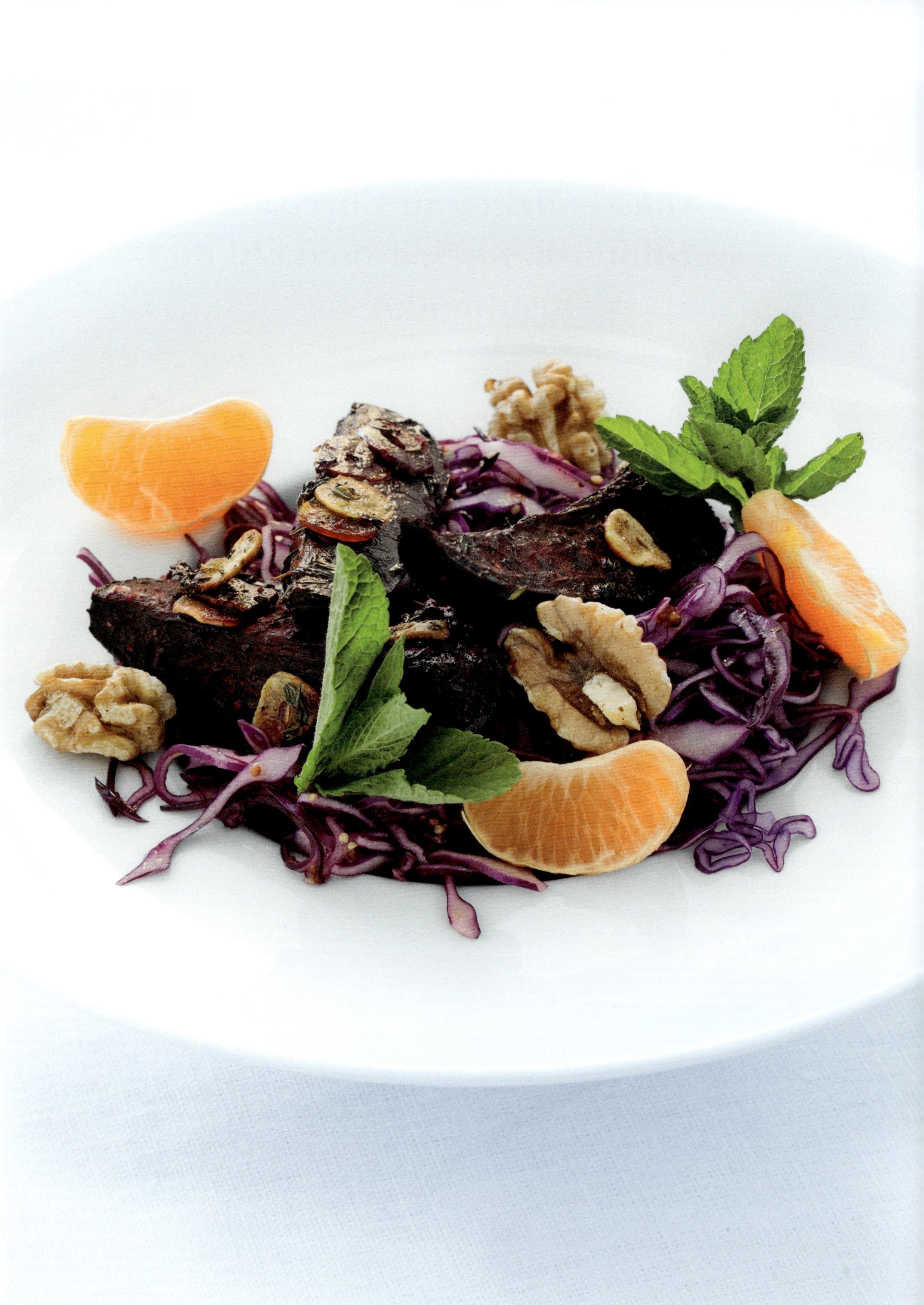

Rotkohlsalat mit Roter Bete, Walnüssen und Clementine

FÜR 1 PERSON

1 Knoblauchzehe

Olivenöl extra vergine

5 Walnusskernhälften

½ Clementine

100 g Rotkohl

100 g gebackene oder gekochte und marinierte Rote Beten (siehe Seite 239)

2 TL Dressing Nr. 2 oder Nr. 3 (siehe Seite 241)

frische Minzeblätter, zum Garnieren

Meersalzflocken

1 Den Knoblauch schälen und am besten mit einer Mandoline in dünne Scheiben schneiden. Das Öl in einer Pfanne erhitzen und den Knoblauch darin goldbraun braten. Auf Küchenpapier legen und abtropfen lassen. Salzen.

2 Die Walnusskernhälften in einer Pfanne ohne Fett rösten. Clementine schälen und in Spalten teilen.

3 Den Rotkohl dünn schneiden und mit Dressing, marinierten Roten Beten, Knoblauchchips, Walnüssen, Clementine und Minze anrichten.

NÄHRWERTE PRO PERSON

Brennwert 311 kcal · Protein 4,9 g · Fett 24 g · Kohlenhydrate 22,6 g · Ballaststoffe 5,2 g

---

Jede Walnuss hat einen inneren Kern, der aus zwei Hälften besteht. Deshalb gebe ich in den Rezepten immer einen halben Walnusskern an. Würde ich nur Walnusskern schreiben, könnte man es missverstehen und doppelt so viele Kerne an das Gericht geben – doppelt so viele leckere, gesunde Omega-3-Lieferanten. Das wäre geschmacks- und nährstoffmäßig aber zu viel des Guten.

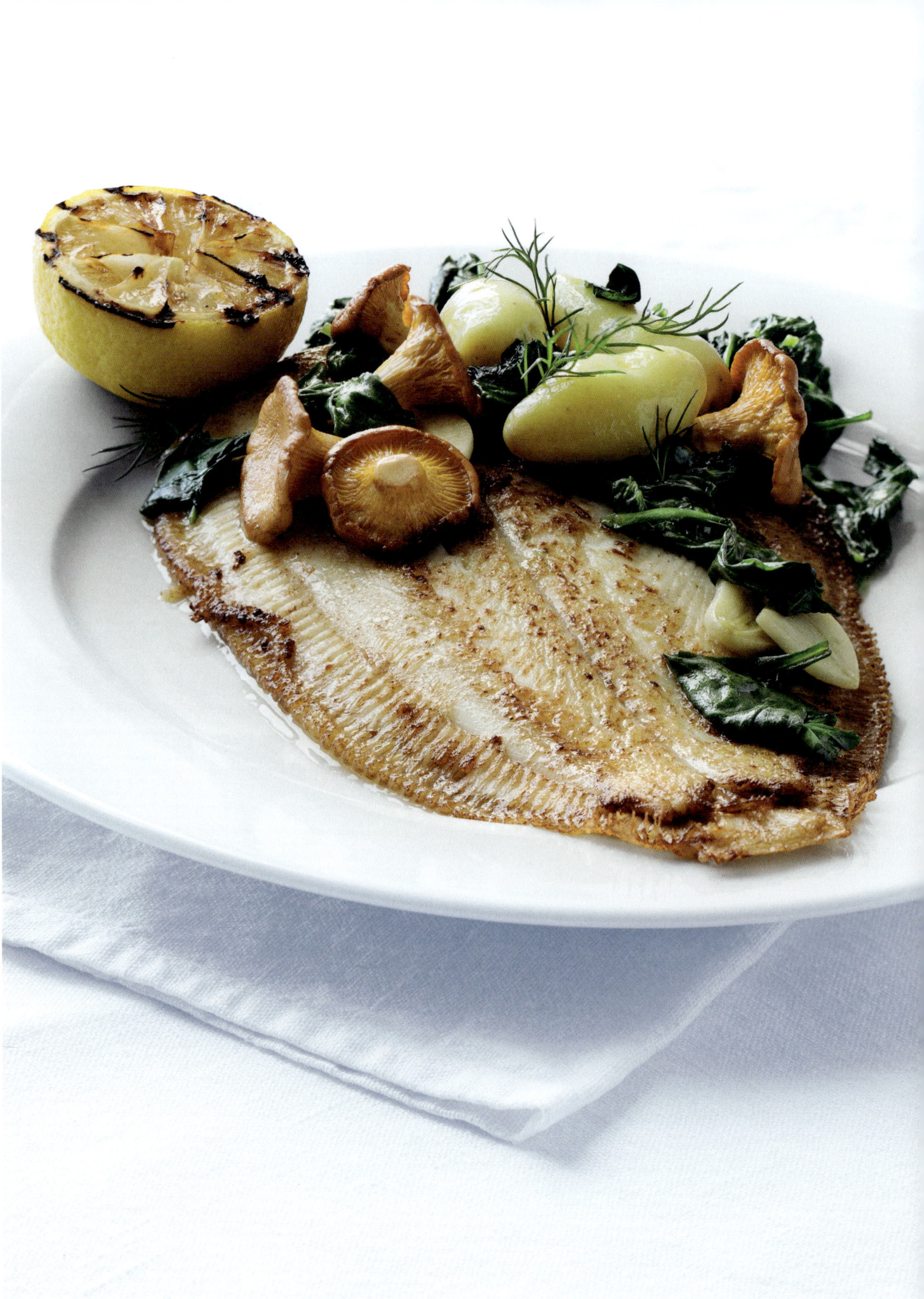

Gebratene Rotzunge mit Spinat, Pilzen, Kartoffeln, Dill und Zitrone

FÜR 2 PERSONEN

200 g Asparges (Dänische Spargelkartoffeln)

1 Bio-Zitrone

200 g Spinat

5 TL Olivenöl extra vergine

2 Knoblauchzehen

150 g Pilze (z. B. Pfifferlinge, Champignons, Shiitake-Pilze, Austernpilze u. a.)

2 Rotzungenfilets, gehäutet

2 TL Butter

1 Handvoll frischer Dill

Meersalzflocken

1 Die Kartoffeln mit der Schale so kochen, dass sie noch Biss haben. Im Durchschnitt dauert es 12 Minuten. Zum Testen eine Pellgabel verwenden. Entweder die Kartoffeln mit Schale servieren oder kurz vor dem Anrichten schälen.

2 Die Zitrone halbieren und die Hälften in einer Grillpfanne oder bei schönem Wetter draußen grillen. Die Zitrone kann auch frisch serviert werden.

3 Den Spinat gut waschen und in einem Sieb abtropfen lassen. 2 Teelöffel Öl in einem Topf erhitzen, Spinat mit einer Prise Salz dazugeben. Knoblauch schälen, leicht andrücken und hinzufügen. Spinat zusammenfallen lassen und bis zum Anrichten in das Sieb zurückgeben. Etwas Wasser herausdrücken.

4 Die Pilze sauber bürsten und die Stielenden abschneiden. Bei Shiitake-Pilzen die Stiele ganz entfernen. In 1 Teelöffel Olivenöl braten.

5 Die Fischfilets trocken tupfen. In einer großen Pfanne 2 Teelöffel Öl erhitzen und die Butter darin zerlassen. Aufschäumen lassen und die Filets von beiden Seiten jeweils 5 Minuten anbraten. Zum Wenden ein breites Palettenmesser verwenden.

6 Die Filets mit Kartoffeln, Dill, Pilzen, Spinat und den gegrillten oder frischen Zitronenhälften anrichten.

NÄHRWERTE PRO PERSON

Brennwert 386 kcal · Protein 32,5 g · Fett 17,3 g · Kohlenhydrate 28,9 g · Ballaststoffe 7 g

---

Statt Rotzunge bietet sich Seezunge an. Sie ist teurer, aber eine Delikatesse. Oft ist sie auch größer. Dann brät man nur einen Fisch und serviert ihn am Tisch. Dort werden die Filets ausgelöst und auf den Tellern angerichtet. Man kann auch alternativ eine ganze, enthäutete Scholle nehmen.

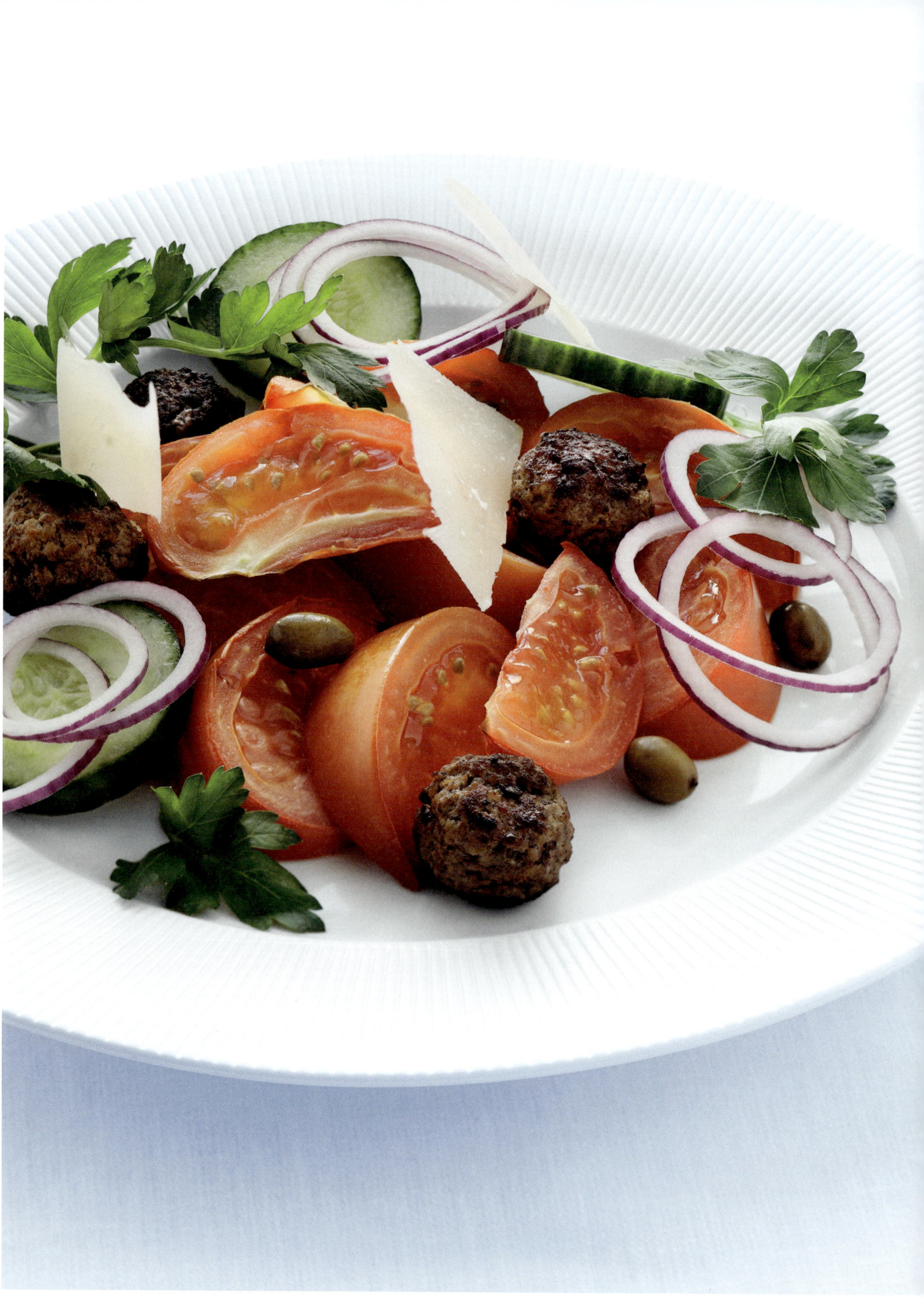

Salat mit gebackenen Tomaten und Hackbällchen, scharf gewürzt

FÜR 1 PERSON

1 Knoblauchzehe

150 g Kalbs- oder Schweinehackfleisch (max. 10 % Fett)

1 TL fein geriebener Ingwer

¼ TL zerstoßene Chiliflocken

Olivenöl extra vergine

2 große Tomaten

¼ Gurke

½ rote Zwiebel,

1 Handvoll glatte Petersilie

9 kleine Nizza-Oliven

frisch geriebene Parmesan späne

Meersalzflocken und frisch gemahlener schwarzer Pfeffer

1 Den Backofen auf 190 °C vorheizen.

2 Den Knoblauch schälen und pressen. Hackfleisch mit Ingwer, Knoblauch, Chili, Salz und Pfeffer vermengen. Bei größeren Mengen Hackfleisch (um die 500 g) ein Ei unterrühren. Sollten Sie ein Wachtelei im Kühlschrank haben, können Sie es unter die kleine Portion hier mischen. Esslöffelgroße Bällchen aus der Hackfleischmasse formen. Die Bällchen in einer Pfanne in Olivenöl rundum goldbraun braten.

3 Die Tomaten in Spalten schneiden und auf ein mit Backpapier belegtes Backblech legen und etwa 10 Minuten im Ofen backen. Die Gurke in dicke Scheiben schneiden. Die Zwiebel schälen und in Ringe schneiden. Die Petersilienblätter abzupfen, waschen und trockentupfen.

4 Die Tomatenspalten mit Hackbällchen, Gurke, Zwiebelringen, Petersilie, Oliven und Parmesan anrichten.

NÄHRWERTE PRO PERSON

Brennwert 456 kcal · Protein 38,4 g · Fett 27,5 g · Kohlenhydrate 16,7 g · Ballaststoffe 4,3 g

---

Ingwer ist der Hauptwurzelstock, auch Rhizom genannt, der Ingwerpflanze. Er stammt aus Asien und ist ein wichtiger Bestandteil der indischen, chinesischen und thailändischen Küche – und er ist einer der Hauptakteure in der Anti-Entzündungs-Diät.

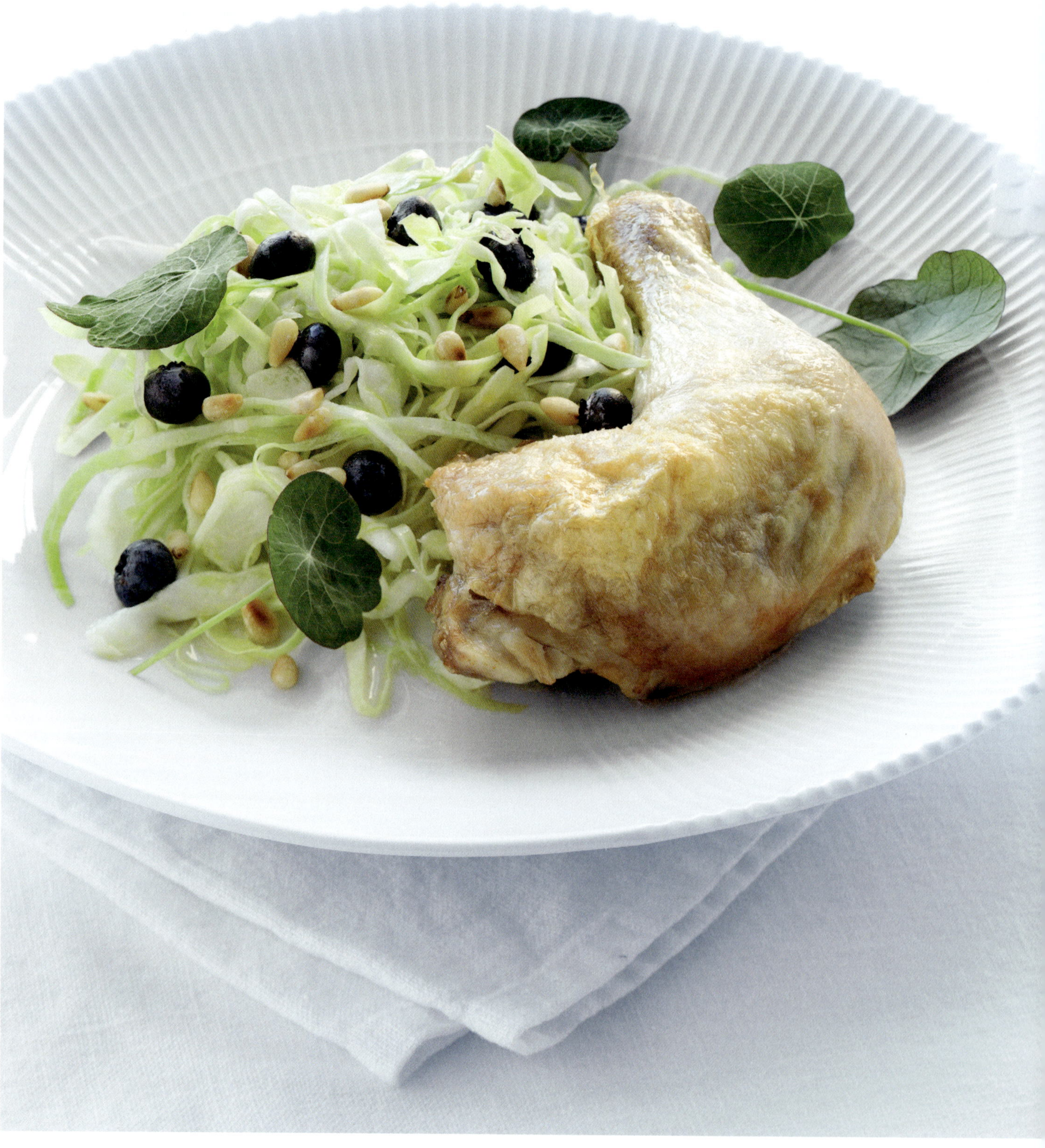

Hähnchenschenkel mit Kohlsalat, Heidelbeeren und Kapuzinerkresse

FÜR 2 PERSONEN

2 Hähnchenschenkel

2 EL Pinienkerne

½ Kopf Spitzkohl

2 EL Dressing Nr. 1 oder Nr. 2 (siehe Seite 241)

150 g Heidelbeeren

1 Handvoll Kapuzinerkresseblätter, frische Brunnenkresse oder Petersilie

Meersalzflocken

1 Den Backofen auf 200 °C vorheizen.

2 Das Hähnchenfleisch rundum mit Salz einreiben. Auf ein mit Backpapier belegtes Backblech legen und im Ofen etwa 30 Minuten braten.

3 Pinienkerne in einer Pfanne ohne Fett leicht rösten.

4 Den Spitzkohl fein hobeln und in dem Dressing wenden. Kohl mit Heidelbeeren, Pinienkernen und Kapuzinerkresse, Brunnenkresse oder Petersilie zu den Hähnchenschenkeln anrichten.

NÄHRWERTE PRO PERSON

Brennwert 471 kcal · Protein 34,7 g · Fett 31,7 g · Kohlenhydrate 15,3 g · Ballaststoffe 5,2 g

---

Man kann den Spitzkohl auch kurz in etwas Öl anbraten und ihn danach, wie oben beschrieben, mit Pinienkernen, Heidelbeeren und Gewürzkräutern garnieren, wenn man lieber ein warmes Abendessen möchte.

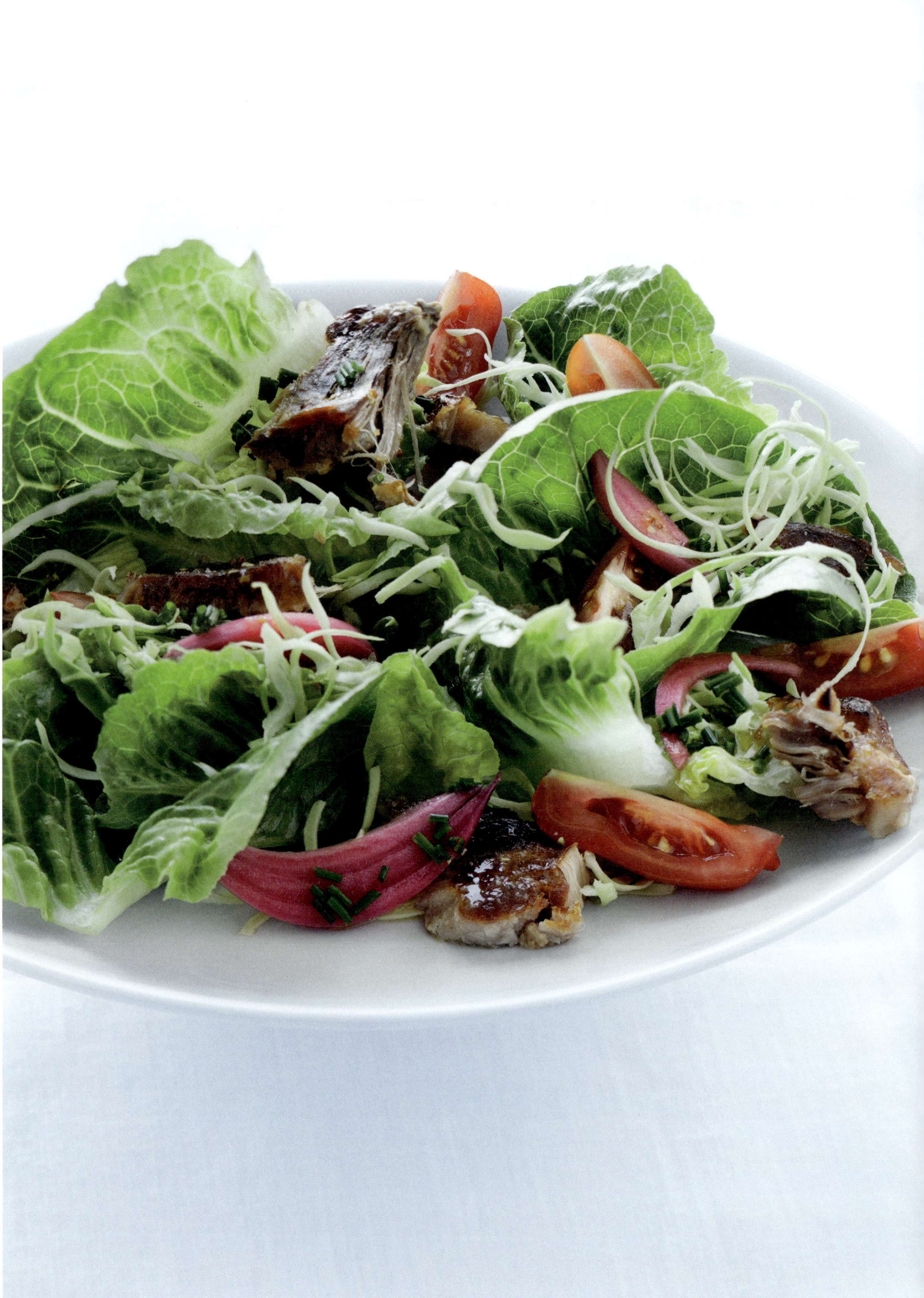

Salat mit sanft gegarten Koteletts, Tomate und eingelegten Zwiebeln

FÜR 1 PERSON

1 Schweinenackenkotelett* von einem Schwein aus Freilandhaltung

1 Knoblauchzehe

1 TL fein geriebener Ingwer

fein abgeriebene Schale von 1 unbehandelten Zitrone

Milch, zum Begießen

½ Kopf Romanasalat oder grüner Kopfsalat

75 g Spitzkohl, geputzt

1 EL Dressing Nr. 1 (siehe Seite 241)

1 Tomate, in Spalten geschnitten

1 EL eingelegte rote Zwiebeln (siehe Seite 191)

1 EL in Röllchen geschnittener Schnittlauch

Meersalzflocken und frisch gemahlener schwarzer Pfeffer

1 Den Backofen auf 140 °C vorheizen.

2 Kotelett in eine kleine Pfanne oder feuerfeste Form legen, sodass es den Boden abdeckt. Knoblauch schälen, pressen und mit Ingwer, Zitronenschale, Salz und Pfeffer dazugeben. Mit so viel Milch begießen, dass das Fleisch bedeckt ist. Die Pfanne oder Form mit befeuchtetem Backpapier abdecken. Kotelett 4 Stunden im Backofen garen.

3 Den Salat waschen und trocken schleudern, den Kohl in feine Streifen schneiden. Beides mit dem Dressing vermischen.

4 Das Fleisch zerpflücken und mit den Tomatenspalten, Zwiebeln und Schnittlauch zum Salat geben.

**** BereitenSie am besten gleich mehrere Koteletts zu. Das ist von den Energiekosten her günstiger.***

NÄHRWERTE PRO PERSON

Brennwert 444 kcal · Protein 36,3 g · Fett 23,7 g · Kohlenhydrate 24 g · Ballaststoffe 4 g

---

Rückstände von Medikamenten und Massentierhaltung – ich empfehle Ihnen, Schweinefleisch von Freilandtieren zu kaufen. Ein himmlisches »Pulled Pork« ist damit garantiert. Sie können auch Hähnchenfleisch verwenden, das nur die Hälfte der Zeit im Ofen braucht. Das Fleisch kann einige Tage im Kühlschrank aufbewahrt oder eingefroren werden.

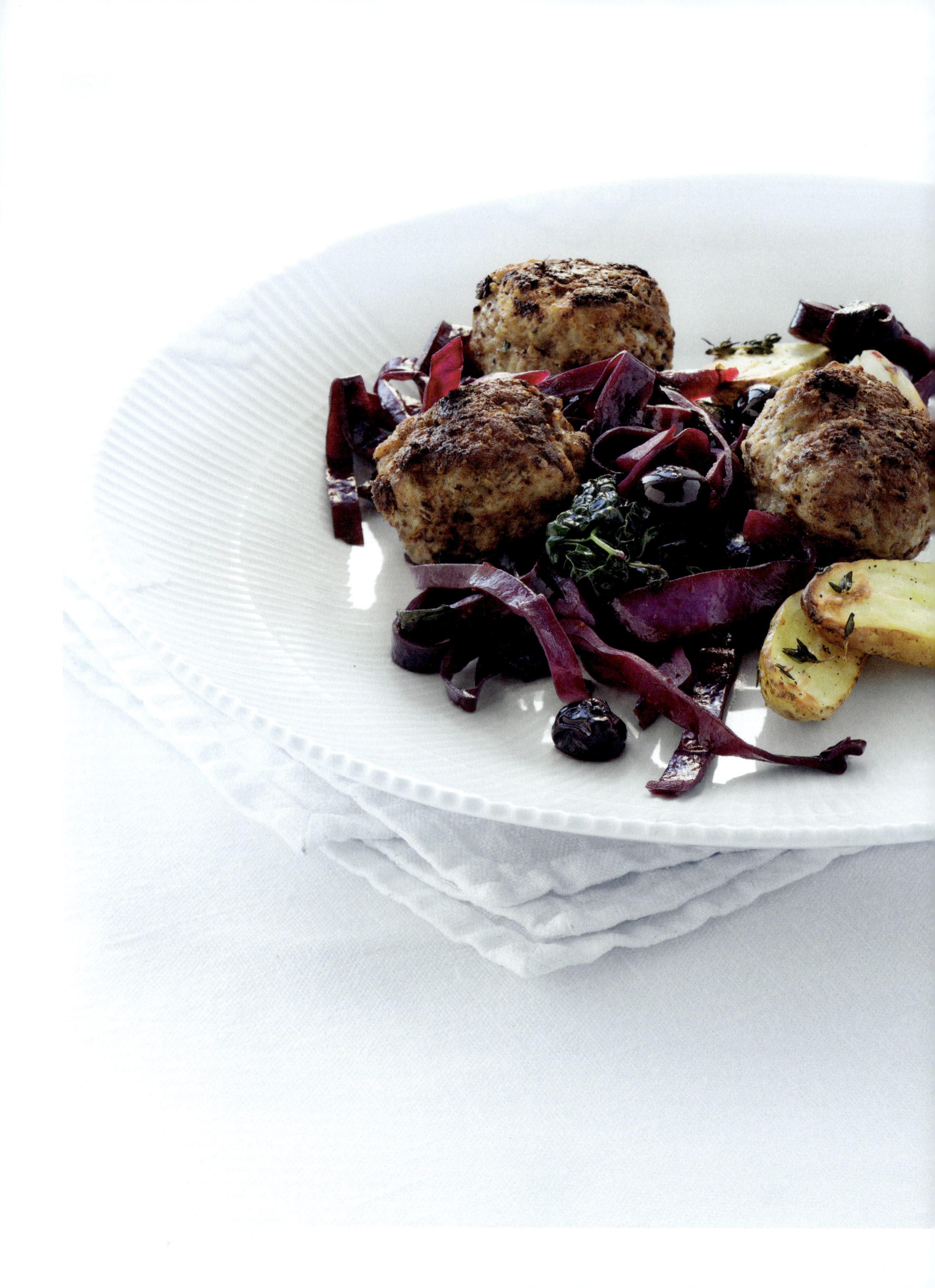

Hackbällchen mit zweierlei Kohl, Heidelbeeren und Thymiankartoffeln

FÜR 2 PERSONEN

200 g Asparges (Dänische Spargelkartoffeln)

kalt gepresstes Rapsöl

Thymian

50 g helle Quinoa

1 kleine Schalotte

1 Knoblauchzehe

200 g Schweine- oder Kalbshackfleisch (max. 10 % Fett)

1 Ei

2 TL fein geriebener Ingwer

Olivenöl extra vergine

150 g Rotkohl

150 g Schwarzkohl, alternativ Grünkohl oder Wirsing

Saft von 1 Orange

150 g Heidelbeeren

Meersalzflocken und frisch gemahlener schwarzer Pfeffer

1 Die Kartoffeln abbürsten und abwaschen. Dann längs halbieren und trocken tupfen. Die Hälften mit Rapsöl bestreichen und mit Salz und Thymian bestreuen. In eine mit Backpapier ausgelegte feuerfeste Form legen und 25 Minuten im Ofen backen, bis die Kartoffeln goldbraun und weich sind.

2 Quinoa in leicht gesalzenem Wasser nach Packungsanleitung garen, die Zeit etwas reduzieren.

3 Die Schalotte schälen und fein hacken. Den Knoblauch ebenfalls schälen und pressen. Hackfleisch mit Quinoa, Ei, Ingwer, Schalotte, Knoblauch, Salz und Pfeffer vermengen. Bällchen daraus formen und in 1 Esslöffel Olivenöl braten.

4 Den Rotkohl in Streifen schneiden. Vom Schwarzkohl den Mittelstrunk entfernen und etwas vom Boden. Blätter zerkleinern. Waschen und trocken schleudern.

5 In einem Topf 1 Esslöffel Olivenöl erhitzen und den Rotkohl darin anbraten. Den Schwarzkohl dazugeben und mit etwas Orangensaft und Salz sanft köcheln lassen. Die Heidelbeeren zufügen und unterrühren. Mit Salz abschmecken.

6 Die Hackbällchen mit Kohl und Kartoffeln anrichten.

NÄHRWERTE PRO PERSON

Brennwert 533 kcal · Protein 30,9 g · Fett 26,1 g · Kohlenhydrate 47,1 g · Ballaststoffe 6,1 g

---

In der Anti-Entzündungs-Diät stehen auf dem Speiseplan vorzugsweise Frühkartoffeln, die es aber nicht das ganze Jahr über gibt. Außerhalb der Saison nimmt man kleine, feste Kartoffeln, beispielsweise Asparges (Dänische Spargelkartoffeln). Als Ofenkartoffeln eignen sich große mehlige Sorten mit viel Stärke. Essen Sie maximal 100 Gramm Kartoffeln am Tag.

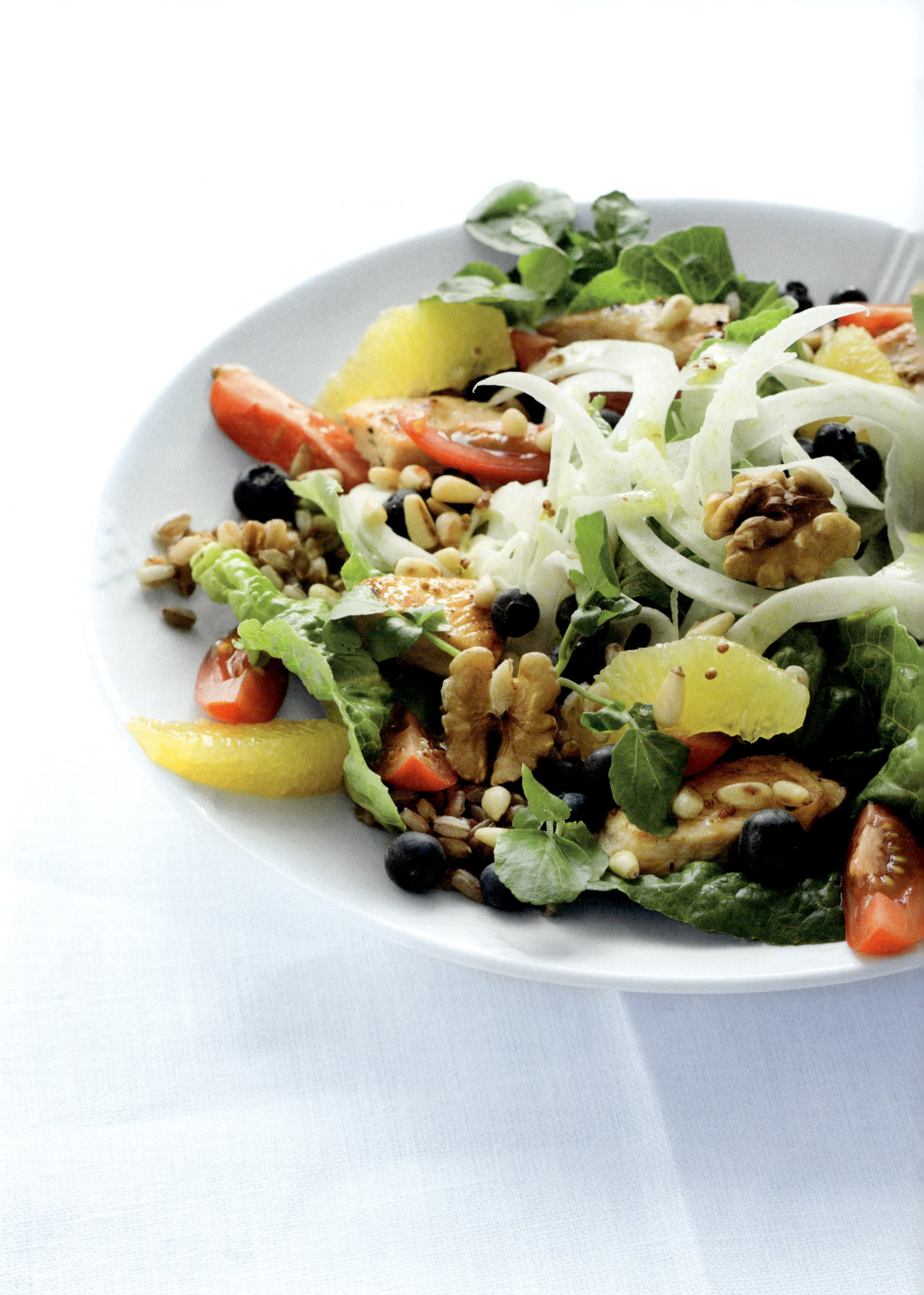

Salat mit Perlgraupen, Hähnchen, Tomate, Fenchel und Orange

FÜR 1 PERSON

2 Walnusskernhälften

1 EL Pinienkerne

1 Hähnchenbrustfilet

2 TL Olivenöl extra vergine

¼ TL zerstoßene Chiliflocken

1 Kopf Herzblattsalat

1 Handvoll Heidelbeeren

1 Handvoll frische Brunnenkresse

½ Orange

½ Fenchelknolle

5 San-Marzano-Tomaten oder andere kleine, aromatische Tomaten

2 EL gekochte Perlgraupen aus Roggen, Dinkel oder Gerste*

1 EL Dressing Nr. 2 (siehe Seite 241)

Meersalzflocken und frisch gemahlener schwarzer Pfeffer

1 Walnuss- und Pinienkerne in einer Pfanne ohne Fett rösten.

2 Das Fleisch in kleinere Stücke zerteilen. In Öl braten und mit Chili, Salz und Pfeffer würzen.

3 Salat, Heidelbeeren und Brunnenkresse waschen. Den Salat trocken schleudern.

4 Zum Filetieren der Orange oben und unten einen Deckel wegschneiden, dann die Frucht so schälen, dass die weiße Haut mit entfernt wird. Mit einem scharfen Messer 5 Filets aus den Trennwänden lösen.

5 Fenchel fein hobeln und mit Orangensaft beträufeln.

6 Die Tomaten vierteln und den Salat mit Fenchel, Perlgraupen, Hähnchenfleisch, Dressing, Kernen, Tomaten, Heidelbeeren, Orangenfilets und Brunnenkresse anrichten.

Kochen Sie gleich eine größere Portion vor und bewahren Sie sie im Kühlschrank auf.

NÄHRWERTE PRO PERSON

Brennwert 510 kcal · Protein 33,2 g · Fett 28,5 g · Kohlenhydrate 35,3 g · Ballaststoffe 8,5 g

---

Kaufen Sie am besten ein ganzes Hähnchen aus ökologischer Aufzucht. Schneiden Sie die Brust weg und verarbeiten Sie die Karkasse mit Schenkeln und restlichem Fleisch zu einer Hühnerbrühe (siehe Seite 237).

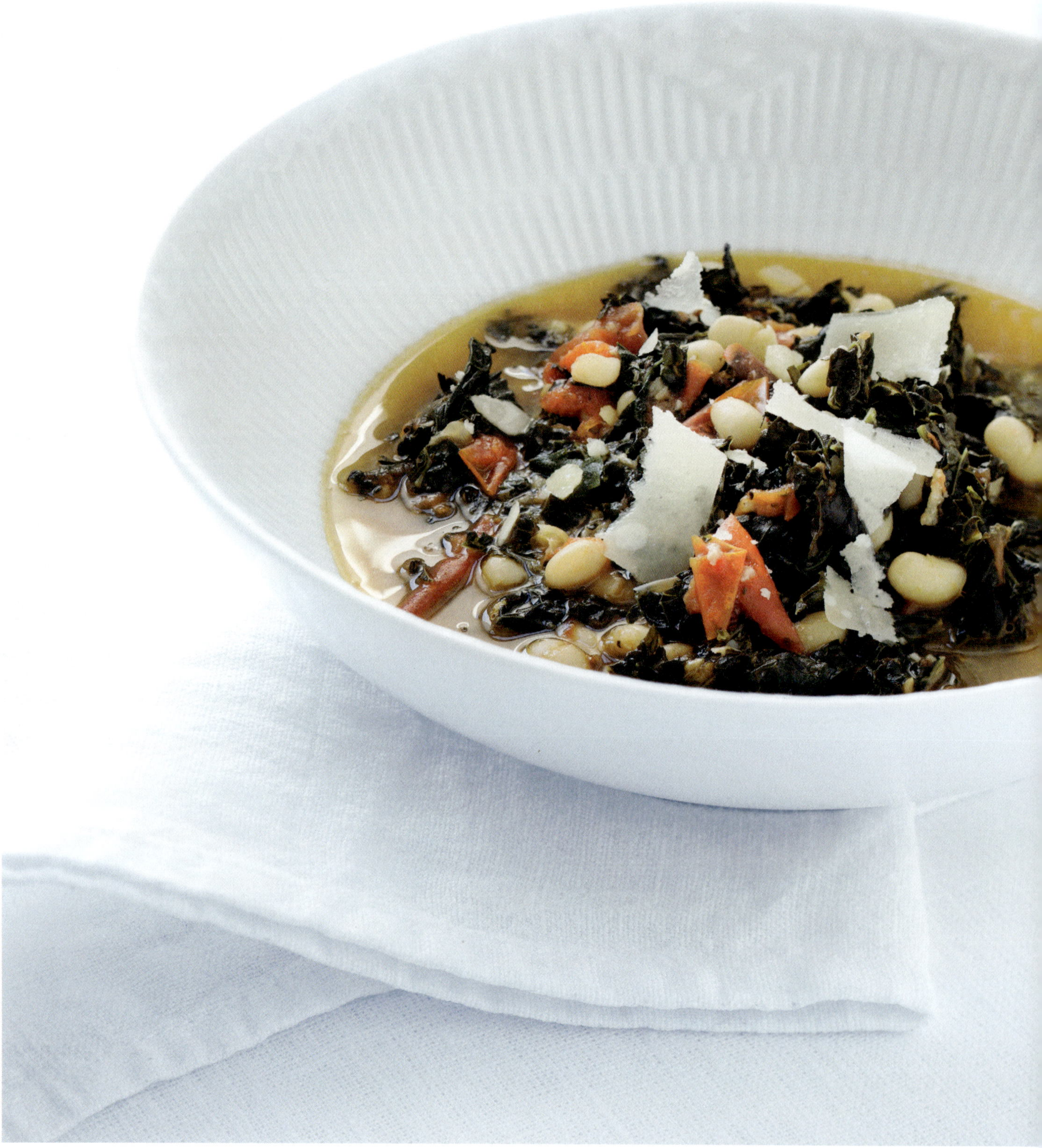

Schwarzkohlsuppe mit weißen Bohnen, Tomaten und Parmesan

FÜR 2 PERSONEN

200 g Schwarzkohl oder Wirsing

1 Knoblauchzehe

2 EL Olivenöl extra vergine

½ TL zerstoßene Chiliflocken

12 San-Marzano-Tomaten oder andere kleine, aromatische Tomaten

600 ml Hühnerbrühe (siehe Seite 237)

160 g weiße Bohnen, eingeweicht und gekocht (entspricht 80 g rohen*)

1 Handvoll frisch gehobelte Parmesanspäne

Meersalzflocken und frisch gemahlener schwarzer Pfeffer

**** Es empfiehlt sich, gekochte weiße Bohnen auf Vorrat im Kühlschrank oder Gefrierfach zu haben.***

1 Den Schwarzkohl putzen. Dazu Mittelstrunk entfernen und die Blätter ablösen, den Strunk entsorgen. Die Blätter zerkleinern, gründlich waschen und trocken schleudern.

2 Knoblauch schälen, fein hacken und in einem Topf kurz in 1 Esslöffel Öl anbraten. Kohl in den Topf geben, unter Wenden zusammenfallen lassen. Chili und Tomaten hinzufügen. Die Brühe angießen und die Suppe 5 Minuten köcheln lassen. Bohnen dazugeben und gut darin erwärmen. Zum Schluss 1 Esslöffel Öl unterrühren.

3 Auf Wunsch die Suppe mit einem Stabmixer nur kurz leicht anpürieren. Sie sollte auf keinen Fall sämig werden, sondern noch eine feste, rustikale Konsistenz behalten. Salzen, pfeffern.

4 Die Suppe mit den Parmesanspänen anrichten.

NÄHRWERTE PRO PERSON

Brennwert 487 kcal · Protein 23,1 g · Fett 23,4 g · Kohlenhydrate 53,4 g · Ballaststoffe 13,7 g

---

»Zuppa di cannellini e cavolo nero Toscana« – viele Regionen in Italien beanspruchen diese Suppe für sich. Die hier ist authentisch italienisch mit Schwarzkohl als Hauptzutat. Schwarzkohl ist herzhaft-würzig und enorm gesund.

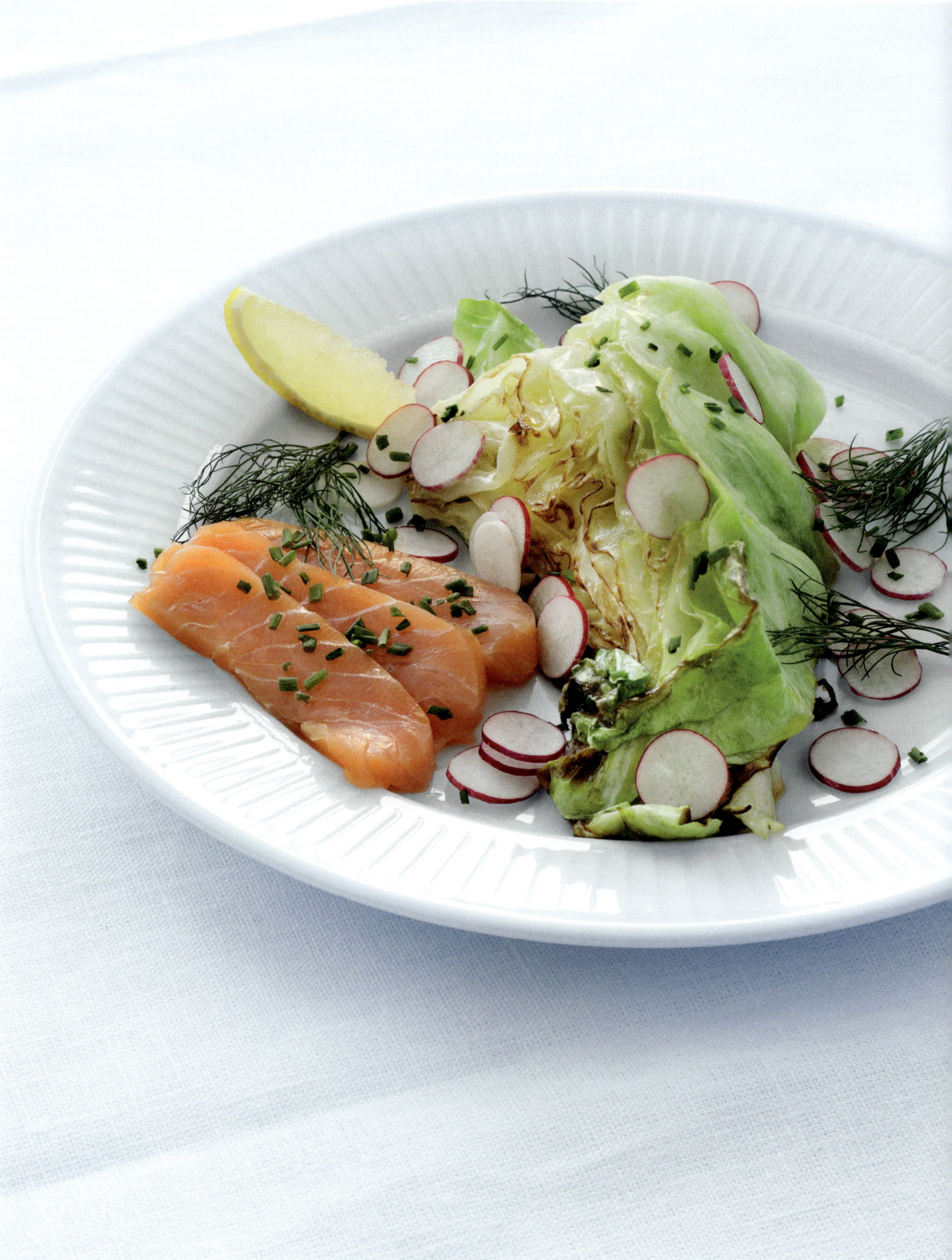

Lachs mit in Olivenöl gebratenem Spitzkohl, Radieschen und Dill

FÜR 1 PERSON

3 Radieschen

1 Handvoll frische Dillzweige

¼ Kopf Spitzkohl

2 TL Olivenöl extra vergine

125 g geräucherter Lachs

1 EL in Röllchen geschnittener Schnittlauch

1 Bio-Zitronenspalte

Meersalzflocken

1. Die Radieschen, am besten mit der Mandoline, in sehr dünne Scheiben schneiden.
2. Den Dill waschen, trocken tupfen und die Spitzen abzupfen.
3. Das Olienöl in einer Pfanne erhitzen und darin den Spitzkohl auf beiden Schnittflächen goldbraun braten. Mit etwas Salz würzen.
4. Den Kohl mit Lachs, Radieschen, Dill, Schnittlauch und einer Zitronenspalte zum Beträufeln anrichten.

NÄHRWERTE PRO PERSON

Brennwert 325 kcal · Protein 28,8 g · Fett 20,1 g · Kohlenhydrate 9,7 g · Ballaststoffe 3,7 g

Für diesen Salat verwende ich Lachs, der unter der Bezeichnung »Lachsfilet Royal« läuft. Das Lachsfilet zerteile ich in gerade Stücke und schneide es nicht (wie traditionell) schräg in feinen Scheiben von der Lachsseite herunter. Natürlich können Sie auch geräucherte Lachsscheiben nehmen.

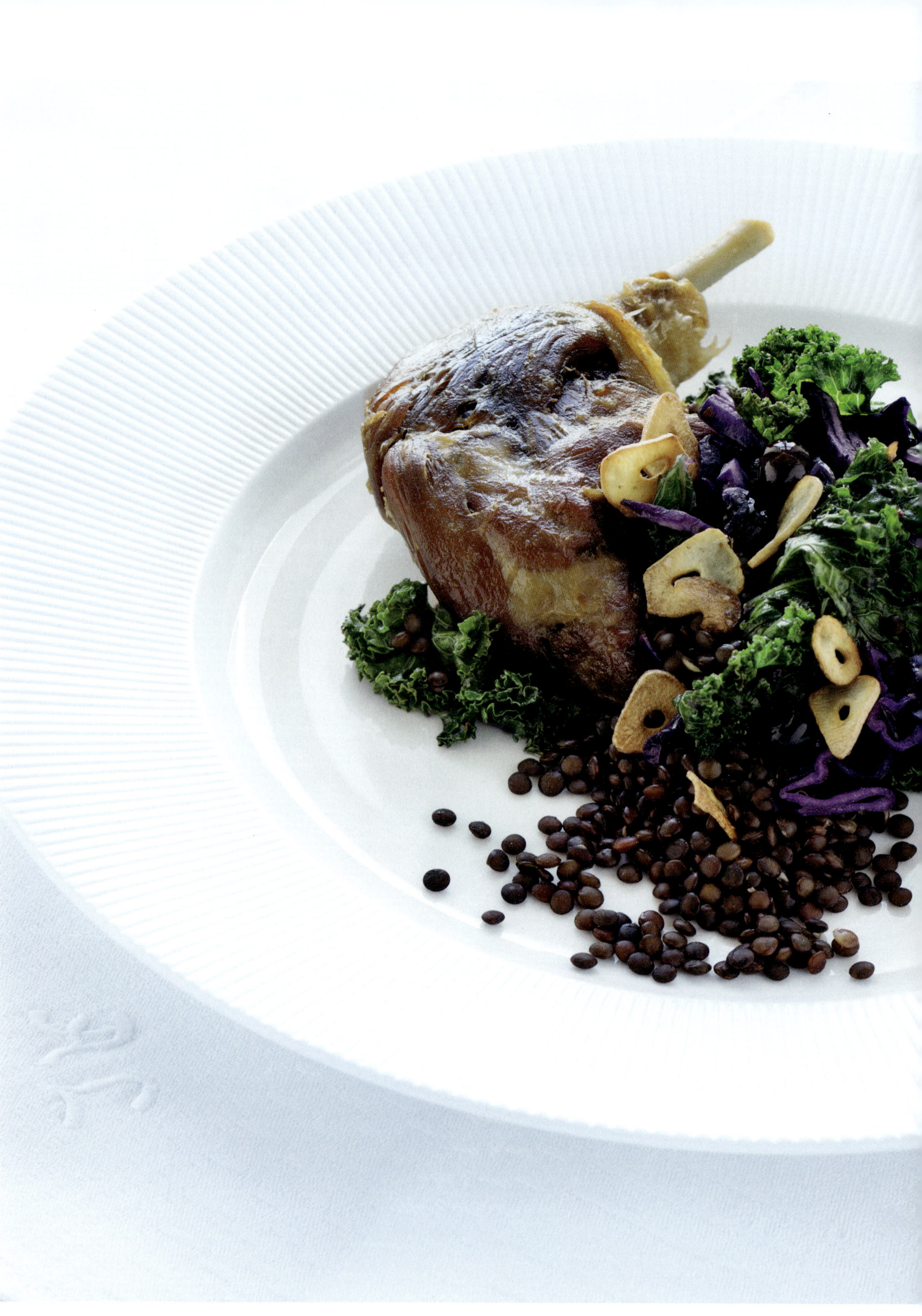

Enten-Confit mit Belugalinsen, Kohl, Heidelbeeren und Knoblauchchips

FÜR 2 PERSONEN

80 g Belugalinsen oder grüne Linsen

2 confierte Entenschenkel* (siehe auch Tipp Seite 199)

2 Knoblauchzehen

2 EL Olivenöl extra vergine

1 Schalotte

150 g Rotkohl

150 g Grün-, Schwarzkohl oder Wirsing

150 g Heidelbeeren

½ TL zerstoßene Chiliflocken

Meersalzflocken

**** Enten-Confit ist in der Dose erhältlich. Natürlich kann man sich auch die Arbeit machen und das Confit selbst zubereiten. Aber gegen eine Konserve ist nichts einzuwenden.***

1 Den Backofen auf 190 °C vorheizen.

2 Die Linsen nach Packungsanleitung in Salzwasser kochen.

3 Das Fleisch in einer Bratreine im Ofen 25 Minuten im eigenen Fett braten. Kontrollieren, ob das Fleisch gar und weich ist.

4 Knoblauch schälen und in feine Scheiben schneiden, am besten mit einer Mandoline. In 1 Esslöffel Olivenöl weich und goldbraun braten. Auf Küchenpapier abtropfen lassen und leicht salzen.

5 Die Schalotte schälen und in Ringe schneiden. Den Rotkohl hobeln. Beim Grünkohl den Mittelstrunk entfernen und entsorgen. Die Blätter zerkleinern. Gut waschen und trocken schleudern.

6 Die Schalottenringe im restlichen Öl weich dünsten. Rot- und Grünkohl dazugeben und mitgaren. Zum Schluss die Heidelbeeren zufügen und unterrühren. Mit Salz und Chili abschmecken.

7 Die Entenschenkel mit Kohl, Knoblauchchips und Linsen anrichten.

NÄHRWERTE PRO PERSON

Brennwert 591 kcal · Protein 50,9 g · Fett 27 g · Kohlenhydrate 42,1 g · Ballaststoffe 10,6 g

---

Ich verwende ungern Pfeffer im Kohl oder in Gerichten mit Spinat, weil man ihn optisch mit Erdresten verwechseln könnte. Das passierte mir bei sautiertem Babyspinat. Ich wusste ja, er war sauber gewaschen. Dann kam mir der Gedanke, dass es am schwarzen Pfeffer liegen könnte.

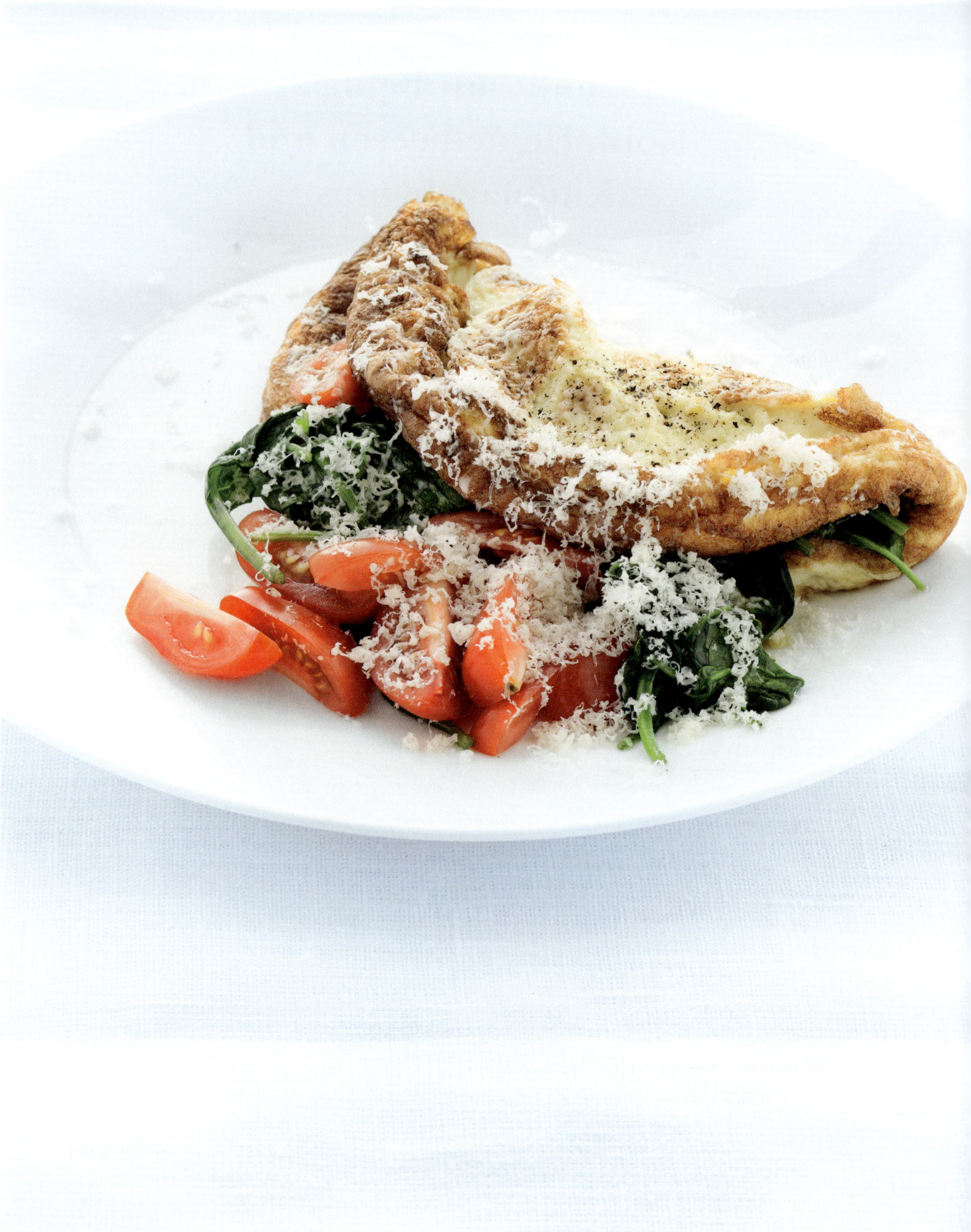

Omelett mit Spinat, Tomaten, Parmesan und Roggenbrot

FÜR 1 PERSON

100 g zarter Spinat

1 TL kalt gepresstes Rapsöl

8 San-Marzano-Tomaten oder andere kleine, aromatische Tomaten

2 große Eier

1 TL Olivenöl extra vergine

1 Handvoll frisch geriebener Parmesan

½ Scheibe Roggenbrot, getoastet

Meersalzflocken und frisch gemahlener schwarzer Pfeffer

1 Den Spinat gründlich waschen und in einem Sieb abtropfen lassen.

2 Das Rapsöl in einer Pfanne erhitzen. Den Spinat mit etwas Salz dazugeben und zusammenfallen lassen. In ein Sieb zum Abtropfen geben.

3 Die Tomaten in Viertel schneiden.

4 Eier mit einer Gabel verquirlen. Salzen. Olivenöl in einer Slip-Let-Pfanne (ca. 20 cm Ø) erhitzen. Eimasse einfüllen und den Deckel auflegen. Das Omelett von einer Seite braten. Auf den Deckel gleiten lassen, wenden und in die Pfanne zurückgeben. Deckel wieder auflegen. Die andere Omelettseite braten.

5 Das Omelett mit Spinat, Tomaten, Parmesan und Pfeffer anrichten. Dazu das getoastete Roggenbrot servieren.

NÄHRWERTE PRO PERSON

Brennwert 434 kcal · Protein 24,8 g · Fett 26,6 g · Kohlenhydrate 28,2 g · Ballaststoffe 6,8 g

Zum Frühstücksomelett passt als Beilage ein grüner Salat mit einem der drei Dressings von Seite 241. Ich würde Nr. 1 wählen. Nehmen Sie einen grünen Salat, streuen Sie fein geschnittene Schalottenwürfel darüber und toppen Sie alles mit 1 Esslöffel Vinaigrette. Das vollendet das Frühstück geschmacklich und ernährungsphysiologisch.

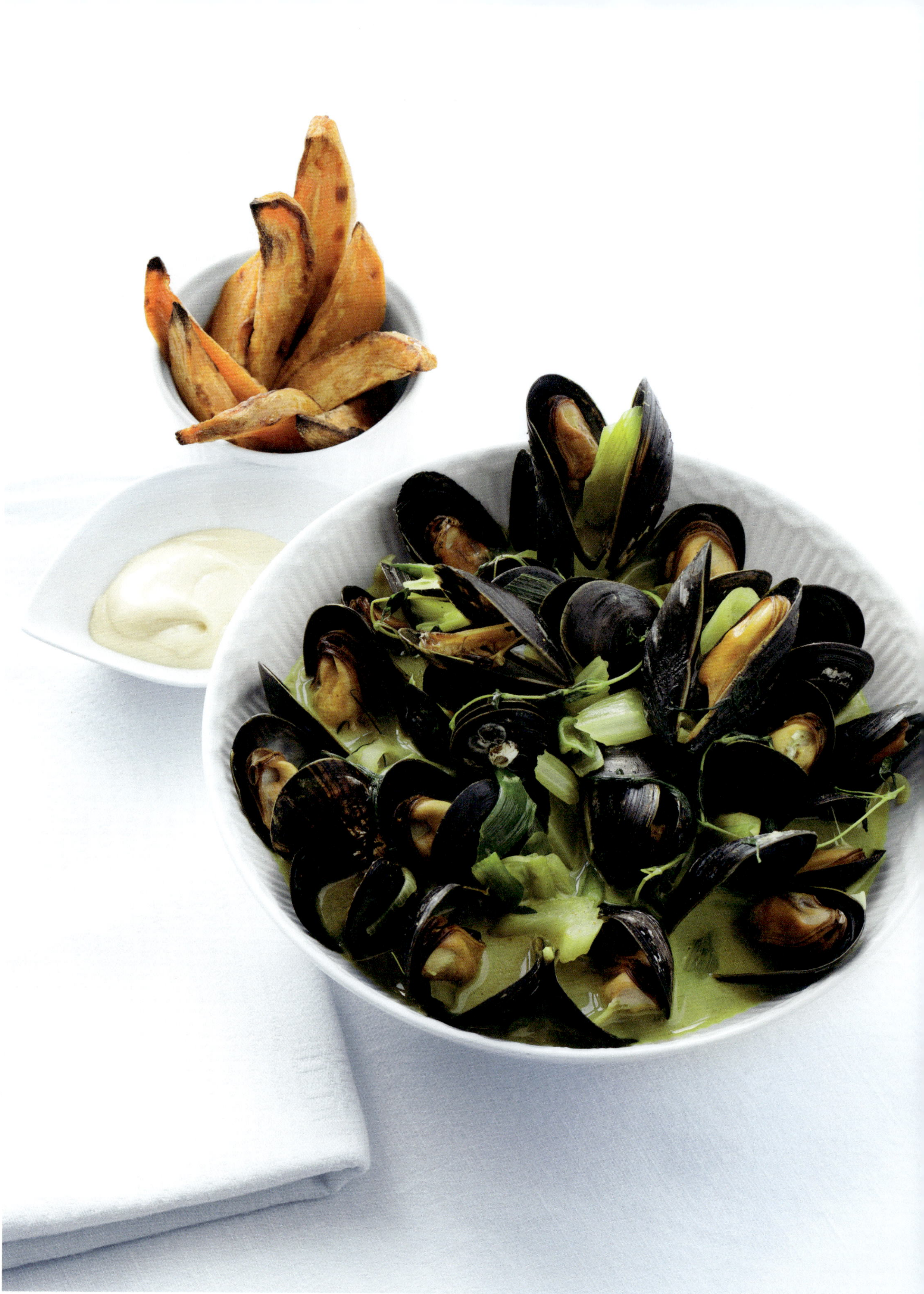

Miesmuscheln mit Kräuter-Kokosmilch, Süßkartoffeln und Skyr-»Aioli«

FÜR 2 PERSONEN

2 Süßkartoffeln

kalt gepresstes Rapsöl

1 kg frische Miesmuscheln

1 Schalotte

2 Knoblauchzehen, geschält

4 Frühlingszwiebeln, geputzt und klein geschnitten

1 Stange Staudensellerie, geputzt und klein geschnitten

1 EL Olivenöl extra vergine

2 TL fein geriebener Ingwer

1 kleine Handvoll Thymian

1 TL gemahlene oder frisch geriebene Kurkuma

frischer Dill oder Petersilie

500 ml Hühnerbrühe (siehe Seite 237)

100 ml Kokosmilch

2 EL Mayonnaise

4 EL Skyr (isländisches Milchprodukt)

Meersalzflocken

1 Den Backofen auf 200 °C vorheizen. Die Kartoffeln abbürsten, abwaschen und trocken reiben. Kartoffeln in Spalten schneiden. Mit Rapsöl einreiben und salzen. Auf einem mit Backpapier belegtem Backblech im Ofen etwa 20 Minuten backen.

2 Die Muscheln wässern und gründlich abbürsten. Wichtig: Alle offenen Muscheln, die sich vor dem Kochen selbst bei festem Aufsetzen des Topfes auf die Tischkante nicht schließen, sofort entsorgen.

3 Die Schalotte und 1 Knoblauchzehe schälen und mit Frühlingszwiebeln und Staudensellerie klein schneiden. Das Gemüse in dem Olivenöl anbraten. Ingwer, Thymian, Kurkuma und Dill oder Petersilie zugeben. Brühe und Kokosmilch angießen, sehr heiß werden lassen. Die Muscheln zufügen und den Deckel auflegen. Den Topf in den nächsten 5 Minuten öfter rütteln, damit sich die Muscheln öffnen und garen. Suppe salzen. Alle Muscheln entsorgen, die nach dem Kochen noch geschlossen sind.

4 Die restliche Knoblauchzehe reiben. Die Mayonnaise mit dem Skyr verrühren. Mit geriebenem Knoblauch und Salz abschmecken.

5 Die Muscheln im Sud mit den Süßkartoffeln und dem Skyr-»Aioli« servieren.

NÄHRWERTE PRO PERSON

Brennwert 611 kcal · Protein 26,6 g · Fett 37,1 g · Kohlenhydrate 48,2 g · Ballaststoffe 8,3 g

---

Sollen die Süßkartoffeln knuspriger sein, kann man sie nach dem Backen und vor dem Servieren blitzschnell in etwas Öl anbraten. Süßkartoffeln haben nicht den gleichen Stärkegehalt wie weiße Kartoffeln. Sie schmecken süßlich und sind wundervoll weich.

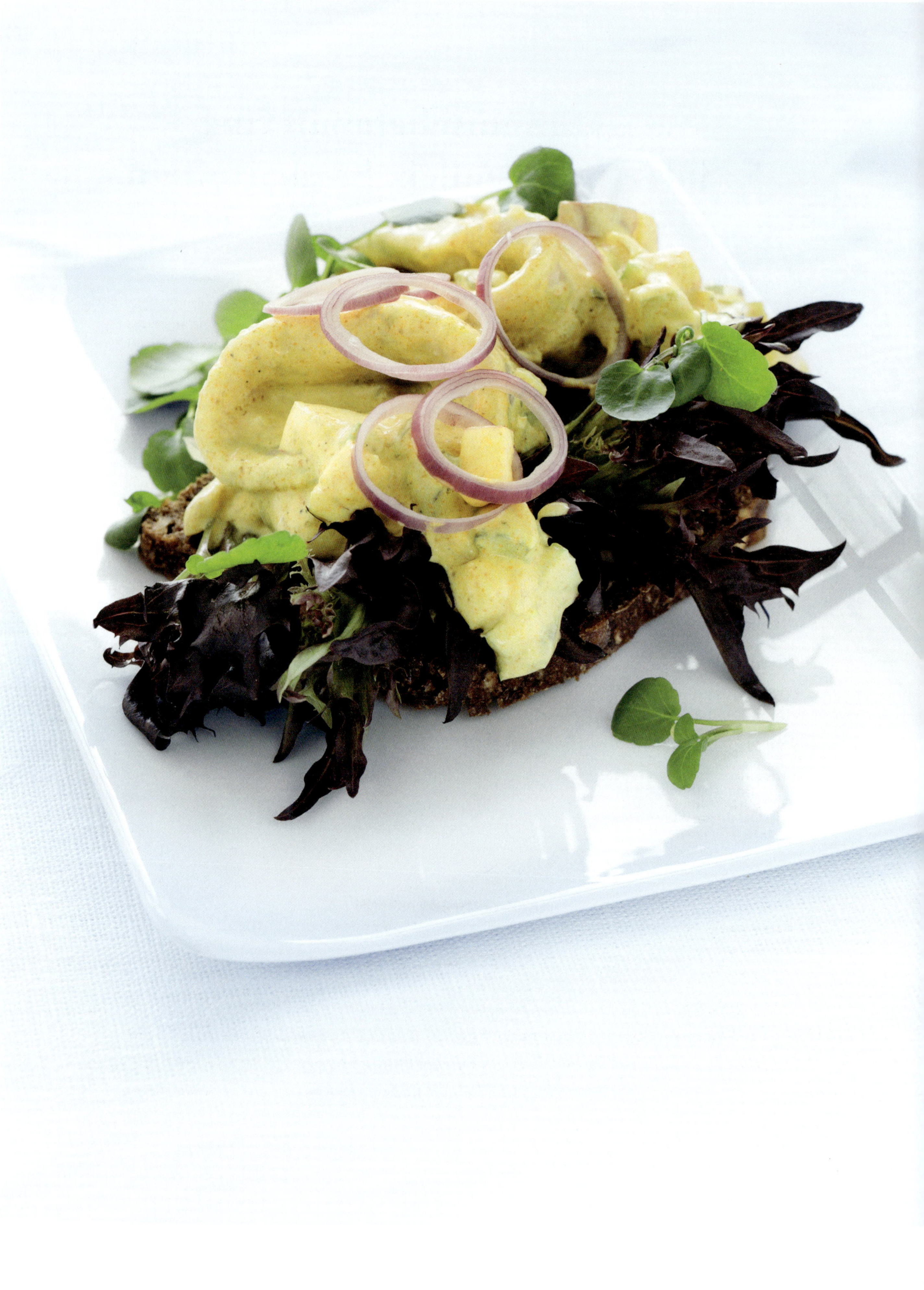

Sandwich mit Curry-Hering, Salat, roten Zwiebelringen und Brunnenkresse

FÜR 1 PERSON

1 Schalotte oder rote Zwiebel

1 Scheibe Roggenbrot

1 Handvoll Blätter von dunklem Eichblattsalat

1 Curry-Hering mit 1 EL Extra-Currydressing

1 Handvoll frische Brunnenkresse

CURRY-HERING:

400 g Skyr (isländisches Milchprodukt)

2 TL kalt gepresstes Rapsöl

1–3 TL Currypulver

2 TL fein geriebener Ingwer

1 Apfel

1 kleine Schalotte

2 TL Zitronensaft

6 marinierte Heringsfilets

Meersalzflocken und frisch gemahlener schwarzer Pfeffer

1 Für den Curry-Hering den Skyr zusammen mit Rapsöl, Currypulver und Ingwer in eine Schüssel geben. Den Apfel schälen, das Kerngehäuse entfernen und das Fruchtfleisch in Würfel schneiden.

2 Die Schalotte schälen und ebenfalls fein würfeln. Apfel und Schalotte in die Schüssel geben und alles gut verrühren. Mit Zitronensaft, Salz und Pfeffer abschmecken. Die Heringstücke, ganz oder zerteilt, in das Dressing geben.

3 Schalotte oder rote Zwiebel schälen und in feine Ringe schneiden.

4 Das Brot mit Salat, Curry-Hering, Schalotten- oder Zwiebelringen und Brunnenkresse anrichten.

NÄHRWERTE PRO PERSON

Brennwert 292 kcal · Protein 11,6 g · Fett 11,9 g · Kohlenhydrate 36,9 g · Ballaststoffe 4,3 g

---

Für eine gehaltvollere Variante nimmt man halb Skyr, halb Crème fraîche (18 % Fett) oder statt 100 Gramm Skyr 100 Gramm Mayonnaise auf Raps- und/oder Olivenöl-Basis. Die können Sie selbst zubereiten (siehe Seite 131) oder fertig kaufen. Testen Sie aber zuvor die Variante mit Skyr. Der Fisch ist ziemlich fett und passt gut zu dem säuerlichen Dressing.

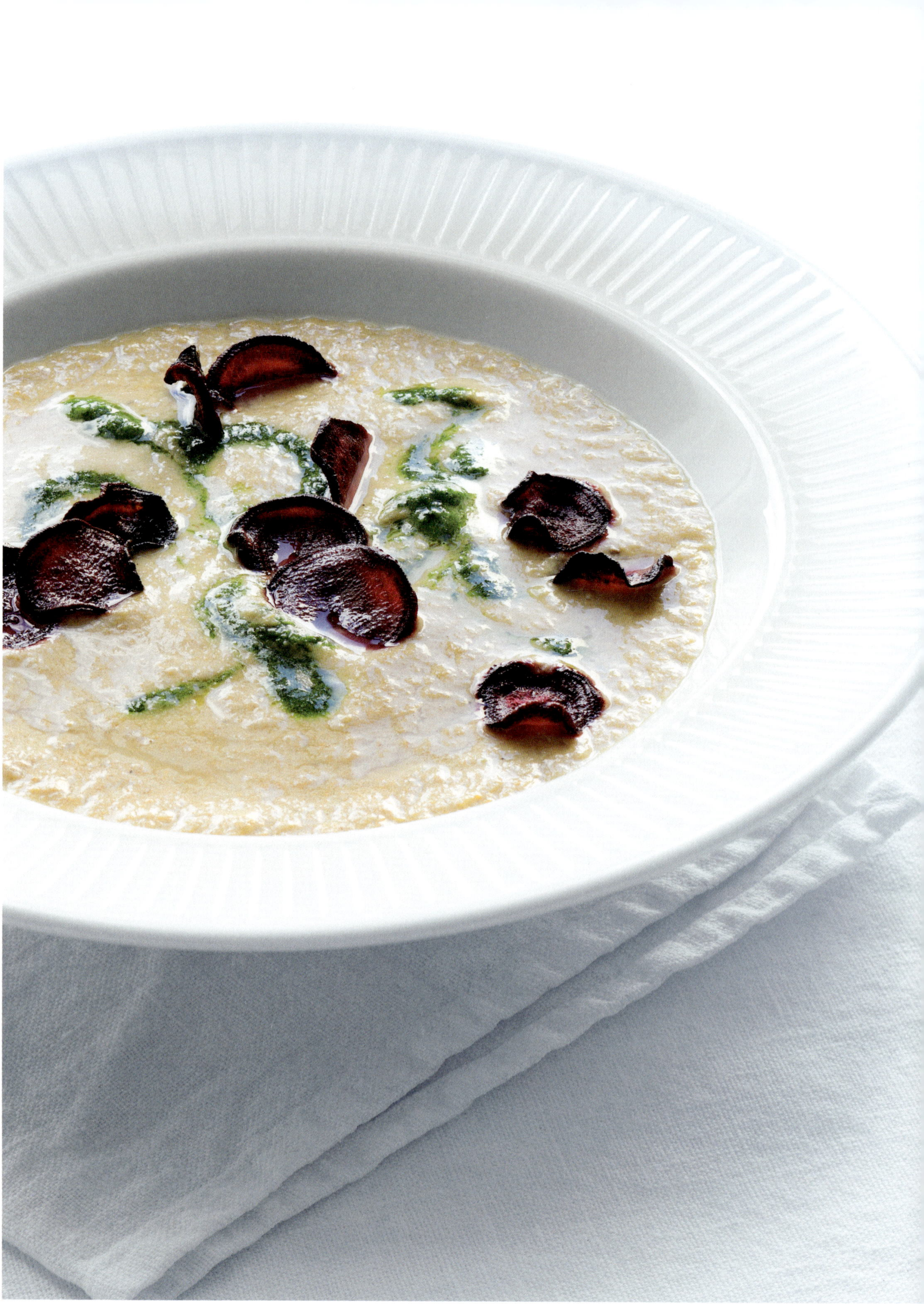

Pilzsuppe mit Rote-Bete-Chips und Kohl-Pesto mit Walnüssen

FÜR 2 PERSONEN

1 Knolle Rote Bete

kalt gepresstes Rapsöl

1 Stange Lauch, geputzt

1 EL Olivenöl extra vergine

1 Knoblauchzehe

2 TL fein geriebener Ingwer

¼ TL zerstoßene Chiliflocken

300 g gemischte Pilze, geputzt (z. B. Pfifferlinge, Champignons, Shiitake-Pilze, Austernpilze)

600 ml Hühnerbrühe (siehe Seite 237)

100 ml Kokosmilch

2 TL Zitronensaft

2 EL Kohl-Pesto (siehe Tipp)

getoastetes Roggenbrot oder einige Löffel gekochte Roggenkerne

Meersalzflocken und frisch gemahlener schwarzer Pfeffer

1 Den Backofen auf 180 °C vorheizen.

2 Die Rote Bete schälen und in dünne Scheiben schneiden, am besten mit einer Mandoline (Küchenhandschuhe tragen!). Die Scheiben mit Rapsöl bestreichen und auf ein mit Backpapier belegtes Blech legen. Im Ofen etwa 10 Minuten backen. Die Backzeit hängt von der Dicke und dem Durchmesser ab. Die Ränder sollten sich nach oben biegen und leicht goldbraun sein.

3 Den Lauch in Ringe schneiden und in einer Pfanne in Olivenöl dünsten. Den Knoblauch schälen, fein hacken und mit Ingwer und Chili zugeben. Pilze und Brühe zufügen und 5 Minuten köcheln lassen. Die Kokosmilch angießen und die Suppe mit einem Stabmixer fein pürieren, eventuell mit etwas mehr Brühe verdünnen. Kurz erhitzen. Mit Zitronensaft, Salz und Pfeffer würzen.

4 Die heiße Suppe mit Kohl-Pesto, Rote-Bete-Chips und Roggenbrot oder -kernen anrichten.

NÄHRWERTE PRO PERSON

Brennwert 567 kcal · Protein 16,5 g · Fett 35 g · Kohlenhydrate 56,4 g · Ballaststoffe 16,9 g

---

Für das Kohl-Pesto gewaschenen und fein geschnittenen Grünkohl in einen Mixer geben und mit Rapsöl sämig pürieren. Mit einigen Walnusskernen, am besten trocken geröstet, und etwas fein geriebenem Käse aromatisieren. Mit Salz und Pfeffer würzen.

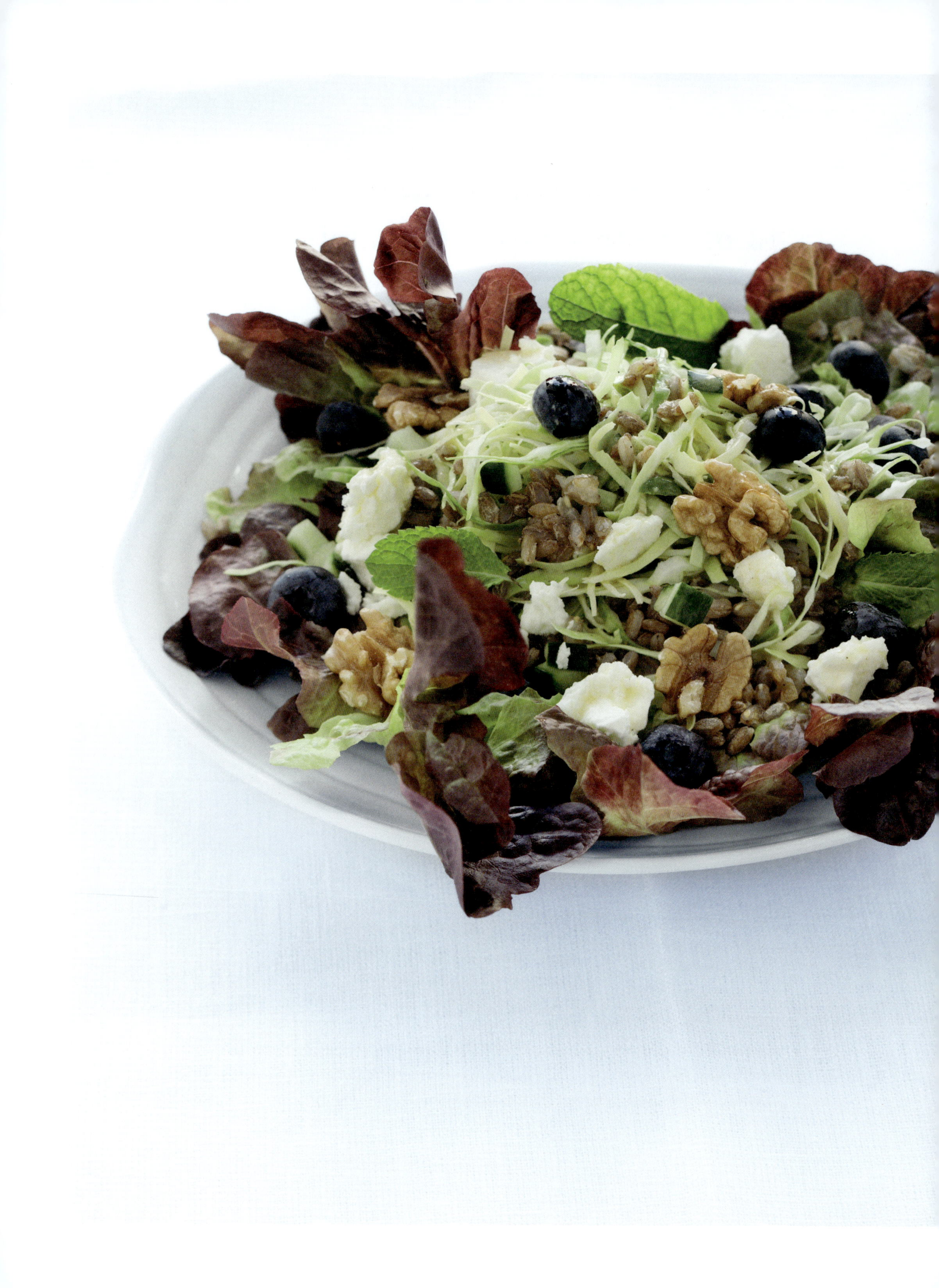

Spitzkohlsalat mit Roggenperlgraupen, Heidelbeeren, Feta und Walnüssen

FÜR 1 PERSON

6 Walnusskernhälften

½ Kopf Eichblattsalat oder ein anderer Blattsalat

¼ Kopf Spitzkohl

¼ Gurke

1 Handvoll Heidelbeeren

1 Handvoll frische Minze

40 g Feta

3 EL (vor)gekochte Perlgraupen aus Roggen, Dinkel oder Gerste*

1 EL Dressing Nr. 1 oder Nr. 2 (siehe Seite 241)

** Kochen Sie am besten gleich eine größere Portion vor und bewahren Sie sie im Kühlschrank auf.*

1 Die Walnusskerne in einer Pfanne ohne Fett rösten.

2 Den Salat waschen und trocken schleudern. Den Kohl fein schneiden, am besten mit einer Mandoline.

3 Die Gurke längs halbieren, die Kerne herauskratzen und das Fruchtfleisch klein würfeln.

4 Heidelbeeren und Minze küchenfertig vorbereiten. Den Feta zerkrümeln

5 Salat mit Spitzkohl, Graupen, Gurke, Feta, Walnüssen und Dressing anrichten. Mit Heidelbeeren und Minze garnieren.

NÄHRWERTE PRO PERSON

Brennwert 385 kcal · Protein 15,7 g · Fett 24,5 g · Kohlenhydrate 30,5 g · Ballaststoffe 8,4 g

---

Die Käsewürfel im Salat, die vorgeben, Feta zu sein, sind oft gar keiner. Feta darf sich nur Käse mit einem gewissen Fettgehalt nennen, der in Griechenland – meist aus Schafmilch – hergestellt wird. Kaufen Sie echten Feta, der deutlich cremiger und intensiver im Geschmack ist. Das Motto »Qualität vor Quantität« bewährt sich – auch wenn es ums Essen geht.

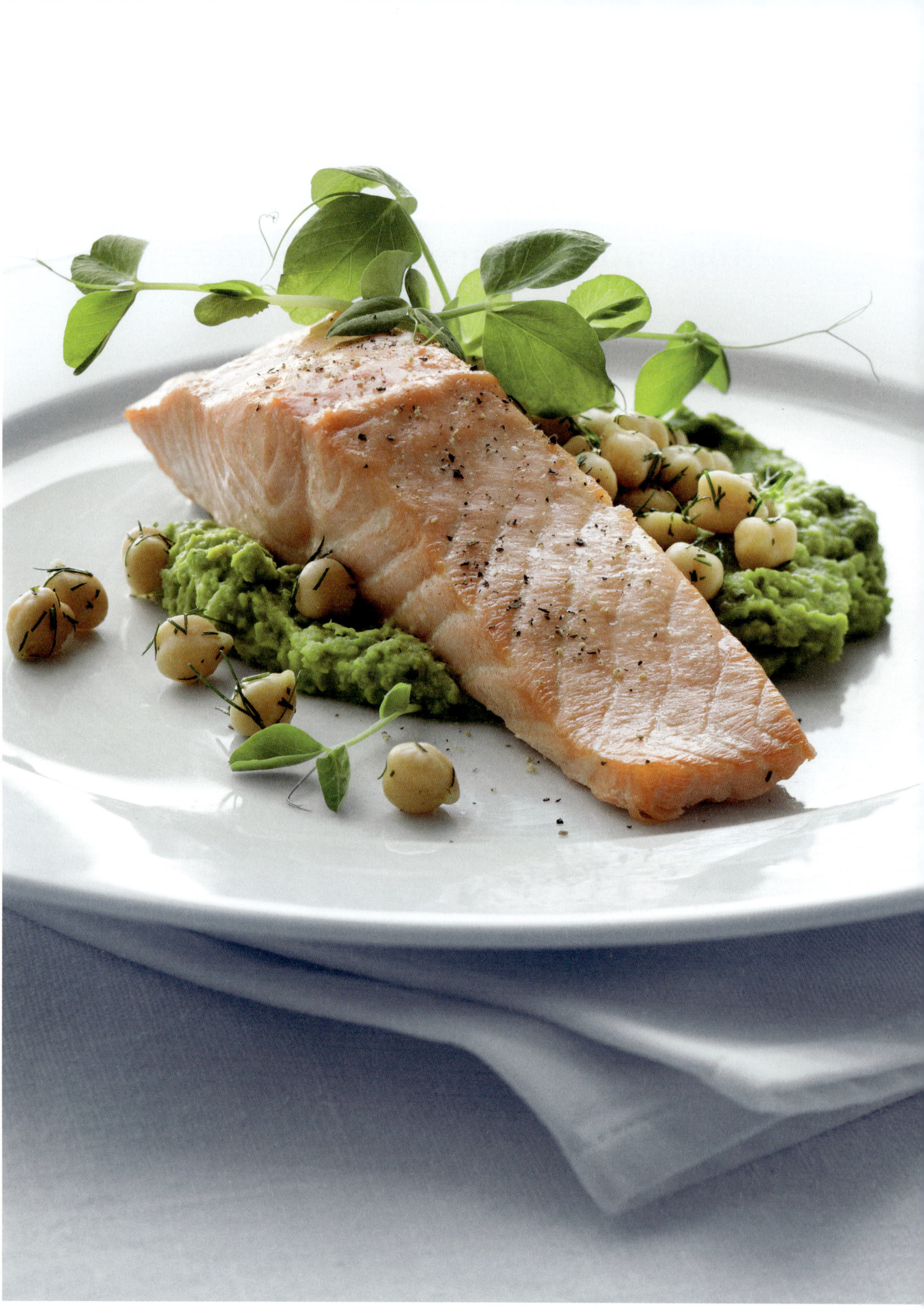

Lachs auf Erbsenpüree mit Erbsensprossen, Kichererbsen und Dill

FÜR 2 PERSONEN

2 Lachsfilets (à ca. 125 g), sorgfältig entgrätet

250 g Erbsen (petit pois), alternativ andere feine grüne Erbsen

200 ml Hühnerbrühe (siehe Seite 237) oder Wasser

1 EL Avocado- oder Olivenöl extra vergine

1 Handvoll frische Minze

2 TL Zitronensaft

200 g eingeweichte und gekochte Kichererbsen (entspricht 100 g Trockengewicht)*

1 TL kalt gepresstes Rapsöl

1 Handvoll frische Dillspitzen

2 Erbsensprossen

Meersalzflocken und frisch gemahlener schwarzer Pfeffer

1 Den Backofen auf 200 °C vorheizen.

2 Die Lachsfilets in eine mit Backpapier ausgelegte feuerfeste Form geben und im Ofen 12 Minuten garen.

3 Die grünen Erbsen einige Minuten in Brühe oder Wasser erhitzen. Danach mitsamt Kochsud, Avocado- oder Olivenöl und Minze pürieren und mit Zitronensaft, Salz und Pfeffer abschmecken.

4 Die Kichererbsen in eine Pfanne geben und mit Rapsöl erwärmen.

5 Den Lachs auf dem Erbsenpüree mit Kichererbsen und Dill anrichten und mit Erbsensprossen garnieren.

Es empfiehlt sich, im Gefrierfach gekochte Kichererbsen vorrätig zu haben.

NÄHRWERTE PRO PERSON

Brennwert 591 kcal · Protein 42,3 g · Fett 26,5 g · Kohlenhydrate 53,9 g · Ballaststoffe 14,6 g

Die Erbsen mit den Erbsensprossen geben diesem Gericht den letzten Kick. Ich nehme gern zarte Petit-Pois-Erbsen. Natürlich gehen auch andere feine Erbsen. Oder – wenn gerade Saison ist – frisch gepalte. In Dill gewendete Erbsen und Kichererbsen harmonieren bestens mit Minze und Zitrone.

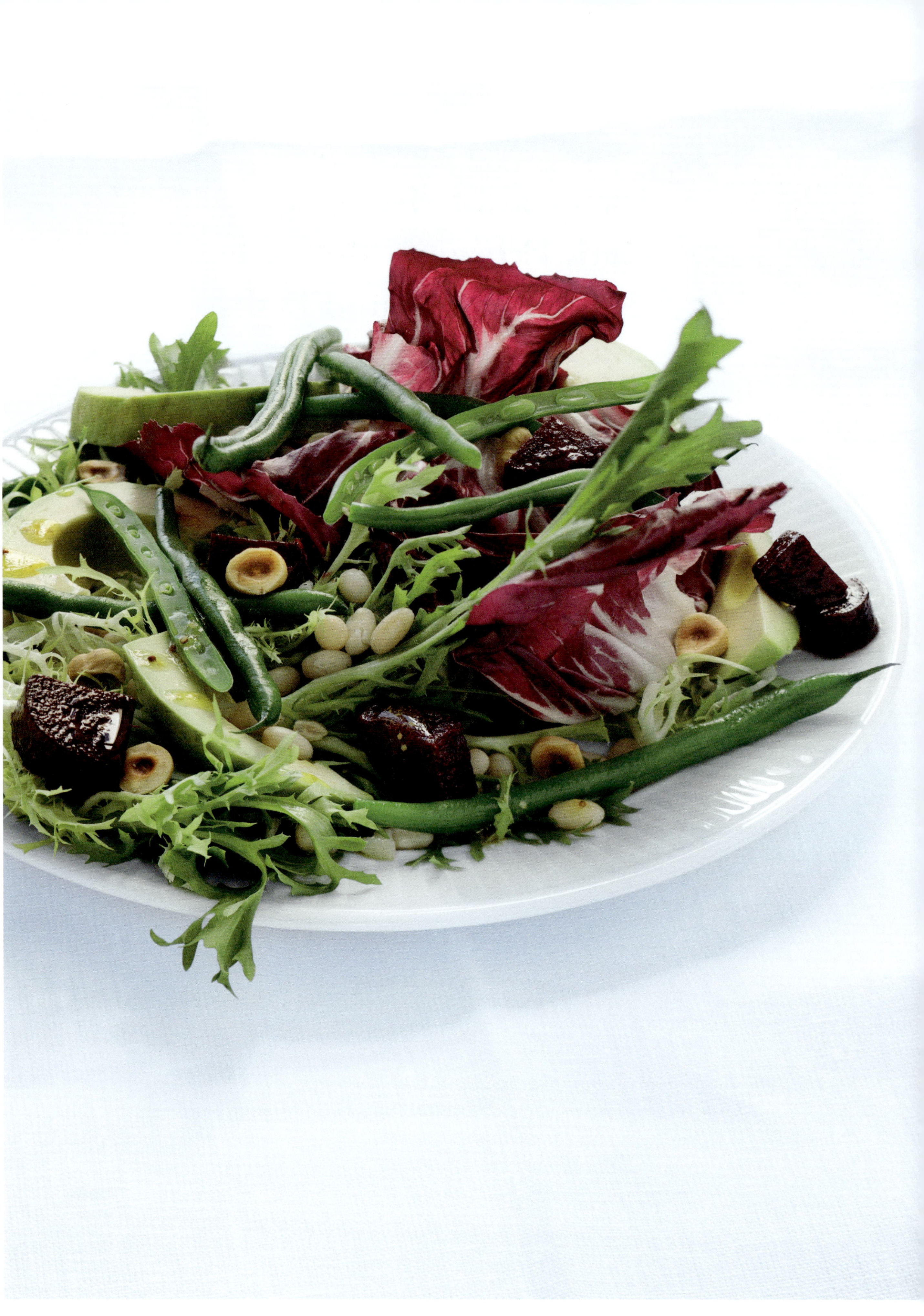

Salat mit Avocado, zweierlei Bohnen, Roter Bete und Haselnüssen

FÜR 1 PERSON

1 Handvoll Radicchioblätter

1 Handvoll Friséesalat oder Herzblattsalat (weniger bitter)

1 Handvoll grüne Bohnen (ca. 50 g)

kalt gepresstes Rapsöl

½ Avocado

1–2 TL Zitronensaft

9 Haselnüsse, geröstet, die Haut abgerieben

60 g weiße Bohnen, eingeweicht und gekocht*

1 Portion marinierte Rote Beten (siehe Seite 239)

1 EL Dressing Nr. 2 (siehe Seite 241)

Meersalzflocken

1 Die Salatblätter waschen und trocken schleudern.

2 Die grünen Bohnen in einen Topf geben. Mit Rapsöl beträufeln. Salzen. Mit heißem Wasser begießen und 3 Minuten kochen. Danach mit eiskaltem Wasser abschrecken. Abtropfen lassen.

3 Die Avocadohälfte entkernen, schälen und das Fruchtfleisch in Scheiben schneiden. Mit Zitronensaft beträufeln. Die Haselnusskerne halbieren.

4 Radicchio und Frisée mit beiden Bohnensorten, Avocadoscheiben, Roter Bete, Nüssen und Dressing anrichten.

**** Kochen Sie reichlich davon vor und bewahren Sie die gekochten Bohnen in luftdicht verschließbaren Behältern im Kühlschrank auf. Alternativ können Sie auch Dosenbohnen verwenden.***

NÄHRWERTE PRO PERSON

Brennwert 420 kcal · Protein 11,9 g · Fett 25,1 g · Kohlenhydrate 44,2 g · Ballaststoffe 13,4 g

---

Radicchio und Frisée sind verhältnismäßig bittere Salate. Ich mag diese Geschmacksnote. Hier machen sich die Salate deshalb so gut, weil die Bohnen ziemlich neutral sind und Avocado und Dressing für Fett sorgen. Das alles passt richtig gut mit den Haselnüssen und der süßen Säuerlichkeit der marinierten Roten Beten zusammen.

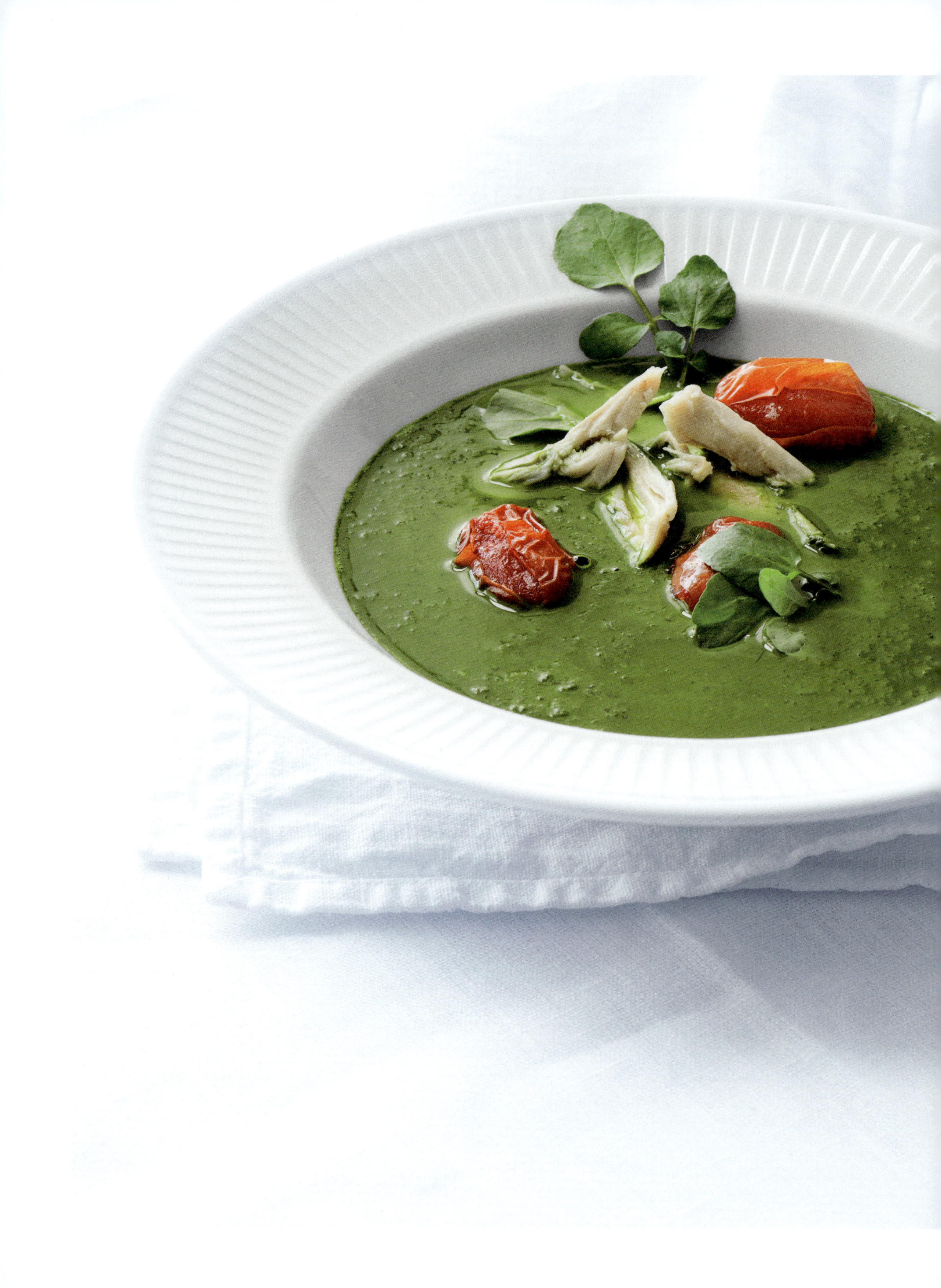

Grünkohlsuppe mit Chili, Knoblauch, Tomaten, Huhn und Brunnenkresse

FÜR 2 PERSONEN

6 San-Marzano-Tomaten oder andere kleine, aromatische Tomaten

200 g Grünkohl

600 ml Hühnerbrühe (siehe Seite 237)

½ TL zerstoßene Chiliflocken

1 Knoblauchzehe, geschält

2 EL Avocadoöl

200 g gekochtes Hähnchenfleisch*

1 Handvoll frische Brunnenkresse

Meersalzflocken und frisch gemahlener schwarzer Pfeffer

1 Den Backofen auf 190°C vorheizen.

2 Die Tomaten auf einem mit Backpaier belegtem Backblech etwa 10 Minuten im Ofen backen.

3 Den Grünkohl putzen. Dazu den Strunk entfernen und entsorgen. Die Blätter zerkleinern, gut waschen und trocken schleudern.

4 Die Brühe aufkochen und den Grünkohl 5 Minuten darin garen. Den Knoblauch in die Suppe pressen. Die Suppe mit Chili und Avocadoöl pürieren. Mit Salz und Pfeffer abschmecken.

5 Die sämige Suppe mit den gebackenen Tomaten, dem Hähnchenfleisch und Brunnenkresse anrichten.

**** Das Fleisch kann von einem ganzen gekochten Hähnchen abgezupft werden (siehe Hühnerbrühe Seite 237). Aber für dieses Gericht kann auch nur eine Brust oder ein Schenkel zubereitet werden.***

NÄHRWERTE PRO PERSON

Brennwert 425 kcal · Protein 30,2 g · Fett 24 g · Kohlenhydrate 28,3 g · Ballaststoffe 10,7 g

---

Knoblauch könnte in diesem Gericht auch in Form von knusprigen Knoblauchchips auftreten. Dazu den Knoblauch am besten mit einer Mandoline in feine Scheiben schneiden. In Olivenöl goldbraun braten, auf Küchenpapier gut abtropfen lassen und leicht salzen. Bereiten Sie eine große Portion zu. Ein kleiner Snack ist ruckzuck aufgegessen.

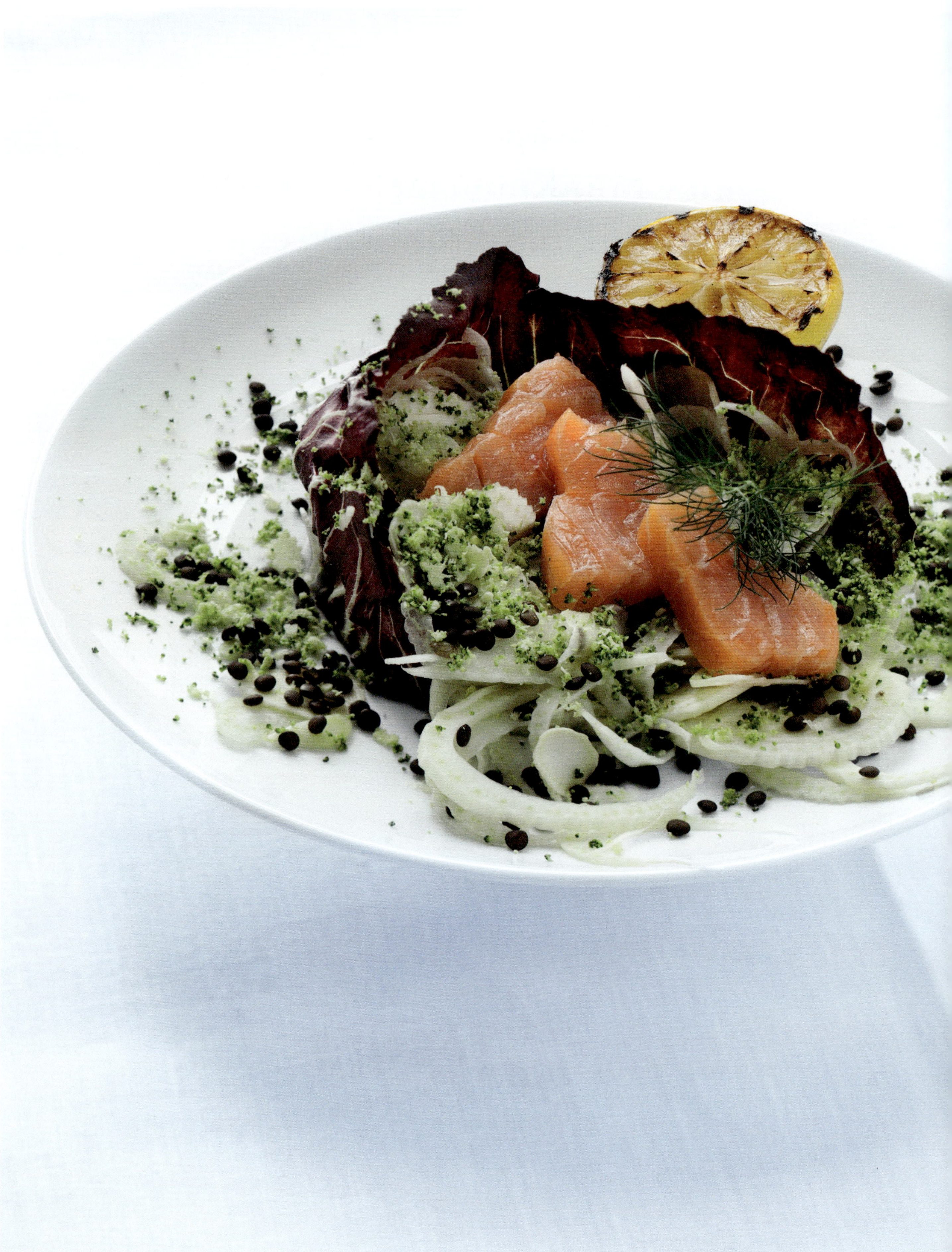

Salat mit Fenchel, Brokkoli, Belugalinsen und Räucherlachs

FÜR 1 PERSON

2 große Radicchioblätter oder andere Salatblätter

½ Fenchelknolle

1 (großes) Brokkoliröschen

1 Handvoll frische Dillspitzen

1 Bio-Zitrone

3 EL (vor)gekochte Belugalinsen oder grüne Linsen*

100 g geräucherter Lachs in dicken Scheiben

1 EL Dressing Nr. 1 (siehe Seite 241)

**** Kochen Sie gleich eine größere Portion und bewahren Sie sie den Rest für den nächsten oder übernächsten Tag im Kühlschrank auf.***

1 Salat waschen und trocken schütteln. Fenchel, Brokkoli und Dill küchenfertig vorbereiten. Den Fenchel sehr fein schneiden, am besten mit einer Mandoline, und sofort mit dem Saft einer halben Zitrone beträufeln.

2 Die andere Hälfte der Zitrone in Scheiben schneiden und in einer Grillpfanne rösten (oder bei gutem Wetter auf dem Grill draußen). Alternativ kann man sie auch frisch servieren.

3 Den Salat mit Fenchel, Linsen, Lachs und Dill anrichten. Mit dem Dressing beträufeln.

4 Das Brokkoliröschen darüberreiben. Mit einer Zitronenscheibe servieren.

NÄHRWERTE PRO PERSON

Brennwert 340 kcal · Protein 26,9 g · Fett 19,1 g · Kohlenhydrate 17,5 g · Ballaststoffe 3,7 g

---

In diesem Salat sind fast so viele Kalorien wie in einem Buttercroissant. Nichts gegen ein Croissant, aber für eine Anti-Entzündungs-Diät ist es recht ungünstig. Die Zutaten machen hier den entscheidenden Unterschied.

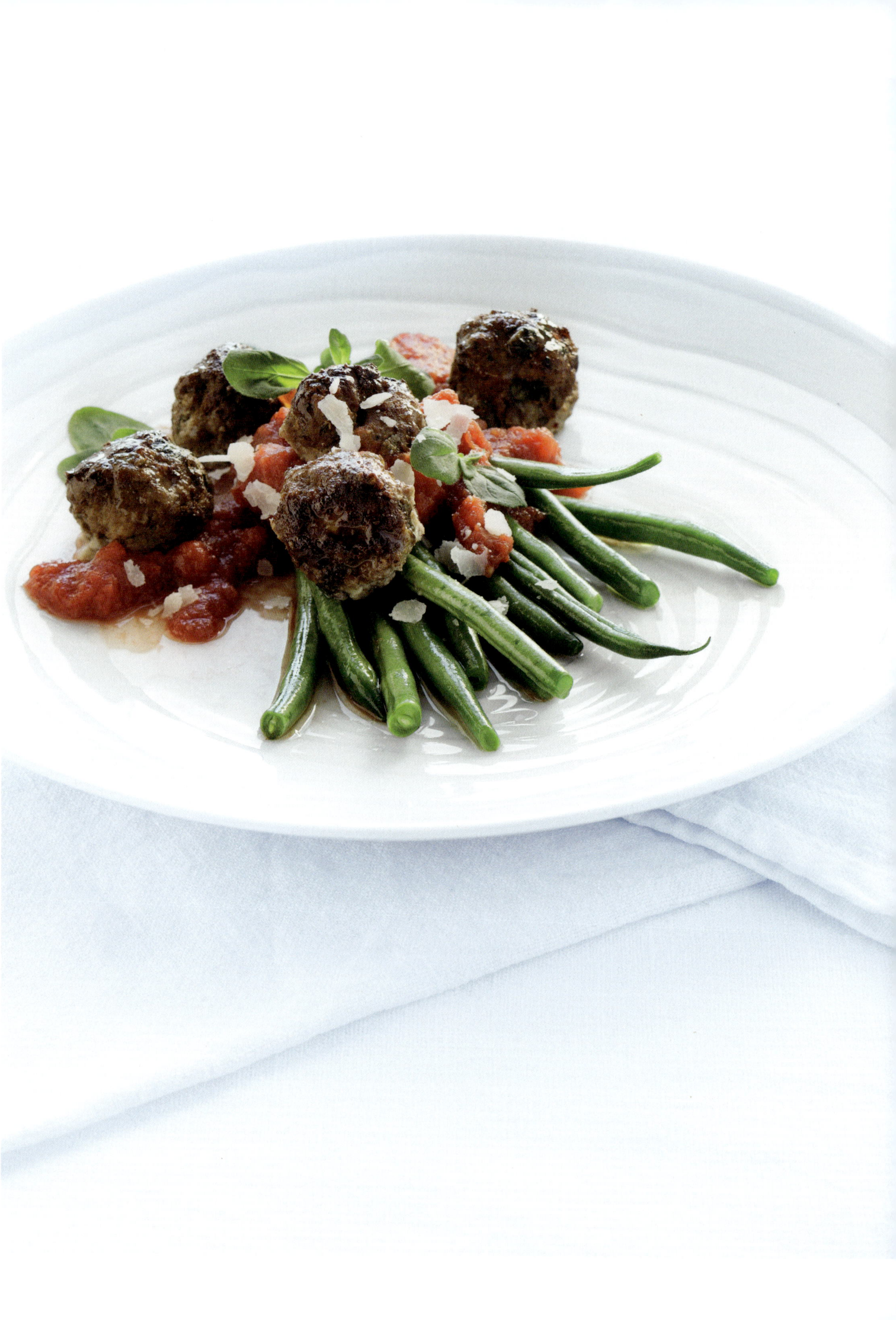

Italienische Hackbällchen mit Tomatensauce, grünen Bohnen und Knoblauch

FÜR 2 PERSONEN

25 g Quinoa

2 Knoblauchzehen, geschält

2–3 Stängel glatte Petersilie

250 g Rinderhackfleisch (5–7 % Fett)

4 EL geriebener Parmesan

fein abgeriebene Schale von 1 Bio-Zitrone

1 Ei

¼ TL zerstoßene Chiliflocken

2 EL Olivenöl extra vergine, zum Braten

250 g grüne Bohnen

kalt gepresstes Rapsöl, zum Beträufeln

200 ml Tomatenpüree

1 Knoblauchzehe, geschält und leicht angedrückt

frische Oregano- oder Basilikumblätter

1 Handvoll frisch gehobelte Parmesanspäne

Meersalzflocken und frisch geriebener schwarzer Pfeffer

1 Quinoa in leicht gesalzenem Wasser nach Packungsanleitung fast weich kochen. Die Zeit jedoch etwas reduzieren, da die Samen beim Braten der Hackbällchen noch weiter gegart werden.

2 Eine Knobluchzehe pressen. Die Petersilie hacken. Das Hackfleisch mit Quinoa, dem gepressten Knoblauch, Petersilie, Parmesan, Zitronenschale, Ei, Chili, Salz und Pfeffer vermengen. Aus der Hackfleischmasse esslöffelgroße Bällchen formen. In einer Pfanne 1 Esslöffel Olivenöl erhitzen und die Bällchen darin 10 Minuten goldbraun braten.

3 Die Bohnen in einen Topf geben, salzen und mit Rapsöl beträufeln. Mit heißem Wasser begießen, sodass sie gerade bedeckt sind, und etwa 15 Minuten garen.

4 Die restliche Knoblauchzehe andrücken und mit dem Tomatenpüree in einem Topf erwärmen. Die Zehe vor dem Anrichten entfernen, sie soll die Sauce nur aromatisieren. Das restliche Olivenöl unter die Sauce rühren und mit Salz und Pfeffer abschmecken.

5 Die Bohnen mit Tomatensauce, Hackbällchen, Oregano oder Basilikum und Parmesanspänen anrichten.

NÄHRWERTE PRO PERSON

Brennwert 534 kcal · Protein 45,8 g · Fett 30,7 g · Kohlenhydrate 22,7 g · Ballaststoffe 6,2 g

---

Eine italienische Mamma kocht ihre Tomatensauce in der Regel bis zu 8 Stunden. Man kann die Tomatensauce nach einem italienischen Rezept zubereiten oder aber ein fertiges Tomatenpüree kaufen. Greifen Sie bei der Fertigsauce zu einem hochwertigen italienisches Produkt.

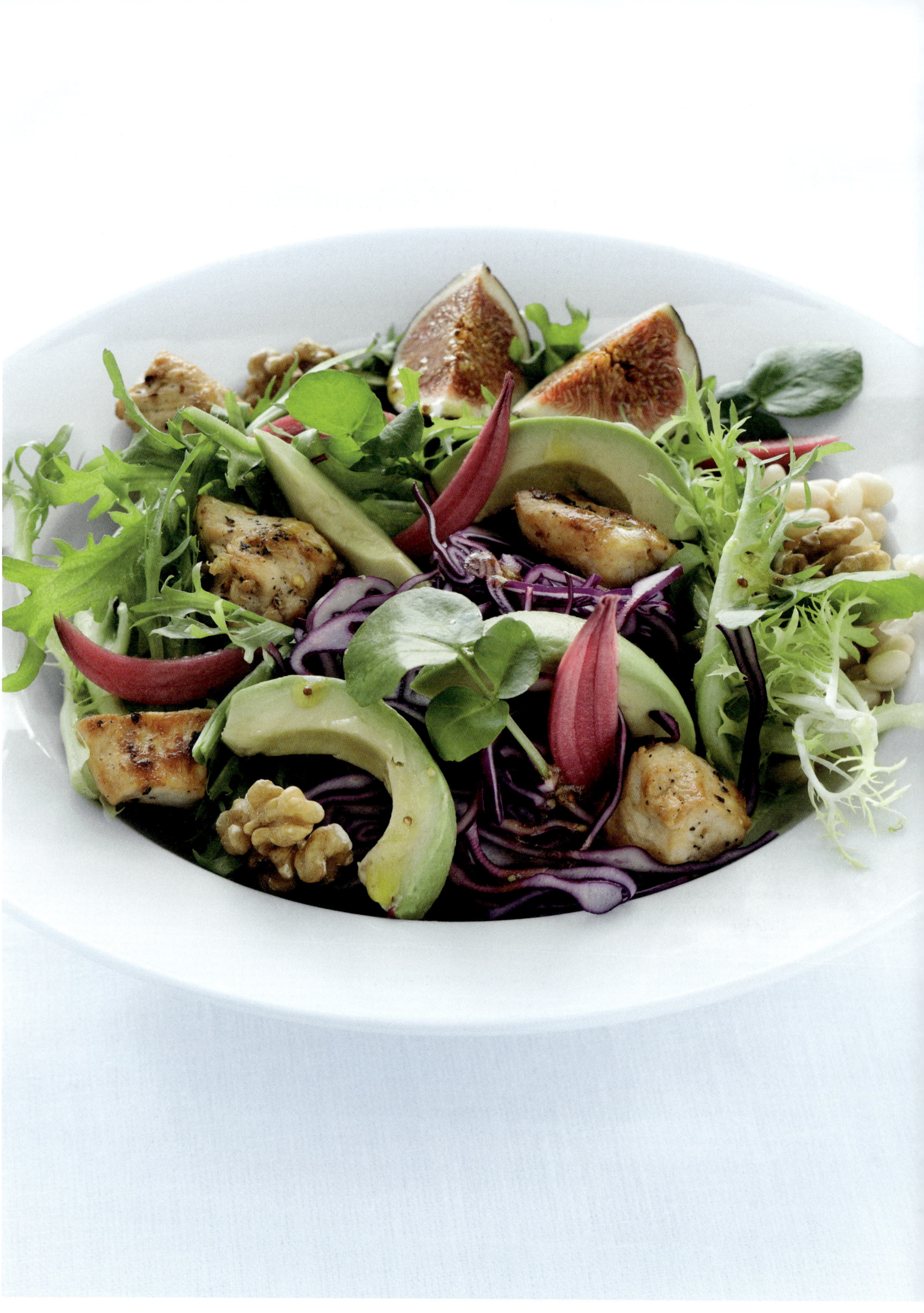

Salat mit Rotkohl, Hähnchenfilet, Avocado, weißen Bohnen und Feigen

FÜR 1 PERSON

2 Walnusskernhälften

1 Hähnchenbrustfilet

Olivenöl extra vergine, zum Braten

¼ TL zerstoßene Chiliflocken

1 große Handvoll Friséesalat

75 g Rotkohl

½ Avocado

2 TL Zitronensaft

2 EL eingeweichte und gekochte weiße Bohnen*

1 EL Dressing Nr. 2 (siehe Seite 241)

1 EL eingelegte rote Zwiebeln (siehe Tipp)

½ Feige, in kleine Stücke geschnitten

1 Handvoll frische Brunnenkresse

Meersalzflocken und frisch gemahlener schwarzer Pfeffer

1. Die Walnüsse in einer Pfanne ohne Fett rösten.
2. Das Hähnchenfleisch in mundgerechte Stücke schneiden und in einer Pfanne in etwas Olivenöl anbraten. Mit Salz, Pfeffer und Chili würzen.
3. Den Salat waschen und trocken schleudern. Den Rotkohl in feine Streifen schneiden.
4. Die Avocadohälfte entkernen, schälen und das Fruchtfleisch würfeln. Mit Zitronensaft beträufeln.
5. Salat und Rotkohl mit Hähnchenfilet, Bohnen, Dressing, Nüssen, eingelegten Zwiebeln, Avocado, Feige und Brunnenkresse anrichten.

Kochen Sie eine größere Portion und frieren Sie sie in einer Plastiktüte als Vorrat ein, alternativ können Sie Dosenbohnen verwenden.

NÄHRWERTE PRO PERSON

Brennwert 493 kcal · Protein 32,7 g · Fett 28,3 g · Kohlenhydrate 32,1 g · Ballaststoffe 9 g

---

Für die eingelegten Zwiebeln benötigen Sie: 250 Gramm rote Zwiebeln, 125 Milliliter Apfelessig, 50 Gramm Akazienhonig oder Agavensirup und 2 Teelöffel Meersalzflocken. Zwiebeln schälen, in Spalten schneiden. In den restlichen Zutaten marinieren und kühl stellen. Der Honig oder Sirup bringt die Anti-Entzündungs-Diät nicht in Gefahr, da man die Marinade ja nicht mitisst.

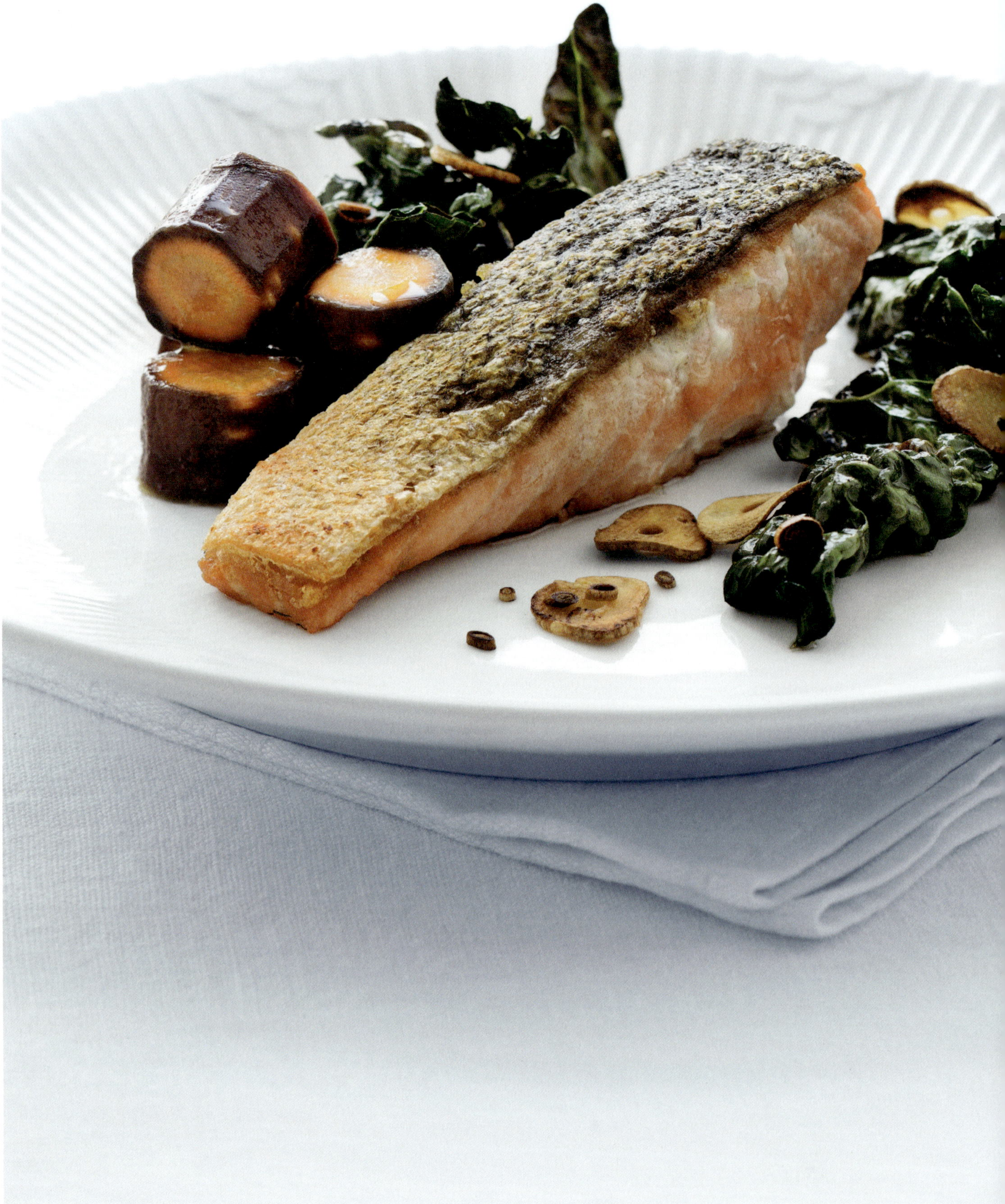

Gebratener Lachs mit Schwarzkohl, Knoblauchchips und violetten Karotten

FÜR 2 PERSONEN

250 g Schwarzkohl oder Grünkohl

2 Knoblauchzehen

3 EL Olivenöl extra vergine

250 g violette Karotten, alternativ orangefarbene

kalt gepresstes Rapsöl

2 Lachsfilets (à ca. 125 g), ohne Gräten, mit Haut

Meersalzflocken

1 Schwarzkohl putzen. Dazu Mittelstrunk entfernen, Blätter ablösen, Strunk entsorgen. Die Blätter zerkleinern, gründlich waschen und trocken schleudern.

2 Knoblauchzehen schälen und in dünne Scheiben schneiden, am besten mit einer Mandoline. In 1 Esslöffel Öl goldbraun braten. Auf Küchenpapier abtropfen lassen. Leicht salzen.

3 Die Karotten bürsten oder schälen und in größere Stücke schneiden. In einen Topf geben, salzen und mit Öl beträufeln. Mit heißem Wasser übergießen und etwa 4 Minuten kochen lassen.

4 Den Kohl in einer Pfanne mit 1 Esslöffel Olivenöl bei starker Hitze braten, bis er etwas zusammenfällt.

5 Die Lachsfilets in der Pfanne im restlichen Öl erst auf der Hautseite braten, bis sie knusprig geworden ist, dann wenden und von der anderen Seite fertig braten. Die Filets auf Küchenpapier legen und salzen.

6 Filets mit Schwarzkohl, Knoblauchchips und Karottenstücken anrichten.

NÄHRWERTE PRO PERSON

Brennwert 411 kcal · Protein 29,9 g · Fett 24,4 g · Kohlenhydrate 24,7 g · Ballaststoffe 11,4 g

Gebackener Lachs ist lecker. Gebraten schmeckt Lachs wieder anders, köstlich für den, der knusprige Haut gern mag. Gekochter oder pochierter Lachs ist für mich ein No-Go. Lachs kommt aus dem Wasser und sollte nicht im Wasser gegart werden, finde ich. Wenn ich Lachs pochiere, dann in Kokosmilch. Das schmeckt richtig gut. Aber das kommt dann ins nächste Buch.

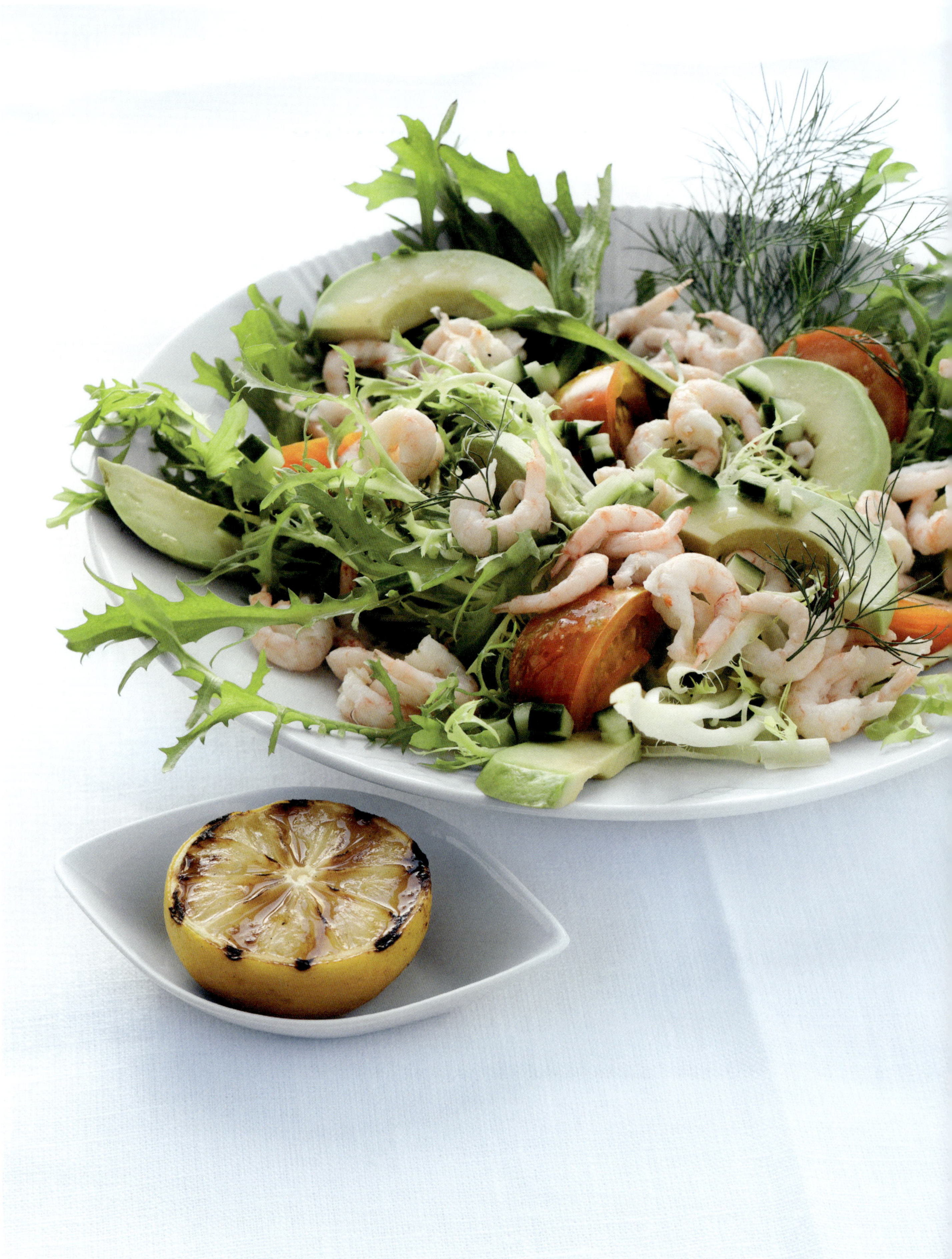

Salat mit Garnelen, Avocado, Tomate, Zitrone, Dill und Gurke

FÜR 1 PERSON

150 g geschälte Garnelen, küchenfertig

¼ Friséesalat oder ein anderer grüner Salat

1 Handvoll frische Dillspitzen

1 Bio-Zitrone

½ Avocado

1 große Tomate

¼ Gurke

1 EL Dressing Nr. 1 (siehe Seite 241)

1 Die Garnelen abspülen und in einem Sieb gut abtropfen lassen.

2 Salat und Dill waschen und trocken schleudern.

3 Die Zitrone halbieren. Die Avocadohälfte entkernen, schälen und das Fruchtfleisch in Scheiben schneiden. Sofort mit etwas Saft aus der einen Zitronenhälfte beträufeln. Die andere Hälfte in einer Grillpfanne oder draußen auf dem Grill rösten. Sie kann aber auch frisch serviert werden.

4 Die Tomate in dünne Spalten schneiden. Die Gurke längs halbieren, die Kerne mit einem Teelöffel herausschaben und das Fruchtfleisch klein würfeln.

5 Salat mit Avocado, Tomate, Garnelen, Gurke, Dressing und Dill anrichten. Die gegrillte oder frische Zitrone danebenlegen.

NÄHRWERTE PRO PERSON

Brennwert 335 kcal · Protein 28,2 g · Fett 19,1 g · Kohlenhydrate 15,8 g · Ballaststoffe 5,2 g

Friséesalat ist leicht bitter. Schade, dass er so selten angeboten wird. Fragen Sie doch einfach mal bei Ihrem Gemüsehändler nach, ob er ihn nicht ins Sortiment aufnehmen kann oder vielleicht sogar saisonal anbietet.

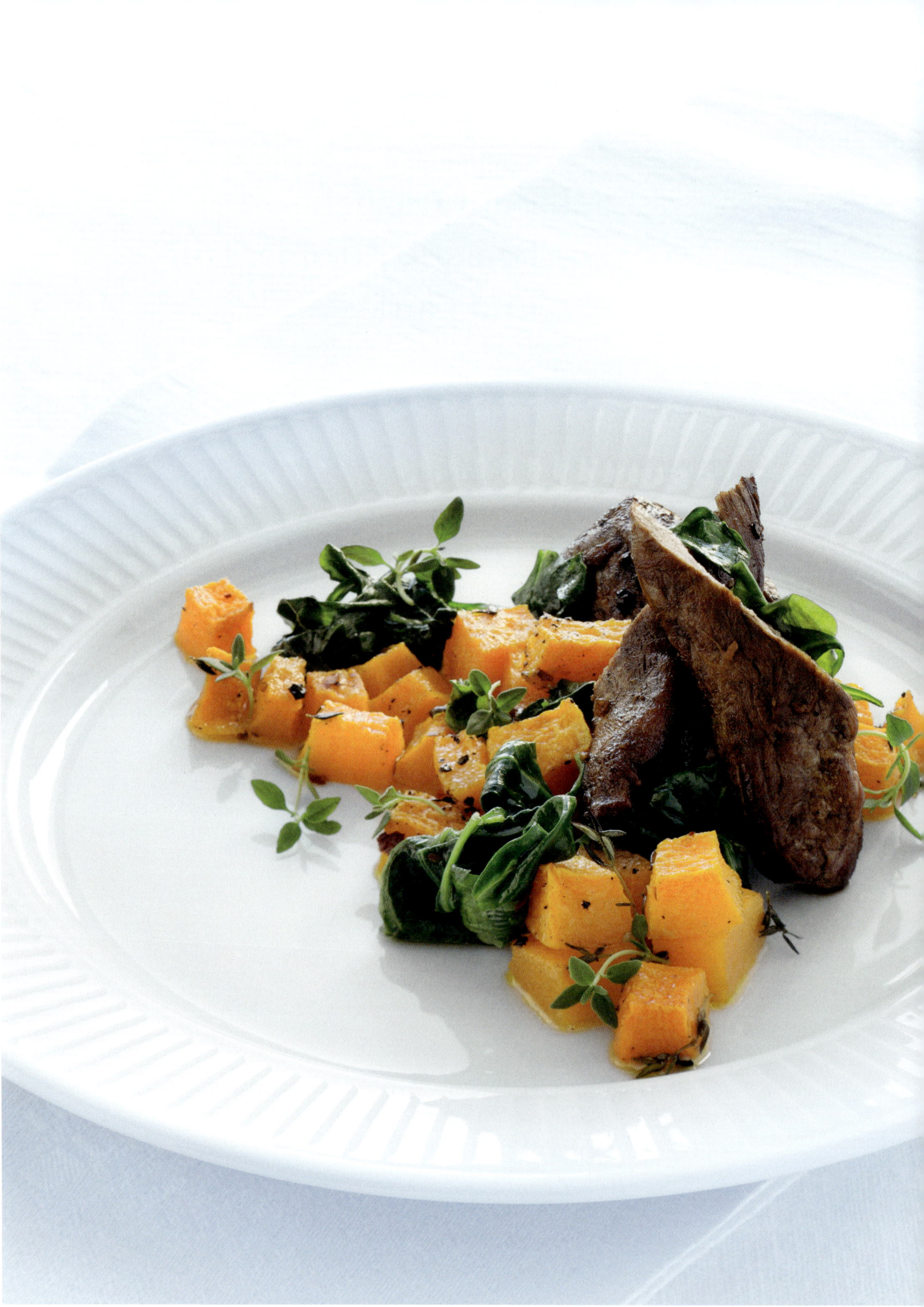

Lammlende mit Spinat und gebackenem Butternusskürbis

FÜR 2 PERSONEN

250 g Butternusskürbis

1 EL Avocadoöl

1 Handvoll frische Thymianblätter

300 g Spinat

4 TL Olivenöl extra vergine, plus etwas mehr

1 TL Butter

4 Stück Lammlende (à ca. 100 g)

2 EL dunkler Balsamico (beste Qualität)

2 EL kalt gepresstes Rapsöl

Meersalzflocken

1 Den Backofen auf 200 °C vorheizen.

2 Kürbisdeckel und -boden wegschneiden und den Kürbis längs halbieren. Die Kerne mit einem Löffel herausschaben und den Kürbis schälen. Das Fruchtfleisch in kleine Würfel schneiden. Mit Avocadoöl, der Hälfte des Thymians und Salz einreiben. Auf einem mit Backpapier belegtem Backblech im Ofen etwa 15 Minuten backen.

3 Den Spinat waschen. Zum Abtropfen in ein Sieb geben. 2 Teelöffel Olivenöl in einem Topf erhitzen, den Spinat dazugeben, salzen und zusammenfallen lassen. Den Spinat in einem Sieb abtropfen lassen und leicht ausdrücken. Bis zum Servieren warm halten.

4 Das restliche Olivenöl in der Pfanne erhitzen. Die Butter darin aufschäumen lassen und die Lammlende darin etwa 5 Minuten unter mehrmaligem Wenden scharf braten. Den Balsamico angießen und aufkochen lassen. Das Fleisch herausnehmen und in Backpapier und ein Tuch einwickeln.

5 Kürbiswürfel mit dem restlichen Thymian und dem Spinat anrichten. Das Fleisch schräg aufschneiden und je 1 Esslöffel Rapsöl über jede Portion träufeln.

NÄHRWERTE PRO PERSON

Brennwert 381 kcal · Protein 30,7 g · Fett 25,9 g · Kohlenhydrate 8,8 g · Ballaststoffe 3,5 g

---

Lende vom Lamm ist beliebt und wird oft in Restaurants angeboten. Wenn Sie die Möglichkeit haben, Fleisch von Freilandtieren zu kaufen, dann ist das für eine Anti-Entzündungs-Diät optimal. Das Fleisch schmeckt nicht nur besser … es ist auch gesünder.

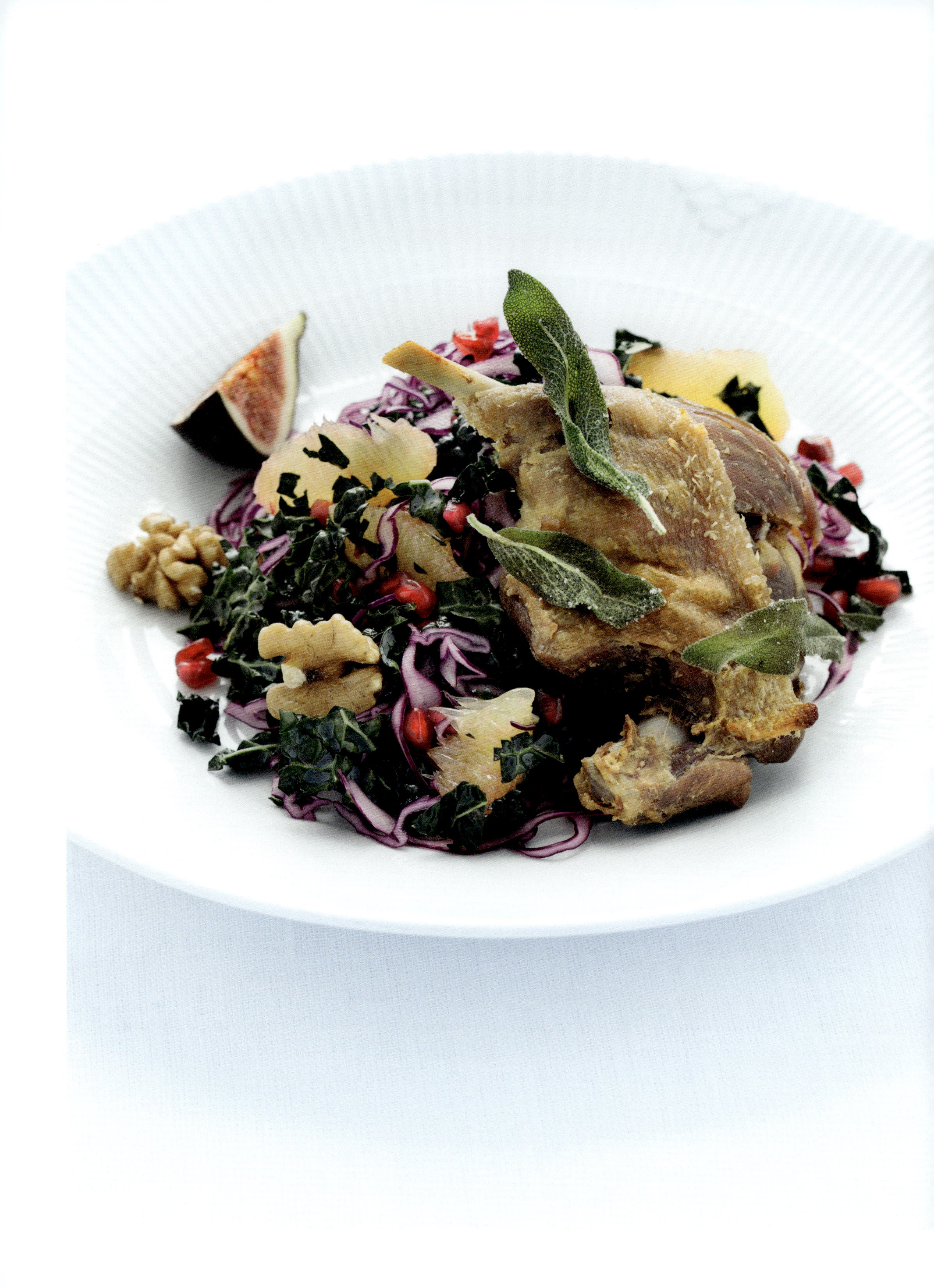

Rotkohlsalat mit Schwarzkohl, Enten-Confit und Granatapfelkernen

FÜR 1 PERSON

Confit von einem Entenschenkel (siehe Tipp)

3 Walnusskernhälften

3 Salbeiblätter

Olivenöl extra vergine, zum Braten

50 g Schwarz- oder Grünkohl

75 g Rotkohl

1 EL Dressing Nr. 3 (siehe Seite 241)

½ Orange

1 EL Granatapfelkerne

¼ Feige

Meersalzflocken

1 Den Backofen auf 190°C vorheizen.

2 Die Entenschenkel in Bratreine setzen und im Ofen 25 Minuten im eigenen Fett rundum knusprig braten.

3 Die Walnüsse in einer Pfanne ohne Fett rösten. Die Salbeiblätter in Olivenöl kurz braten. Auf Küchenpapier abtropfen lassen, leicht salzen.

4 Die beiden Kohlsorten vorbereiten. Dazu vom Schwarz- oder Grünkohl den Mittelstrunk entfernen. Die Blätter zerkleinern, waschen und trocken schleudern. Den Rotkohl in feine Streifen schneiden. Den Kohl in eine Schüssel geben und gut mit dem Dressing vermischen.

5 Zum Filetieren der Orange oben und unten einen Deckel wegschneiden. Dann die Frucht so schälen, dass die weiße Haut mit entfernt wird. (Für 1 Person reicht die Hälfte einer Orange.) Mit einem scharfen Messer die Filets aus den Trennwänden lösen.

6 Den Kohl mit Orangenfilets, gerösteten Walnüssen, Entenschenkel, knusprigen Salbeiblättern, Granatapfelkernen und Feige anrichten.

NÄHRWERTE PRO PERSON

Brennwert 466 kcal · Protein 40,4 g · Fett 25,9 g · Kohlenhydrate 21,6 g · Ballaststoffe 6,3 g

---

Sie können Enten-Confit auch selbst herstellen, aber die Konserven, in denen diese Köstlichkeiten stecken, sind eine gute Alternative. Viele Supermärkte haben Confit im Angebot: Eine köstliche Mahlzeit – als Mittagessen oder als warmes Abendessen.

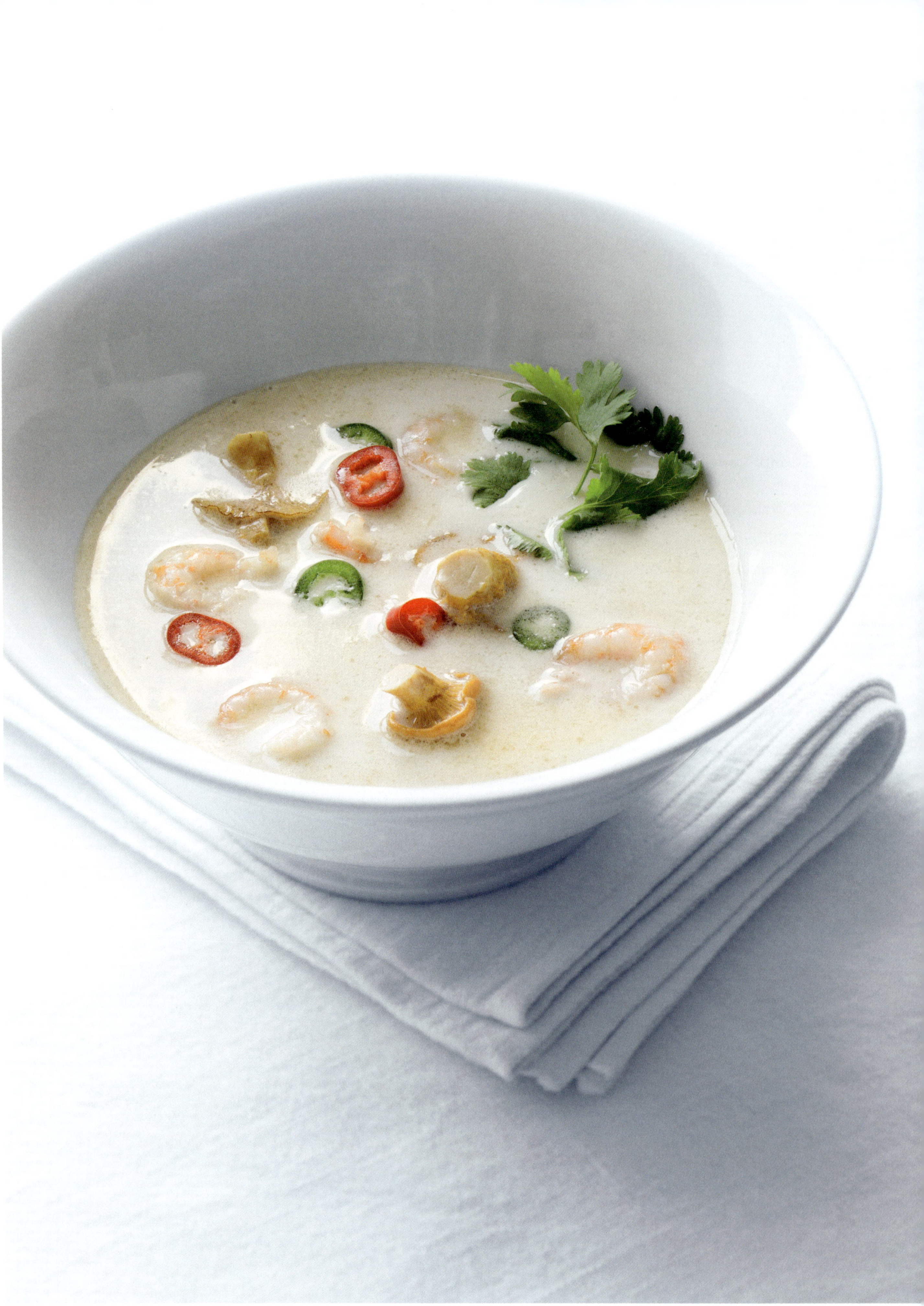

Thaisuppe mit würziger Kokosmilch, Garnelen und Pilzen

FÜR 2 PERSONEN

1 kleine Schalotte

1 Stängel Zitronengras

1 Knoblauchzehe

2 TL fein gehackter frischer Ingwer

2 TL Walnussöl oder Olivenöl extra vergine

¼ TL zerstoßene Chiliflocken

1 Bio-Limette

1 EL Fischsauce

400 ml Hühnerbrühe (siehe Seite 237)

200 ml Kokosmilch

150 g Pilze (z. B. Pfifferlinge, Champignons, Shiitake-Pilze, Austernpilze u. a.)

300 g Garnelen, geschält

1 rote und 1 grüne Chilischote

1 Handvoll Koriandergrün

Meersalzflocken

1 Die Schalotte schälen, fein würfeln. Trockene Zitronengrashüllblätter entfernen, den Stängel etwas weich klopfen und die weiche Mitte fein würfeln.

2 Den Knoblauch schälen und pressen. In einer Pfanne mit Walnussöl Schalotte, Zitronengras, Knoblauch und Ingwer bei geringer Hitze unter Rühren glasig dünsten. Chiliflocken, abgeriebene Limettenschale und Fischsauce dazugeben.

3 Brühe und Kokosmilch angießen und die Suppe 5 Minuten köcheln lassen. Währenddessen die Pilze mit der Bürste putzen und die Wurzelansätze entfernen. Bei Shiitake-Pilzen wird der ganze Stiel weggeschnitten. Die Pilze hinzufügen.

4 Wenn die Pilze nach ein paar Minuten gar sind, die Garnelen zugeben. Sie sollten nur kurz erwärmt werden, sonst werden sie gummiartig. Mit Salz oder Fischsauce und Limettensaft abschmecken.

5 Die Chilischoten in Ringe schneiden, eventuell die Kerne entfernen. Die Suppe mit roten und grünen Chiliringen anrichten oder diese dazu servieren. Mit Koriandergrün garnieren.

NÄHRWERTE PRO PERSON

Brennwert 507 kcal · Protein 33,8 g · Fett 30,9 g · Kohlenhydrate 28,2 g · Ballaststoffe 7,6 g

---

Diese Suppe kann auch mit Hähnchen, zum Beispiel gewürfelten Hähnchenbrustfilets, zubereitet werden. Das Fleisch wird nur geringfügig länger pochiert als die Garnelen. Die Original-Thaisuppe heißt Tom Kha Gai: die beste und schönste Suppe, die schnell gekocht ist – und die alle Gäste lieben.

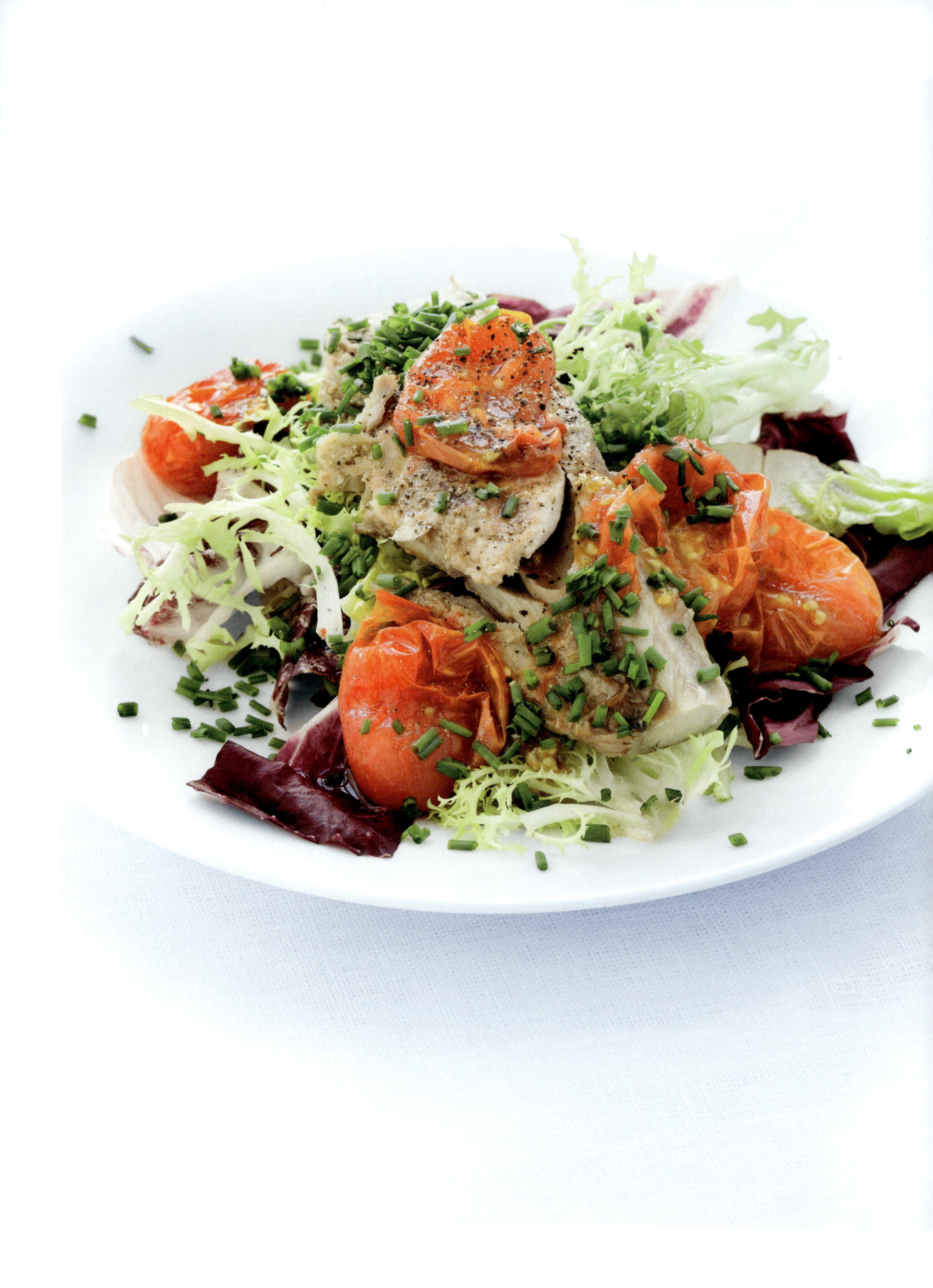

Brot mit geräucherter Makrele, gebackenen Tomaten, Salat und Schnittlauch

FÜR 1 PERSON

5 San-Marzano-Tomaten oder andere kleine, aromatische Tomaten*

1 Handvoll Salat nach Wahl, hier Radicchio, Herzblatt- und Friséesalat

1 Scheibe Roggenbrot

75 g geräucherte Makrele

2 EL in Röllchen geschnittener Schnittlauch

frisch gemahlener schwarzer Pfeffer

1 Den Backofen auf 190 °C vorheizen.

2 Die Tomaten auf ein mit Backpapier belegtes Backblech legen und etwa 10 Minuten im Ofen backen.

3 Den Salat waschen und trocken schleudern. Das Brot mit Salat, Makrele, Tomaten, Schnittlauch und Pfeffer anrichten.

** Alternativ kann man kleine, aromatische Tomaten mit etwas Salz, Pfeffer und frischen Thymianblättern würzen und im Ofen 3 Stunden bei nur 90 °C garen. Die halb getrockneten Tomaten werden dann in Rapsöl oder Olivenöl extra vergine eingelegt und im Kühlschrank aufbewahrt.*

NÄHRWERTE PRO PERSON

Brennwert 357 kcal · Protein 18 g · Fett 19,3 g · Kohlenhydrate 31,5 g · Ballaststoffe 6,3 g

Eine Scheibe Roggenbrot mit einer Dose Makrelen in Tomatensauce ist ernährungsphysiologisch eine gesunde Mahlzeit, wenn sie noch mit Salat und Schnittlauch garniert wird. Lesen Sie jedoch auf der Dose genau die Zutatenliste durch. Manche dieser Produkte enthalten Zuckerzusätze. Bei der Variante hier ist man sicher davor. Achten Sie bei Dosenmakrelen auf Qualität. Die hat ihren Preis.

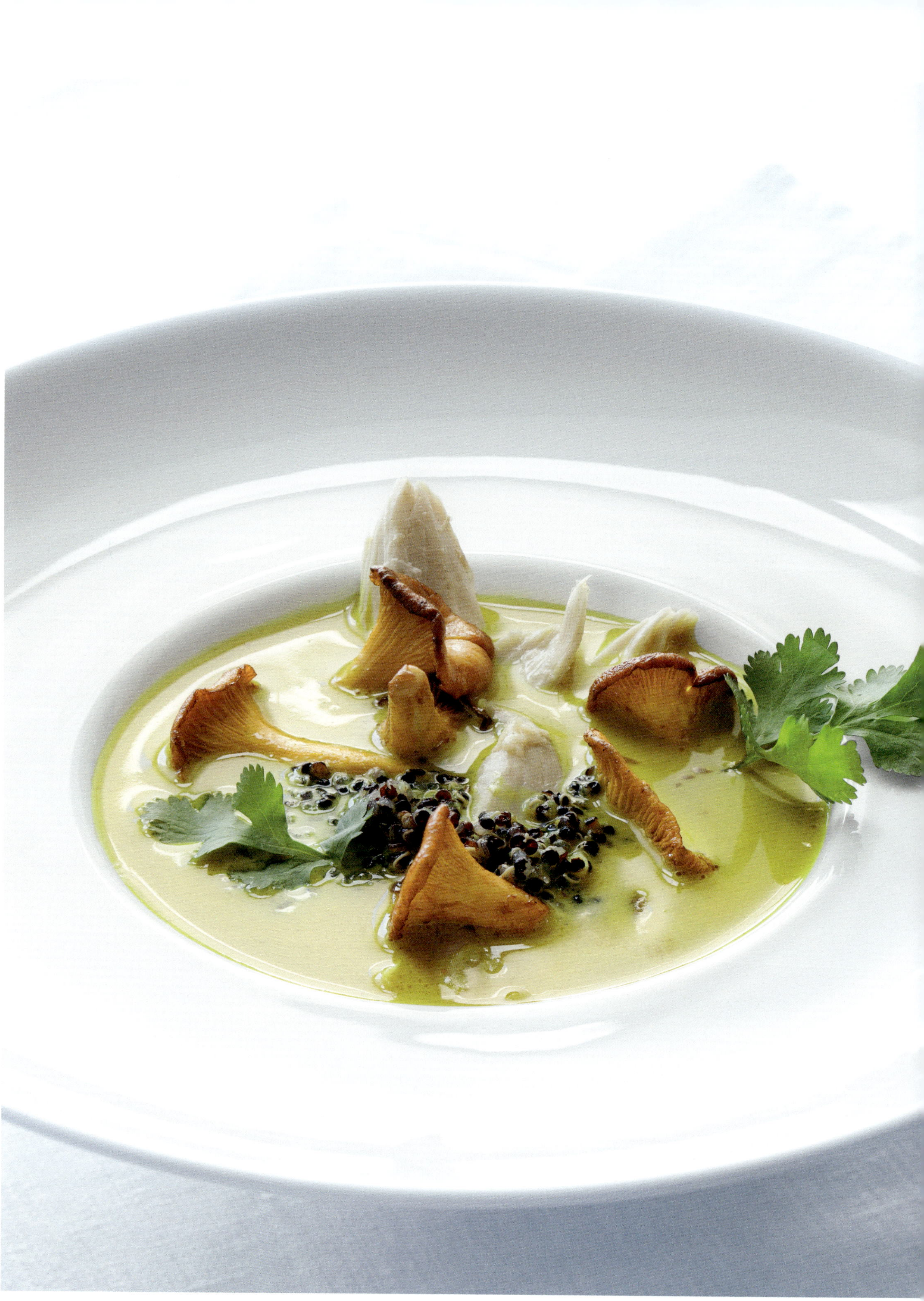

Mulligatawny – Currysuppe mit Kurkuma, Pilzen, Huhn und Quinoa

FÜR 2 PERSONEN

75 g schwarze Quinoa, alternativ helle oder rote

100 g Pilze (z. B. Pfifferlinge, Champignons, Shiitake-Pilze, Austernpilze u. a.)

3 TL Olivenöl extra vergine

1 Handvoll Koriandergrün

2 Knoblauchzehen

2 TL fein geriebener Ingwer

1 EL Currypulver

2 TL gemahlene Kurkuma oder auch frisch geriebene

¼ TL zerstoßene Chiliflocken

450 ml Hühnerbrühe (siehe Seite 237)

150 ml Kokosmilch

1 Limette

200 g gekochtes Hähnchenfleisch*

Meersalzflocken

1 Quinoa in leicht gesalzenem Wasser nach Packungsanleitung garen.

2 Die Pilze vorbereiten – mit der Bürste putzen und Wurzelansätze entfernen. In einer Pfanne 2 Teelöffel Olivenöl erhitzen und die Pilze darin braten. Bis zur Verwendung warm halten.

3 Koriandergrün waschen, die Blätter ablösen und in Küchenpapier trocknen.

4 Den Knoblauch schälen, in feine Scheiben schneiden und in 1 Teelöffel Olivenöl kurz braten. Ingwer, Curry, Kurkuma und Chili dazugeben. Brühe und Kokosmilch angießen. Die Suppe etwa 5 Minuten köcheln lassen. Mit Salz und Limettensaft abschmecken.

5 Suppe mit klein geschnittenem Hähnchenfleisch, Pilzen, Quinoa und Koriandergrün anrichten.

***** Von einem ganzen Hähnchen (siehe unter Hühnerbrühe Seite 237) oder als Hähnchenbrust oder -schenkel extra zubereitet.***

NÄHRWERTE PRO PERSON

Brennwert 606 kcal · Protein 31,7 g · Fett 34,2 g · Kohlenhydrate 47,7 g · Ballaststoffe 7,8 g

---

Entweder liebt man Koriandergrün oder man hasst es, weil es scheinbar wie Seife schmeckt. Ich brauchte etwas Zeit, um es schätzen zu lernen und mich an den Geschmack zu gewöhnen. Heute esse ich es zu allen meinen Currygerichten und mag es sehr. Es ist eine echte Bereicherung und regt meine Geschmacksnerven an. Alternativ lässt sich glatte Petersilie oder Minze verwenden.

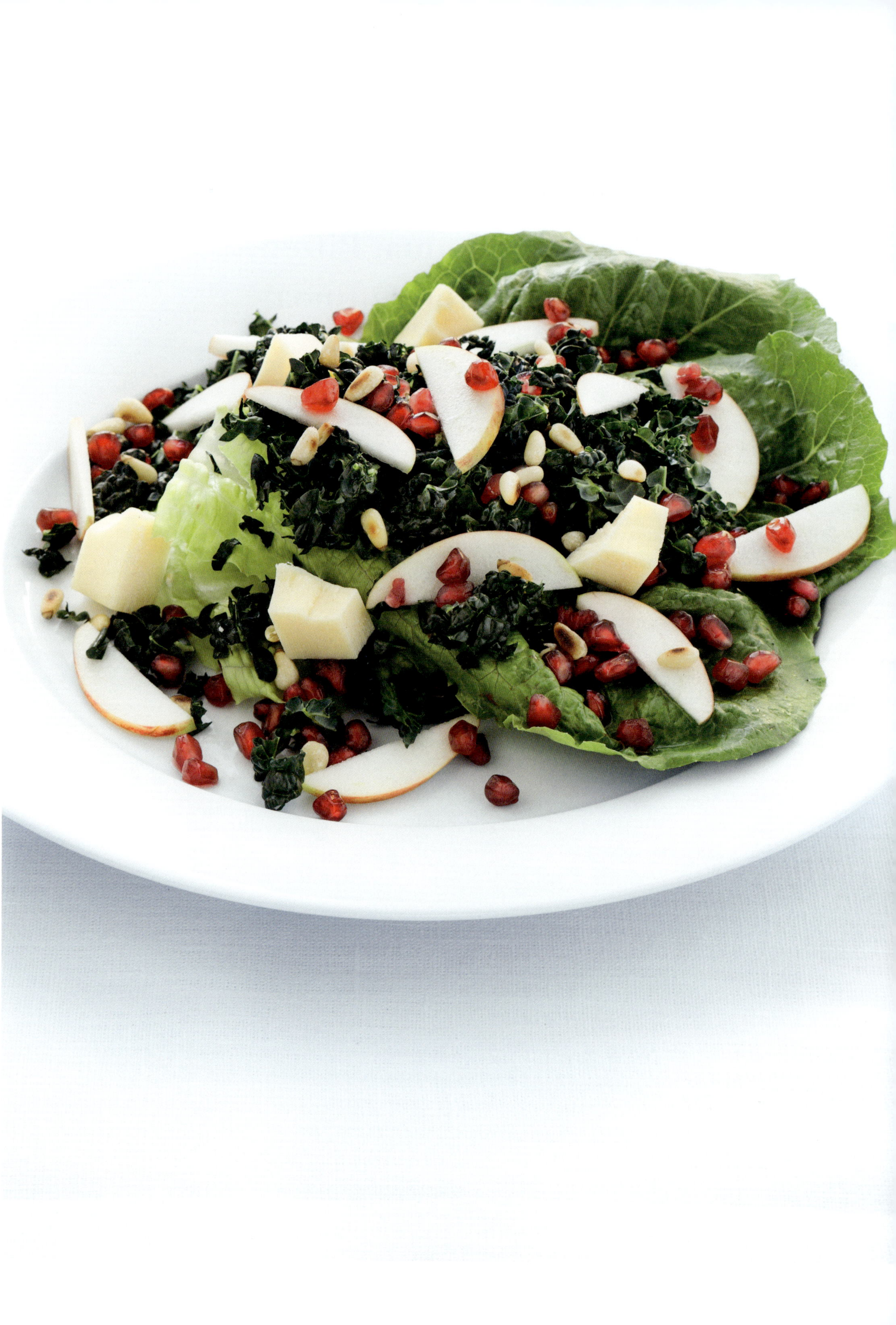

Schwarzkohl-Romanasalat mit Apfel, Käse und gerösteten Pinienkernen

FÜR 1 PERSON

100 g Schwarz- oder Grünkohl

2–3 Blätter Romanasalat

1 EL Pinienkerne

½ Apfel

1 TL Zitronensaft

50 g Bergkäse oder ein anderer weißlich-gelber Hartkäse

1 EL Dressing Nr. 2 (siehe Seite 241)

1 EL Granatapfelkerne

1. Schwarz- oder Grünkohl waschen, trocken schleudern. Die Blätter vom Mittelstrunk abtrennen und den Strunk entsorgen. Die Blätter nochmals waschen und trocken schleudern. Den Kohl fein hacken.
2. Die Salatblätter waschen und trocken schleudern.
3. Die Pinienkerne in einer Pfanne ohne Öl leicht rösten. Den Apfel in feine Spalten schneiden und mit Zitronensaft beträufeln. Den Käse fein würfeln.
4. Kohl, Dressing, Apfel, Granatapfelkerne, Pinienkerne und Käsewürfel auf den Salatblättern anrichten.

NÄHRWERTE PRO PERSON

Brennwert 384 kcal · Protein 19,2 g · Fett 27 g · Kohlenhydrate 21,1 g · Ballaststoffe 8 g

---

Wussten Sie, dass 18 Köpfe Eisbergsalat den gleichen Nährwert haben wie ein einziger Kopf Weißkohl? Abgesehen davon besitzt Weißkohl aber mit Sicherheit mehr Vitamin C. Also: Mischen Sie etwas herzhaften Kohl unter Ihre zarten, schmackhaften Salate.

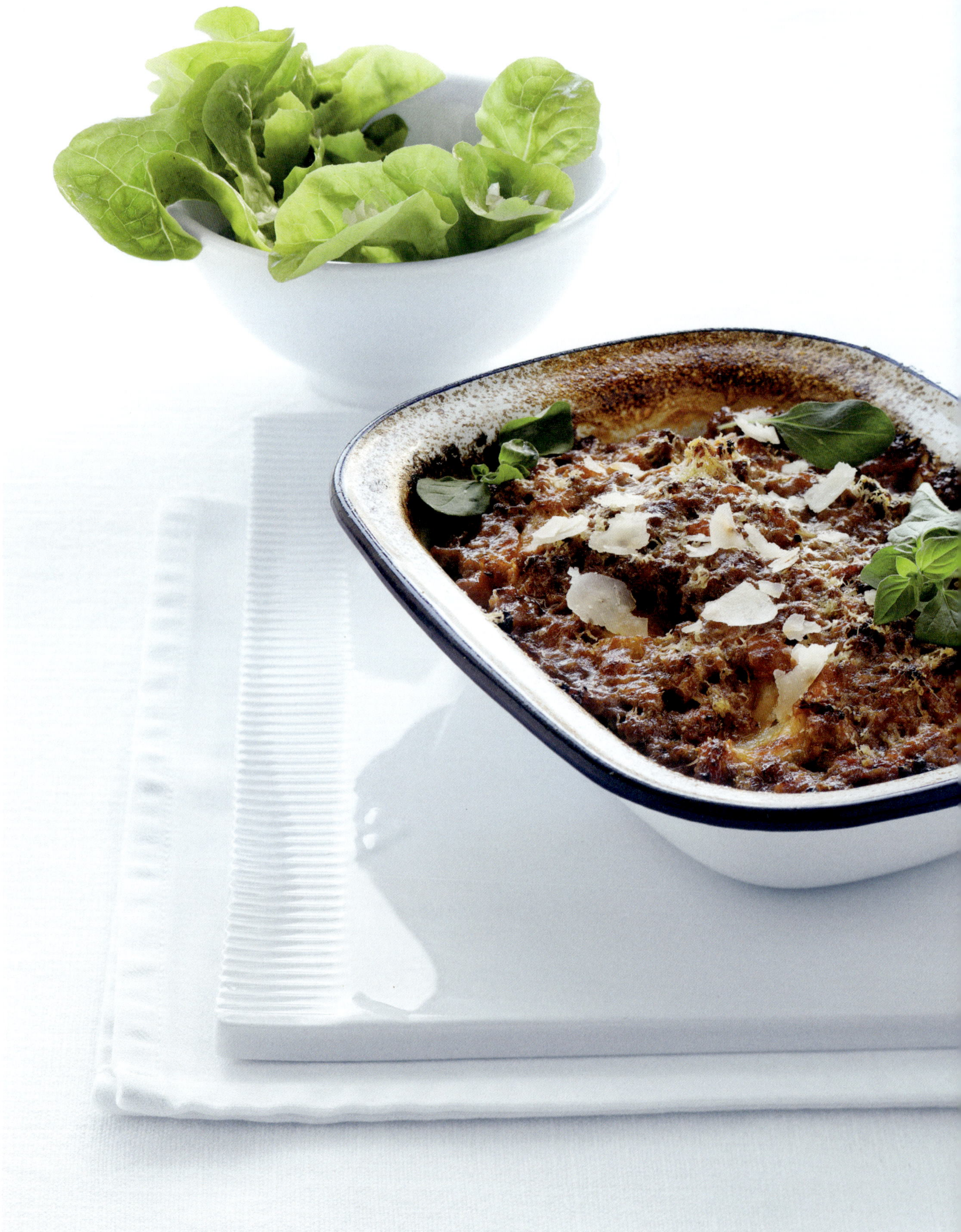

Zucchini-Lasagne mit Tomaten, Basilikum, Parmesan und grünem Salat

FÜR 2 PERSONEN

1 Zwiebel

1 Karotte

2 Stangen Staudensellerie

1 EL Olivenöl extra vergine

200 g Rinder- oder Kalbshackfleisch (3–7 % Fett)

400 g fein gehackte Tomaten (aus der Dose)

100 ml Hühnerbrühe (siehe Seite 237)

1 Zucchino

80 g Büffelmozzarella

4 EL geriebener Parmesan

1 Handvoll frischer Oregano oder Basilikumblätter

1 Kopf grüner Salat

1 kleine Schalotte

2 TL Dressing Nr. 1 (siehe Seite 241)

Meersalzflocken und frisch gemahlener schwarzer Pfeffer

1 Den Backofen auf 200°C vorheizen.

2 Zwiebel schälen. Die Karotte putzen. Zwiebel, Karotte und Staudensellerie klein würfeln. Das ist das klassische italienische »Soffritto«. In Olivenöl dünsten. Das Hackfleisch dazugeben und krümelig anbraten.

3 Die Tomaten hinzufügen und alles 30 Minuten sanft köcheln lassen. Zwischendurch die Brühe angießen. Mit Salz und Pfeffer abschmecken.

4 Den Zucchino längs in dünne Streifen schneiden, am besten mit einer Mandoline. Sie sollten sehr dünn sein. Mit einem Messer ist das schwierig. Den Mozzarella in Scheiben schneiden.

5 Die Fleischsauce und die Zucchinistreifen abwechselnd in eine Auflaufform schichten. Den Mozzarella auf der obersten Saucenlage verteilen. Die Lasagne in den Ofen stellen. Nach 10 Minuten mit Parmesan bestreuen und weitere 10 Minuten backen.

6 Die Lasagne mit Oregano oder Basilikum garnieren und mit einem grünen Salat mit fein geschnittener Schalotte und Dressing servieren.

NÄHRWERTE PRO PERSON

Brennwert 583 kcal · Protein 45,1 g · Fett 35 g · Kohlenhydrate 26,8 g · Ballaststoffe 7,7 g

---

Sugo kocht man am besten immer gleich auf Vorrat, einfach weil die Zubereitung zeitaufwendig ist und der Sugo bei größeren Mengen besser wird. Und es ist fantastisch, ein paar Portionen davon im Tiefkühlfach zu haben. Dann kann man ganz spontan ein schnelles, gesundes Gericht kochen.

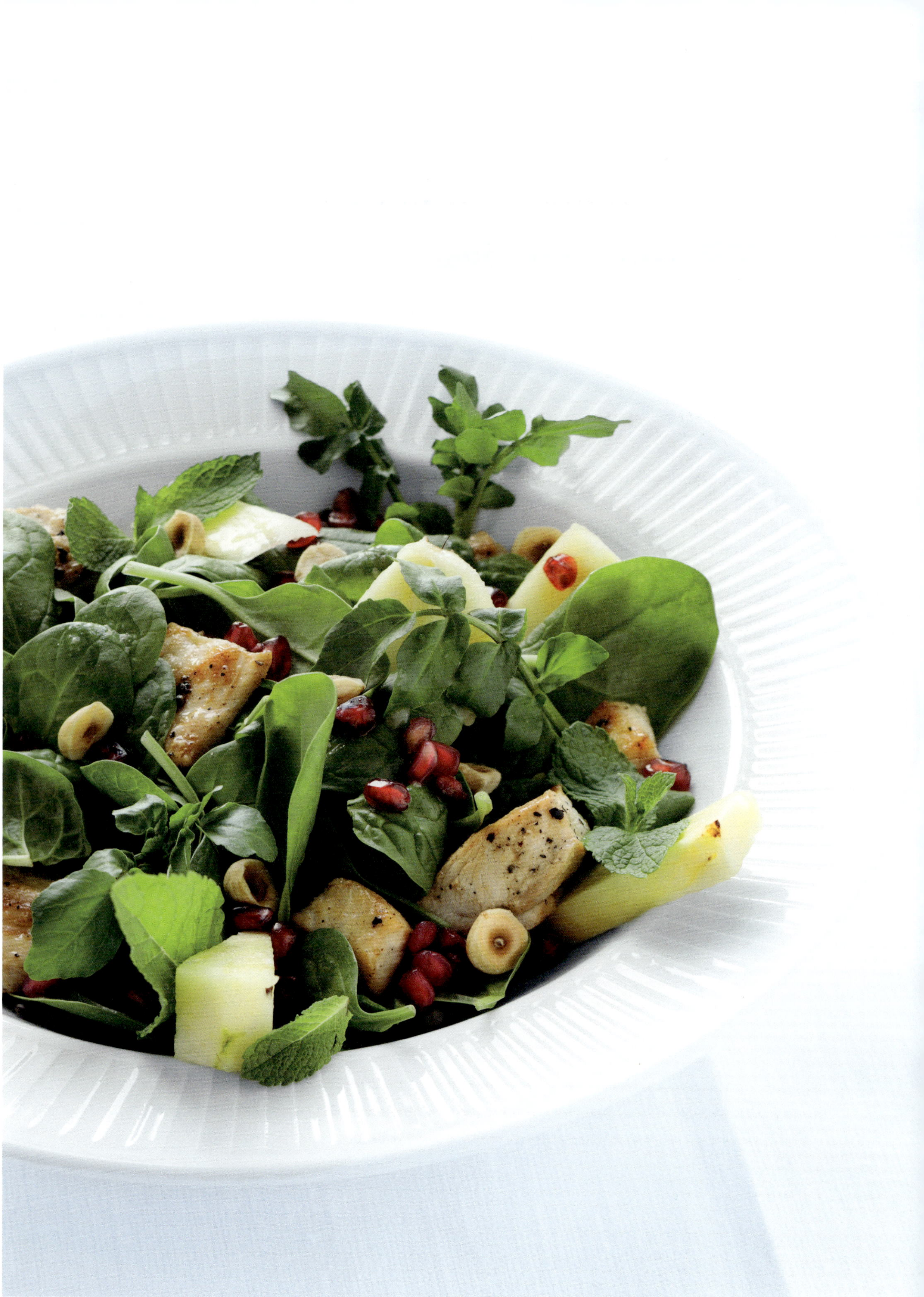

Spinatsalat mit Huhn, Granatapfelkernen, Ananas, Haselnüssen und Minze

FÜR 1 PERSON

1 Hähnchenbrustfilet

Olivenöl extra vergine

50 g zarter Spinat

1 Handvoll frische Brunnenkresse

1 Handvoll frische Minze

25 g frische Ananas

9 Haselnüsse, geröstet, ohne Haut

2 EL Granatapfelkerne

1 EL Dressing Nr. 1 (siehe Seite 241)

Meersalzflocken und frisch gemahlener schwarzer Pfeffer

1. Das Filet in kleinere Stücke schneiden. In etwas Öl braten und mit Salz und Pfeffer würzen.
2. Spinat, Brunnenkresse und Minze waschen und trocken schleudern.
3. Die Ananas schälen, den Strunk entfernen und das Fruchtfleisch in Würfel schneiden. Die Haselnüsse mit einem Messer halbieren.
4. Spinat mit Hähnchenfleisch, Ananas, Haselnüssen, Granatapfelkernen, Dressing, Minze und Brunnenkresse anrichten.

NÄHRWERTE PRO PERSON

Brennwert 369 kcal · Protein 29,2 g · Fett 22,6 g · Kohlenhydrate 14,2 g · Ballaststoffe 2,6 g

---

Essen Sie viel Ananas, aber in kleinen Portionen!
Der Saft kann mit anderen Zutaten gemixt oder eingefroren werden. Eine tolle Abwechslung sind auch gefrorene Ananaswürfel, die wie Eiswürfel in ein Glas Wasser gegeben werden.

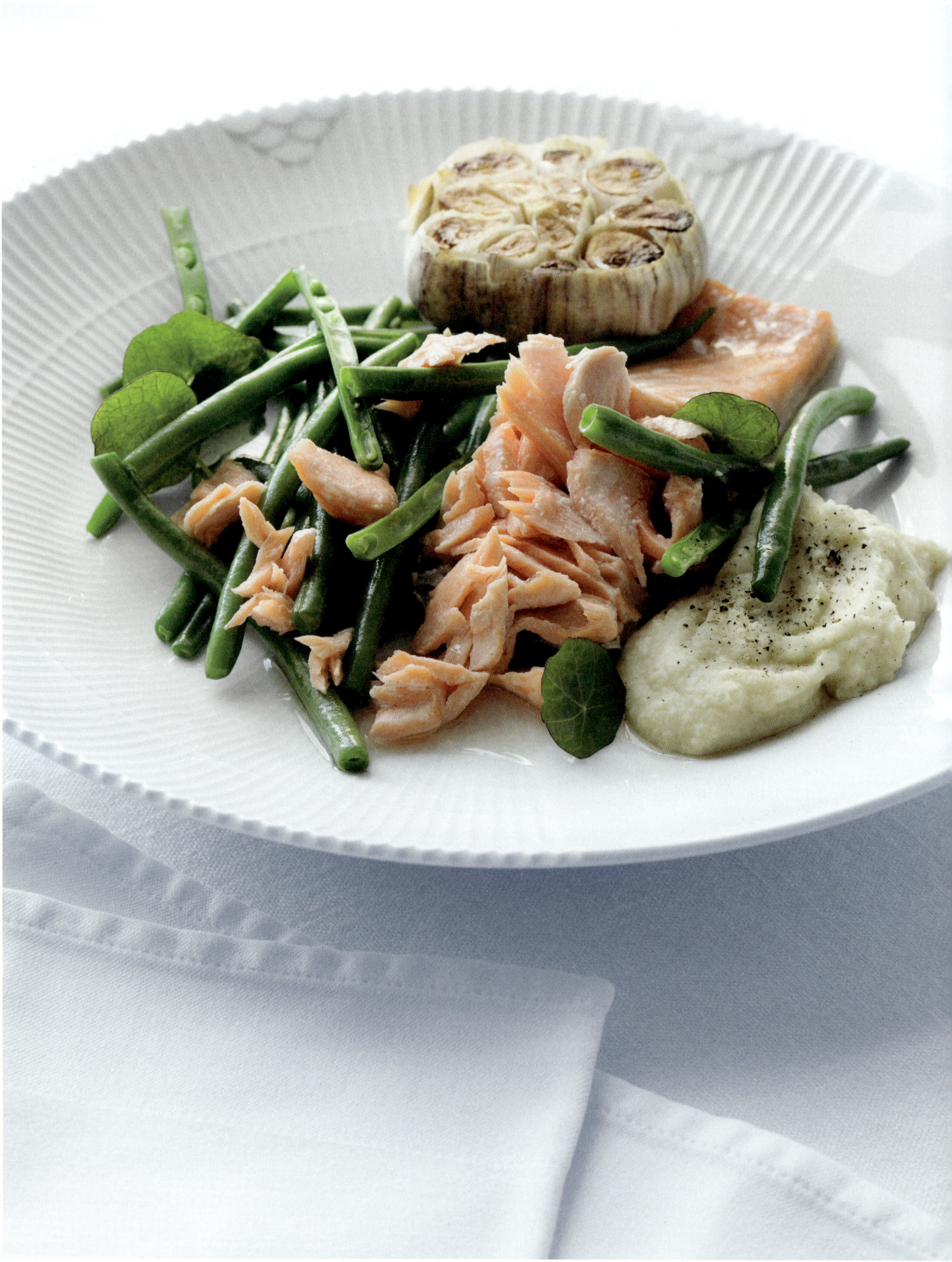

Lachs mit Selleriepüree, grünen Bohnen und gebackenem Knoblauch

FÜR 2 PERSONEN

2 große Knoblauchknollen

200 g Knollensellerie

200 ml Hühnerbrühe (siehe Seite 237) oder Wasser

100 g weiße Bohnen, eingeweicht und gekocht (entspricht 50 g rohen*)

1 EL Olivenöl extra vergine oder kalt gepresstes Rapsöl

2 Lachsfilets (à ca. 125 g), ohne Gräten

150 g grüne Bohnen

kalt gepresstes Rapsöl

1 Handvoll Kapuzinerkresse oder frische Brunnenkresse

Meersalzflocken und frisch gemahlener schwarzer Pfeffer

1 Den Backofen auf 190 °C vorheizen.

2 Bei den Knoblauchknollen oben einen Deckel wegschneiden, unten etwas begradigen. Die Knollen auf ein mit Backpapier belegtes Backblech legen und im Ofen etwa 25 Minuten backen.

3 Die Sellerieknolle würfeln und in Brühe oder Wasser etwa 10 Minuten weich kochen. Die weißen Bohnen in den letzten 5 Minuten zugeben. Den Sellerie und die Bohnen mit 1 Esslöffel Öl und dem Kochsud pürieren. Mit Salz und Pfeffer abschmecken.

4 Währenddessen den Lachs auf ein mit Backpapier belegtes Backblech legen und im Ofen bei 200 °C etwa 12 Minuten garen.

5 Die grünen Bohnen in leichtem Salzwasser mit etwas Rapsöl 15 Minuten garen.

6 Den Lachs mit Sellerie-Bohnen-Püree, grünen Bohnen, Knoblauch und Kapuziner- oder Brunnenkresse anrichten.

**** Vorzugsweise eine Portion vorgekochte Bohnen aus dem Gefrierfach, alternativ Dosenbohnen.***

NÄHRWERTE PRO PERSON

Brennwert 449 kcal · Protein 33,4 g · Fett 23,3 g · Kohlenhydrate 33,2 g · Ballaststoffe 11,9 g

Knoblauch ist wunderbar! Je mehr wir davon zu uns nehmen, desto gesünder. Und wenn wir alle Knoblauch essen, mit viel frischem Obst, Gemüse und Kräutern, so werden immer weniger zur »Igitt, du stinkst nach Knoblauch«-Fraktion gehören. Knoblauch ist geschmacks- und nährstoffmäßig einfach nicht zu schlagen.

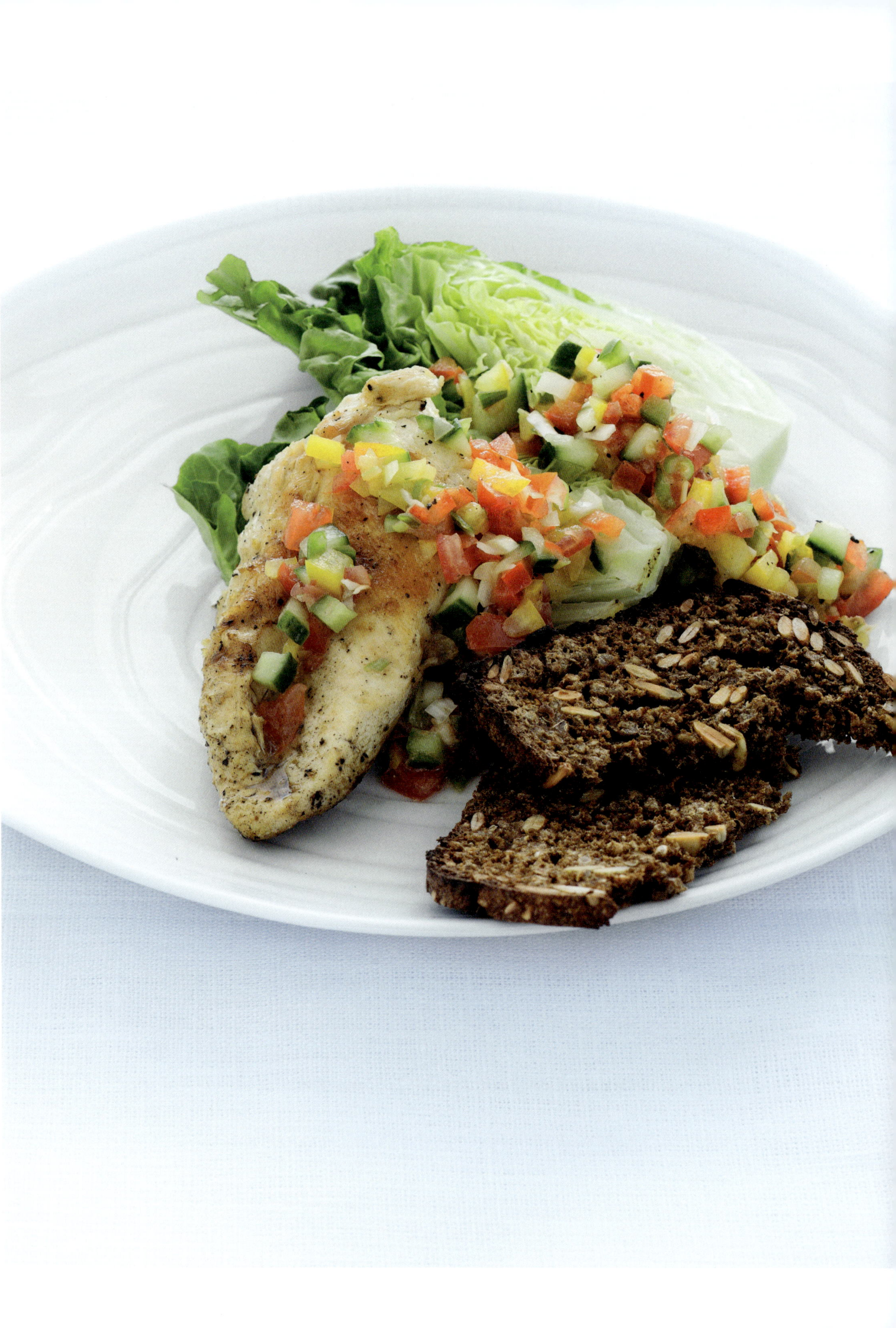

Hähnchenbrustfilet mit Knoblauch-Gemüse-Concassée, Salat und Brot

FÜR 1 PERSON

1 Hähnchenbrustfilet

2 TL Olivenöl extra vergine

1 Scheibe Roggenbrot

½ Kopf Herzblattsalat

Meersalzflocken und frisch gemahlener schwarzer Pfeffer

CONCASSÉE:

3 Paprikaschoten in verschiedener Farben, fein gewürfelt

10 San-Marzano-Tomaten oder andere kleine, aromatische Tomaten, entkernt und fein gewürfelt

5 Frühlingszwiebeln, fein gewürfelt

2 Knoblauchzehen, geschält und fein gehackt

1 Gurke, entkernt und fein gewürfelt

2 Stangen Staudensellerie, fein gewürfelt

½ TL zerstoßene Chiliflocken (nach Geschmack)

3 EL Dressing Nr. 1 (siehe Seite 241)

1 Alle Zutaten für die Concassée in einer Schüssel gut vermischen.

2 Das Olivenöl in einer Pfanne erhitzen. Das Fleisch einlegen und zuerst bei starker Hitze von beiden Seiten kurz anbraten, dann bei mittlerer Hitze 4 bis 5 Minuten rundum fertig garen. Salzen und pfeffern. Das Brot toasten.

3 Das Hähnchenfilet auf die Salathälfte legen. Mit der Concassée garnieren und das Brot danebenlegen.

NÄHRWERTE PRO PERSON

Brennwert 385 kcal · Protein 30,9 g · Fett 15,7 g · Kohlenhydrate 34 g · Ballaststoffe 7,2 g

---

Man kann ausgelöste Hähnchenbrustfilets kaufen, aber auch ein ganzes Hähnchen und die Brustfilets inklusive Innenfilets mit dem schärfsten Messer in der Küche selbst auslösen. Aus dem Rest kocht man eine gute Brühe (siehe unter Hühnerbrühe, Seite 237) und hat anschließend eine Menge gutes Hähnchenfleisch für Sandwiches, Salate und Suppen.

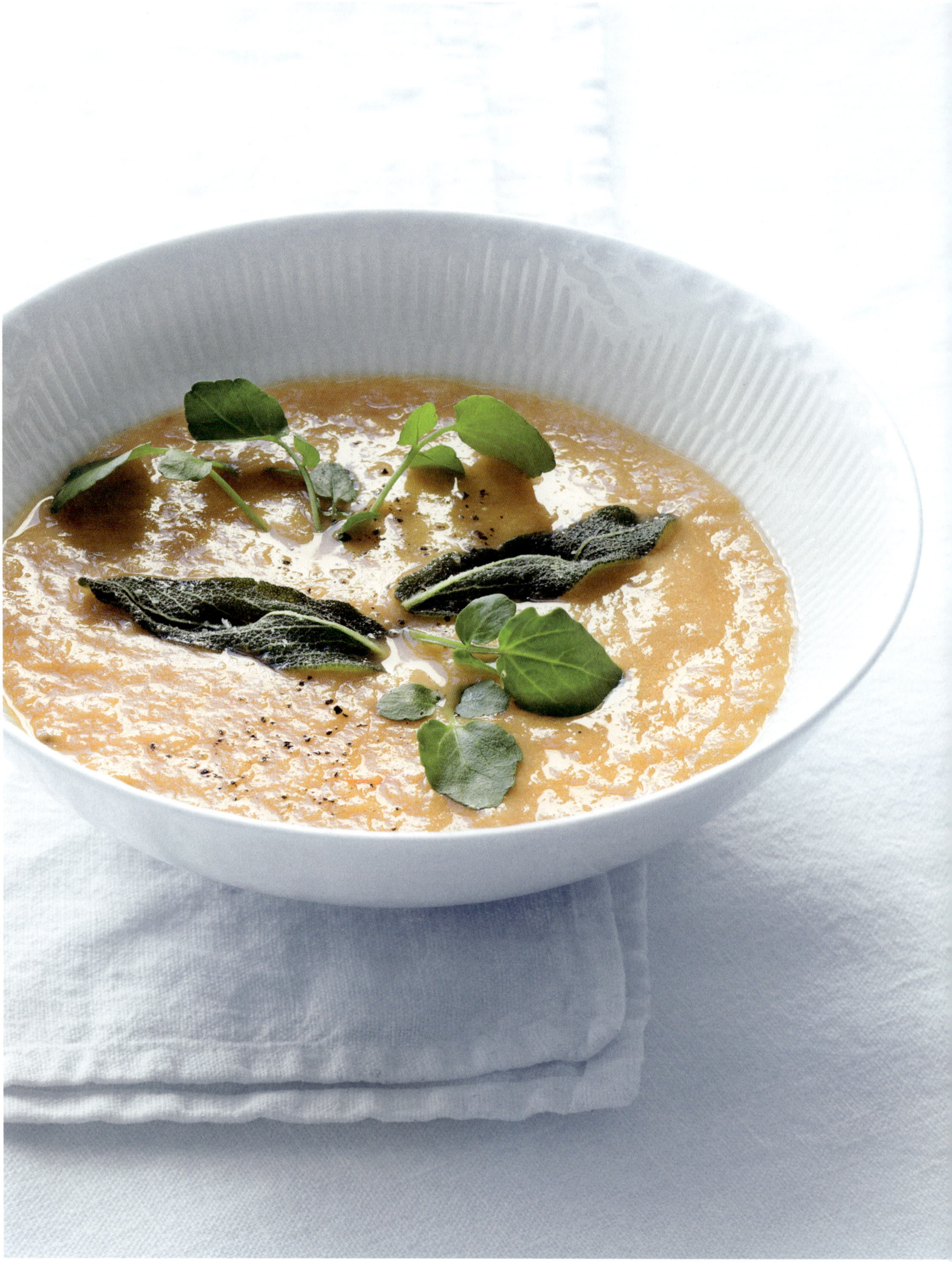

Tomaten-Blumenkohl-Suppe mit Brunnenkresse und angebratenem Salbei

FÜR 2 PERSONEN

4 Tomaten

1 Stange Lauch, geputzt

1 EL Olivenöl extra vergine

½ Kopf Blumenkohl

600 ml Hühnerbrühe (siehe Seite 237)

4 EL eingeweichte und gekochte weiße Bohnen*

100 ml Kokosmilch

Olivenöl extra vergine oder Avocadoöl

4–6 Salbeiblätter

1 Handvoll frische Brunnenkresse

Meersalzflocken und frisch gemahlener schwarzer Pfeffer

1 Den Backofen auf 200 °C vorheizen.

2 Die Tomaten auf ein mit Backpapier belegtes Backblech legen und im Ofen 20 Minuten backen.

3 Den Lauch in dünne Ringe schneiden, waschen und trocken schleudern. In einem Topf das Olivenöl erhitzen und den Lauch darin dünsten.

4 Den Blumenkohl fein schneiden, zugeben und kurz mitbraten. Die Brühe angießen und 5 Minuten köcheln lassen. Die Suppe mit den Tomaten, Bohnen und der Kokosmilch pürieren. Nochmals kurz aufkochen lassen und die Konsistenz eventuell mit etwas Brühe verdünnen. Salzen und pfeffern.

5 Etwas Oliven- oder Avocadoöl in einer Pfanne erhitzen und die Salbeiblätter darin kurz anbraten. Auf Küchenpapier abtropfen lassen. Salzen.

6 Die Suppe mit Salbeiblättern, Brunnenkresse und etwas Pfeffer anrichten.

Vorzugsweise aus dem Vorrat im Kühlschrank oder Gefrierfach, alternativ können Sie auch Dosenbohnen verwenden.

NÄHRWERTE PRO PERSON

Brennwert 487 kcal · Protein 14,5 g · Fett 31 g · Kohlenhydrate 45 g · Ballaststoffe 12,5 g

---

Gehört nicht eine gute Scheibe helles Brot zur Suppe? Nein, nicht unbedingt. Hier ersetzen die Bohnen das Brot. Es könnten auch gekochte Graupen aus Roggen, Dinkel oder Gerste bzw. Quinoa oder Linsen sein – der Anti-Entzündungs-Diät wegen.

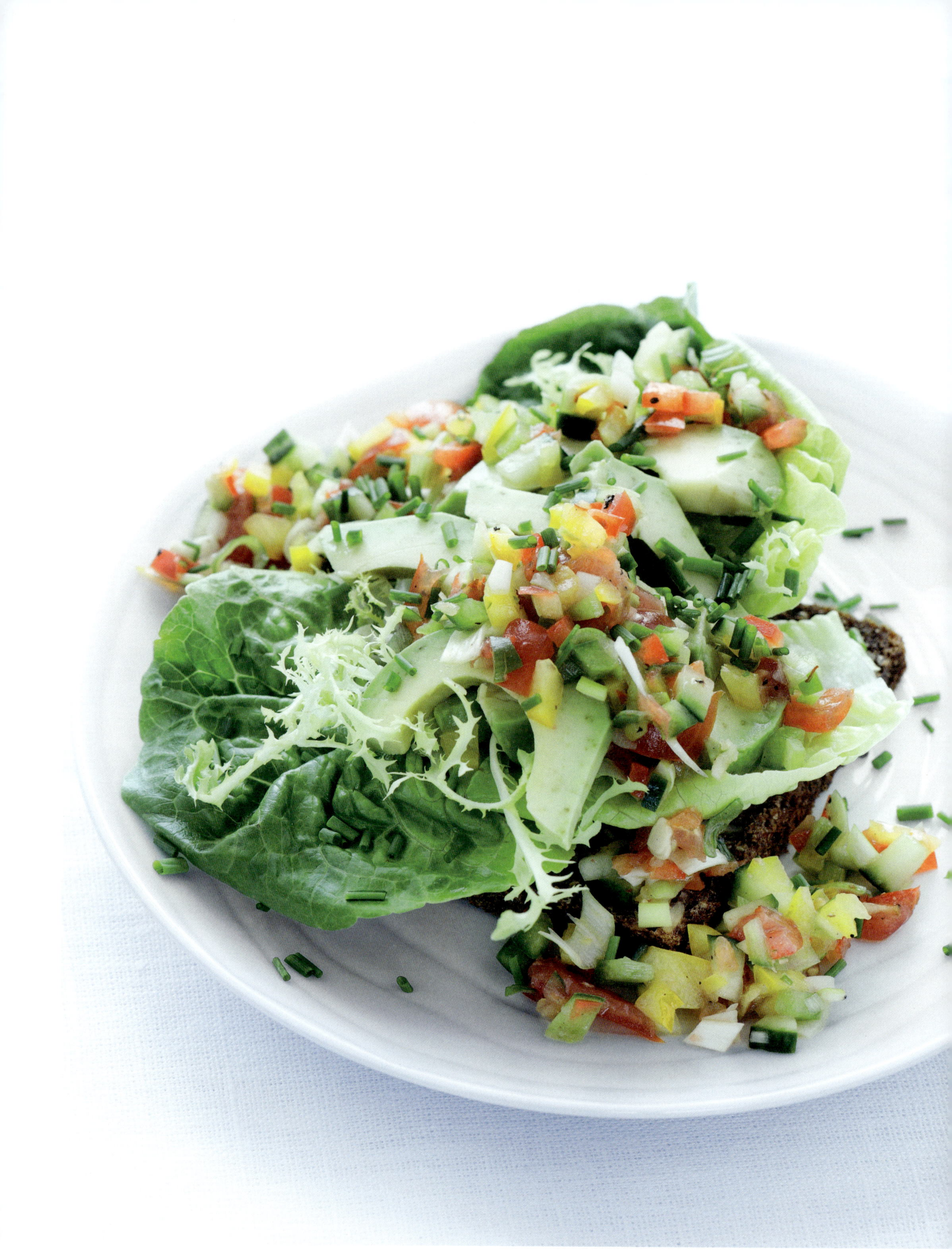

Brot mit Avocado, Knoblauch-Gemüse-Concassée, Salat und Schnittlauch

FÜR 1 PERSON

1 Scheibe Roggenbrot

einige Salatblätter, hier Romana- und Friséesalat

1 Avocado

2 TL Zitronensaft

1 EL in Röllchen geschnittener Schnittlauch

CONCASSÉE:

3 Paprikaschoten in verschiedenen Farben, fein gewürfelt

10 San-Marzano-Tomaten oder andere kleine, aromatische Tomaten, entkernt und fein gewürfelt

6 Frühlingszwiebeln, fein gewürfelt

2 Knoblauchzehen, geschält und fein gehackt

1 Gurke, entkernt und gewürfelt

2 Stangen Staudensellerie, fein gewürfelt

½ TL zerstoßene Chiliflocken (nach Geschmack)

3 EL Dressing Nr. 1 (siehe Seite 241)

1 Alle Zutaten für die Concassée in einer Schüssel gut vermischen.

2 Die Brotscheibe mit Salat belegen.

3 Die Avocado halbieren, entkernen, schälen und in Scheiben schneiden. Die Scheiben mit dem Zitronensaft beträufeln. Scheiben auf dem Salat anrichten. Mit der Concassée und Schnittlauch garnieren.

NÄHRWERTE PRO PERSON

Brennwert 366 kcal · Protein 5,9 g · Fett 19,3 g · Kohlenhydrate 45,4 g · Ballaststoffe 12 g

---

Concassée kann aus einer Gemüsesorte bestehen, die fein gehackt wird, aber auch wie hier aus mehreren, die gut miteinander harmonieren. Diese Concassée passt zu Sandwiches, zum Beispiel zu dänischem »Smörrebrød«. Lassen Sie die Concassée nach dem Zubereiten ruhig ein paar Tage im Kühlschrank durchziehen.

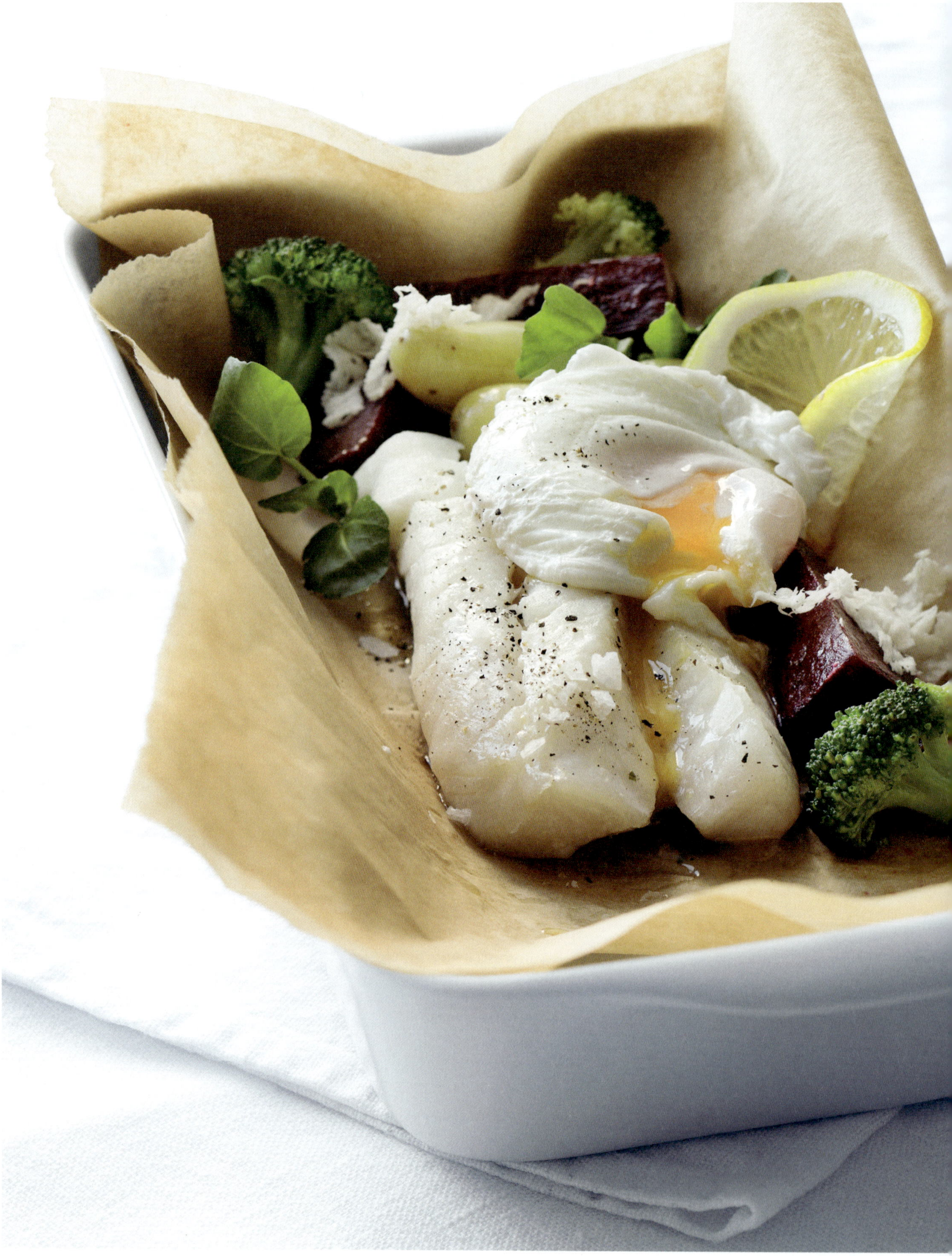

Dorsch mit pochiertem Ei, Roter Bete, Meerrettich und Brokkoli

FÜR 2 PERSONEN

200 g Asparges (Dänische Spargelkartoffeln)

2 Dorschfilets (à 175–200 g), ohne Haut und Gräten

200 g Brokkoli

kalt gepresstes Rapsöl

heller Balsamico

2 Eier

2 Portionen marinierte Rote Beten (siehe Seite 239)

1 Stück frischer Meerrettich, grob gehobelt

1 Handvoll frische Brunnenkresse

1 Bio-Zitrone, in Spalten geschnitten

Meersalzflocken und frisch gemahlener schwarzer Pfeffer

1 Den Backofen auf 200 °C vorheizen.

2 Die ungeschälten Kartoffeln so kochen, dass sie noch Biss haben. Die Kochzeit kann variieren, im Durchschnitt beträgt sie 12 Minuten. Kartoffeln mit Schale servieren oder kurz vor dem Anrichten schälen.

3 Den Dorsch salzen, pfeffern und in einer mit Backpapier ausgelegten Form im Ofen 12 Minuten backen. Form herausnehmen und mit einem Tuch abdecken.

4 Brokkoli in Röschen zerteilen, den Strunk entfernen und entsorgen. Röschen in einen Topf geben, salzen und mit Öl beträufeln. Mit Wasser begießen, aufkochen lassen und das Gemüse 5 Minuten blanchieren. Abtropfen lassen.

5 Wasser einem Topf mit Salz und Essig aufkochen. Einen Strudel im Wasser formen. Wenn er sich abschwächt, ein Ei aufschlagen und langsam in die Strudelmitte gleiten lassen und 3 Minuten pochieren, dann mit einem Schaumlöffel herausheben. Danach das zweite Ei ebenso verarbeiten.

6 Dorsch mit Ei, Roten Beten, Brokkoli, Kartoffeln, Meerrettich, Brunnenkresse und Zitronenspalten anrichten.

NÄHRWERTE PRO PERSON

Brennwert 453 kcal · Protein 49,6 g · Fett 13 g · Kohlenhydrate 37,9 g · Ballaststoffe 7,3 g

---

Beim Foto für dieses Gericht haben wir etwas getrickst. Der Fotograf wollte es gern etwas anders zeigen. ALSO – der Dorsch ist gebacken, die restlichen Zutaten sind zubereitet und statt auf dem Teller wird der Fisch hier zur Abwechslung in der Form präsentiert, in der er gebacken wurde.

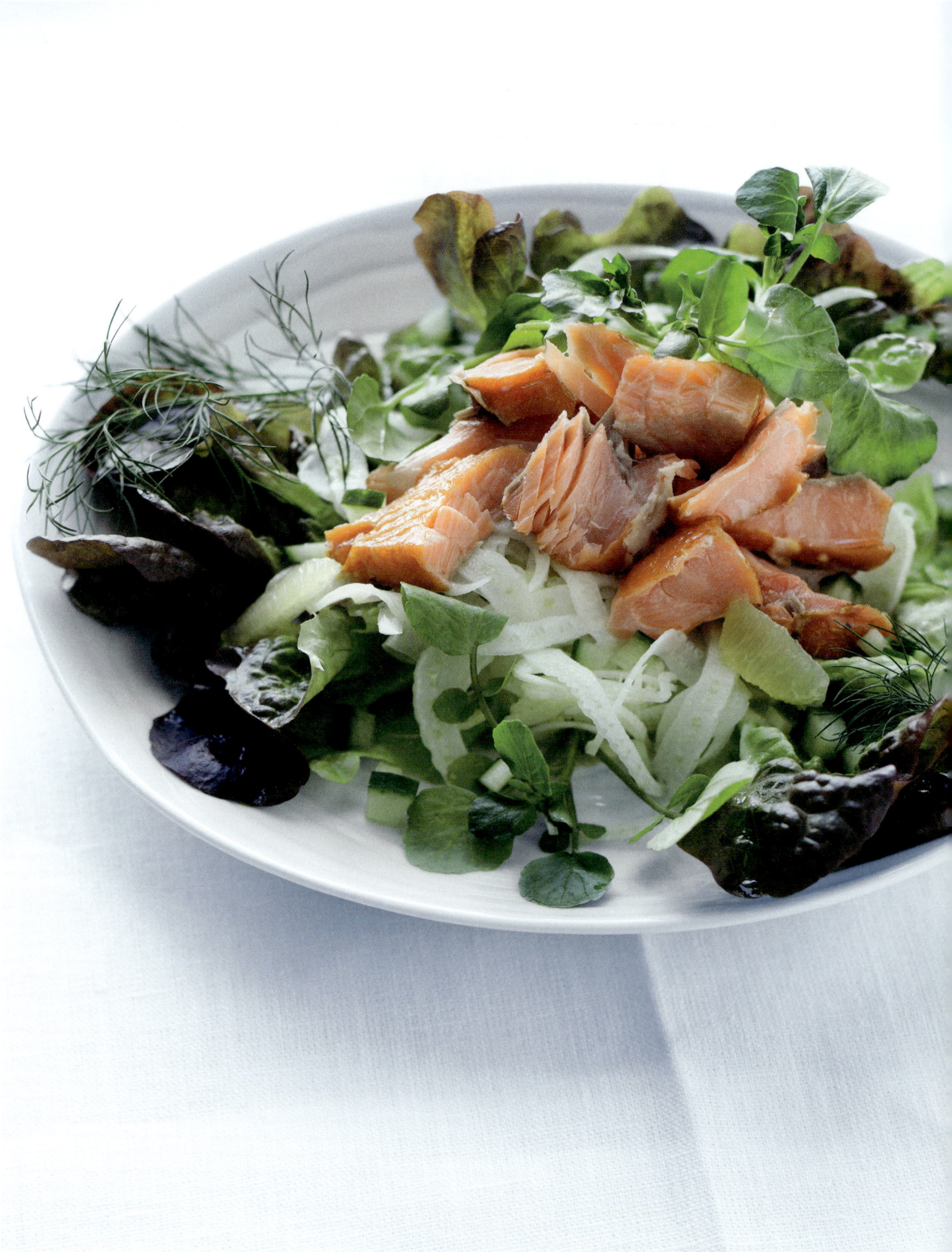

Salat mit heiß geräuchertem Lachs, Fenchel, Zitrone und Brunnenkresse

FÜR 1 PERSON

½ Kopf Eichblattsalat (dunkle Variante) oder ein anderer Blattsalat

1 Handvoll frische Dillspitzen

1 Handvoll frische Brunnenkresse

1 kleine Zitrone

½ Fenchelknolle

125 g heiß geräucherter Lachs

1 EL Dressing Nr. 1 (siehe Seite 241)

1. Salat und Kräuter waschen und in der Salatschleuder trocken schleudern.
2. Die Zitrone oben und unten kappen und so schälen, dass die weiße Haut mit entfernt wird. Mit einem sehr scharfen Messer 4 Filets zwischen den Häutchen herausschneiden.
3. Den Fenchel in sehr dünne Scheiben schneiden, am besten mit einer Mandoline.
4. Den Salat mit Fenchel, Lachs, Dressing, Zitronenfilets, Dill und Brunnenkresse anrichten.

NÄHRWERTE PRO PERSON

Brennwert 322 kcal · Protein 27 g · Fett 21,1 g · Kohlenhydrate 7,8 g · Ballaststoffe 2,4 g

---

Warm geräucherten Lachs kann man mit vielen Toppings servieren. Ich mag das allerdings nicht so sehr, denn ich vermische die Zutaten ungern. Ich gebe auch keine Zitrone oder Rosmarin in mein Olivenöl, esse aber gern Zitrone und Rosmarin zu meinem Olivenöl. Alles zu seiner Zeit – alles auf seine eigene Art wirken lassen. Das ist jedenfalls meine Philosophie.

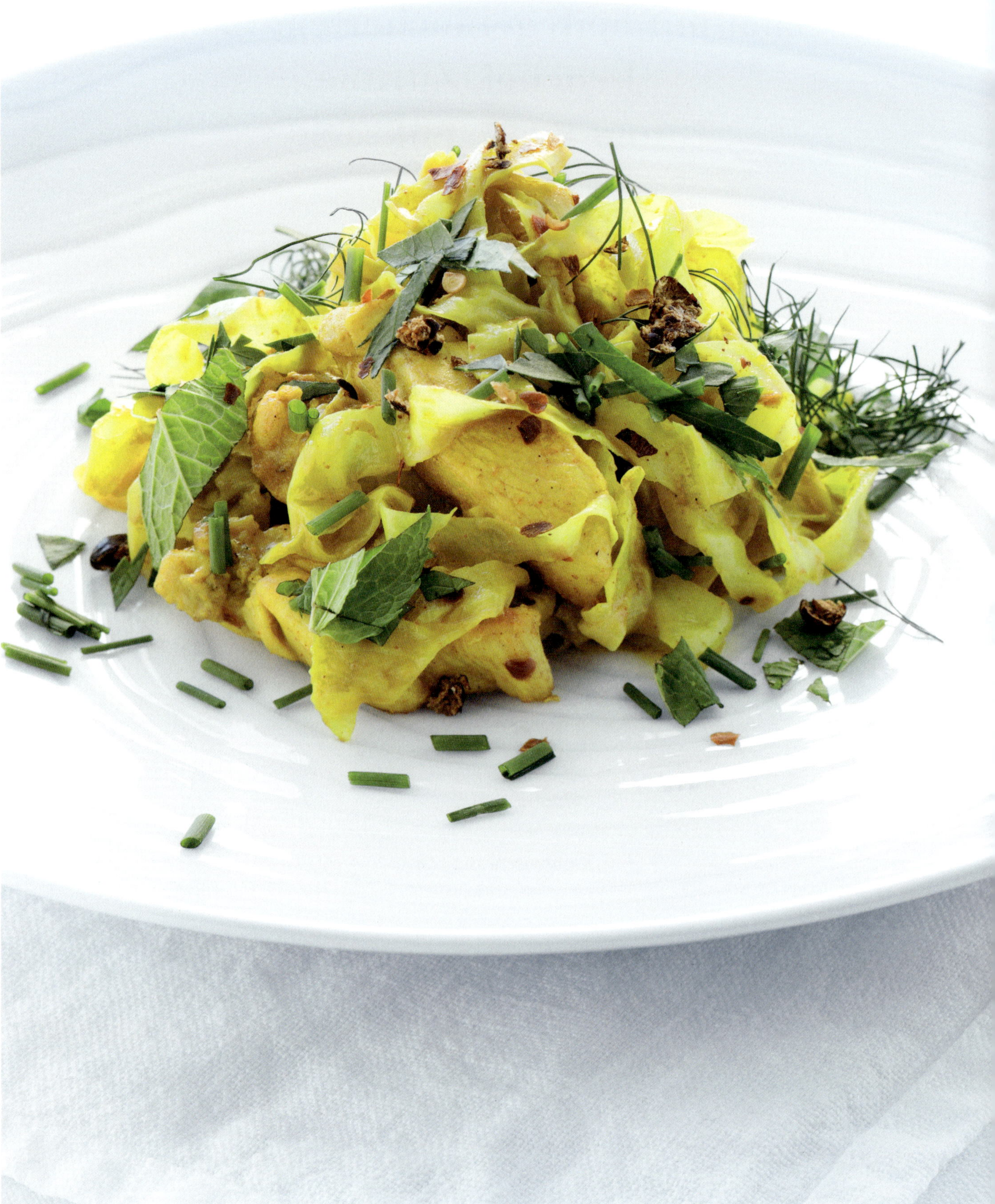

Hähnchenbrustfilet mit Spitzkohl, Kokosmilch, Kurkuma und Kräutern

FÜR 2 PERSONEN

2 Hähnchenbrustfilets

1 Zwiebel

1 Kopf Spitzkohl

2 Knoblauchzehen

1 EL Olivenöl extra vergine

2 TL fein geriebener Ingwer

¼ TL zerstoßene Chiliflocken

1 TL Currypulver

2 TL gemahlene oder frisch geriebene Kurkuma

200 ml Hühnerbrühe (siehe Seite 237)

200 ml Kokosmilch

2 TL Zitronensaft

1 Handvoll frische Minze

1 Bund frischer Schnittlauch

1 Handvoll frische Dillspitzen

1 Handvoll frische Petersilie

6 getrocknete Wacholderbeeren

Meersalzflocken und frisch gemahlener schwarzer Pfeffer

1 Das Hähnchenfleisch zerkleinern.

2 Die Zwiebel schälen und fein hacken. Den Kohl in Streifen schneiden. Den Knoblauch schälen und pressen.

3 Das Öl in einer Pfanne erhitzen und darin die Zwiebel dünsten. Das Fleisch mit Ingwer, Knoblauch, Chili, Curry und Kurkuma zugeben. Etwas Brühe angießen und alles gut verrühren. Den Kohl mit der restlichen Brühe hinzufügen und alles gut vermengen. Etwa 5 Minuten köcheln lassen. Die Kokosmilch angießen, weitere 5 Minuten sanft garen lassen. Mit Zitronensaft, Salz und Pfeffer abschmecken.

4 Die Kräuter grob zerkleinern. Kohl und Fleisch mit Gewürzkräutern und Wacholderbeeren anrichten.

NÄHRWERTE PRO PERSON

Brennwert 610 kcal · Protein 39,1 g · Fett 34,7 g · Kohlenhydrate 42 g · Ballaststoffe 11,3 g

---

Hähnchen mit Curry ist das Lieblingsgericht vieler. Hier wird es durch Zugabe von Kohl und Kokosmilch variiert … mit zusätzlichen Geschmacksnoten und Entzündungshemmern wie Ingwer, Kurkuma und frischen Kräutern.

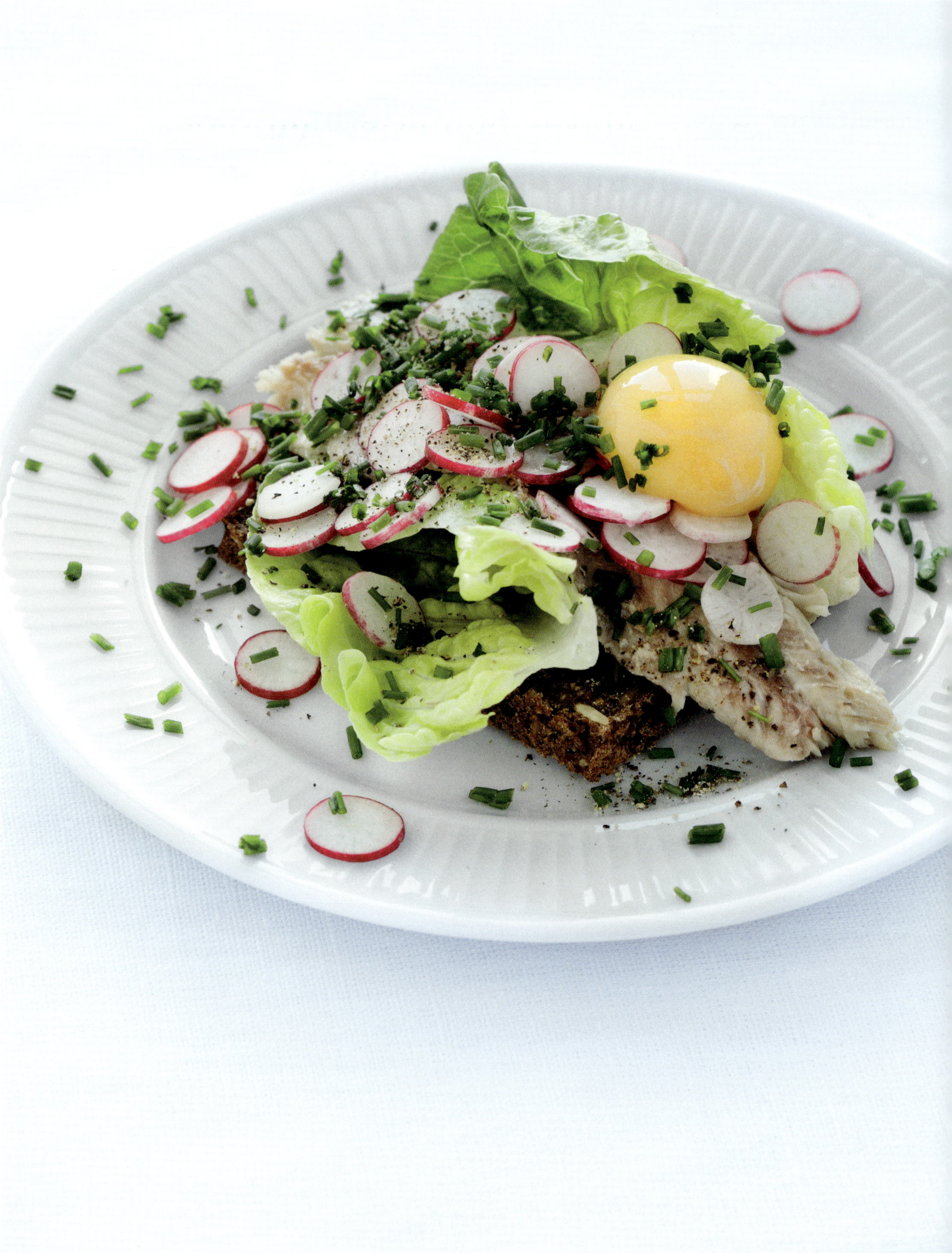

Smørrebrød »Sol over Gudhjem« mit Bückling, Eigelb und Radieschen

FÜR 1 PERSON

1 Scheibe Roggenbrot

1 Handvoll Salatblätter, hier Herzblattsalat

75 g geräucherter Hering (Bückling)

3 Radieschen, in hauchdünne Scheiben geschnitten

2 EL in Röllchen geschnittener Schnittlauch

1 rohes Eigelb

frisch gemahlener schwarzer Pfeffer

1 Die Roggenbrotscheibe mit gewaschenen, trockenen Salatblättern belegen. Ich liebe es, wenn der Salat zwischen den Zähnen knackt - vor Frische natürlich, nicht der Erdreste wegen. Deshalb Salat gründlich waschen. Und ich finde es schön, wenn einem beim Essen das Wasser im Mund zusammenläuft - aber nicht von Wasserresten auf dem Salat. Daher Salat in der Salatschleuder gut trocken schleudern.

2 Den Bückling auf dem Salat anrichten. Darauf die Radieschenscheiben verteilen. Mit Schnittlauch und dem Eigelb krönen und mit Pfeffer garnieren.

NÄHRWERTE PRO PERSON

Brennwert 357 kcal · Protein 23,5 g · Fett 19,2 g · Kohlenhydrate 25,2 g · Ballaststoffe 4,6 g

---

Kann man das rohe Eigelb eines Frischeis unbedenklich essen? Was ist mit Salmonellen? Verwenden Sie für Gerichte mit rohem Ei immer nur sehr frische Bio-Eier. Am besten direkt vom Erzeuger, wenn Sie die Möglichkeit haben.

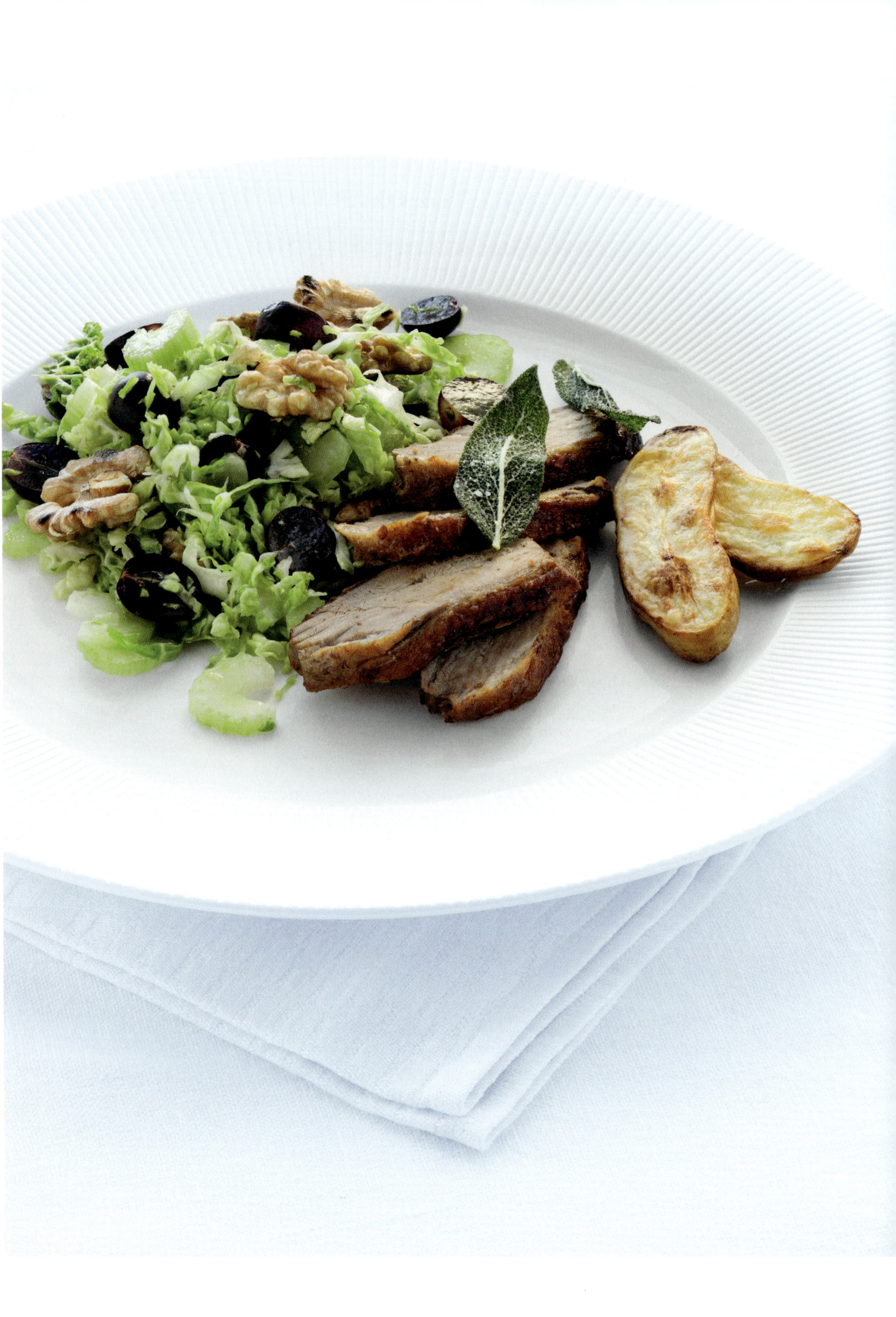

Ente und Ofenkartoffeln auf Waldorfsalat mit Wirsing und Trauben

FÜR 2 PERSONEN

200 g Asparges (Dänische Spargelkartoffeln)

kalt gepresstes Rapsöl

4–6 Salbeiblätter

Olivenöl extra vergine

1 Entenbrustfilet

200 g Wirsing oder Spitzkohl

2 EL Dressing Nr. 1 (siehe Seite 241)

10 Walnusskernhälften

1 Stange Staudensellerie, geputzt, Stängel in dünne Scheiben geschnitten

100 g blaue Weintrauben, ohne Kerne, halbiert

Meersalzflocken

1. Den Backofen auf 200 °C vorheizen.
2. Die Kartoffeln waschen und trocken reiben. Halbieren, mit Rapsöl bestreichen und mit Salz bestreuen. Im Ofen auf einem mit Backpapier belegtem Backblech etwa 20 Minuten backen. Den Gargrad mit einer Pellgabel überprüfen. Die Garzeit kann je nach Größe der Kartoffeln variieren.
3. Die Salbeiblätter kurz in Olivenöl braten. Auf Küchenpapier abtropfen lassen und mit Salz würzen.
4. Die Entenbrust mit der Hautseite nach unten in eine kalte Pfanne legen. Den Herd auf stärkste Hitze stellen und das Fleisch 12 Minuten braten, bis die Haut knusprig ist. Die Brust wenden. Auf mittlere Hitze schalten und das Fleisch weitere 12 Minuten gar braten. Das Fleisch in Backpapier wickeln und kurz vor dem Anrichten aufschneiden.
5. Wirsing fein schneiden und im Dressing wenden. Die Walnusskerne in einer Pfanne ohne Fett leicht rösten.
6. Wirsing mit Staudensellerie, Weintrauben und Walnüssen mischen. Dazu die Entenbrustscheiben mit angebratenem Salbei und Kartoffeln servieren.

NÄHRWERTE PRO PERSON

Brennwert 520 kcal · Protein 31,1 g · Fett 29,6 g · Kohlenhydrate 35,3 g · Ballaststoffe 4,8 g

---

Waldorfsalat hat eine cremige Konsistenz und besteht üblicherweise aus Äpfeln, Staudensellerie, Weintrauben und Walnüssen. Hier versuchen wir, einen etwas rustikaleren Salat zu kreieren, der durch den Wirsing entzündungshemmende Kräfte besitzt. Der Waldorfsalat wurde 1896 von einem Küchenchef im Waldorf Astoria Hotel in New York erfunden.

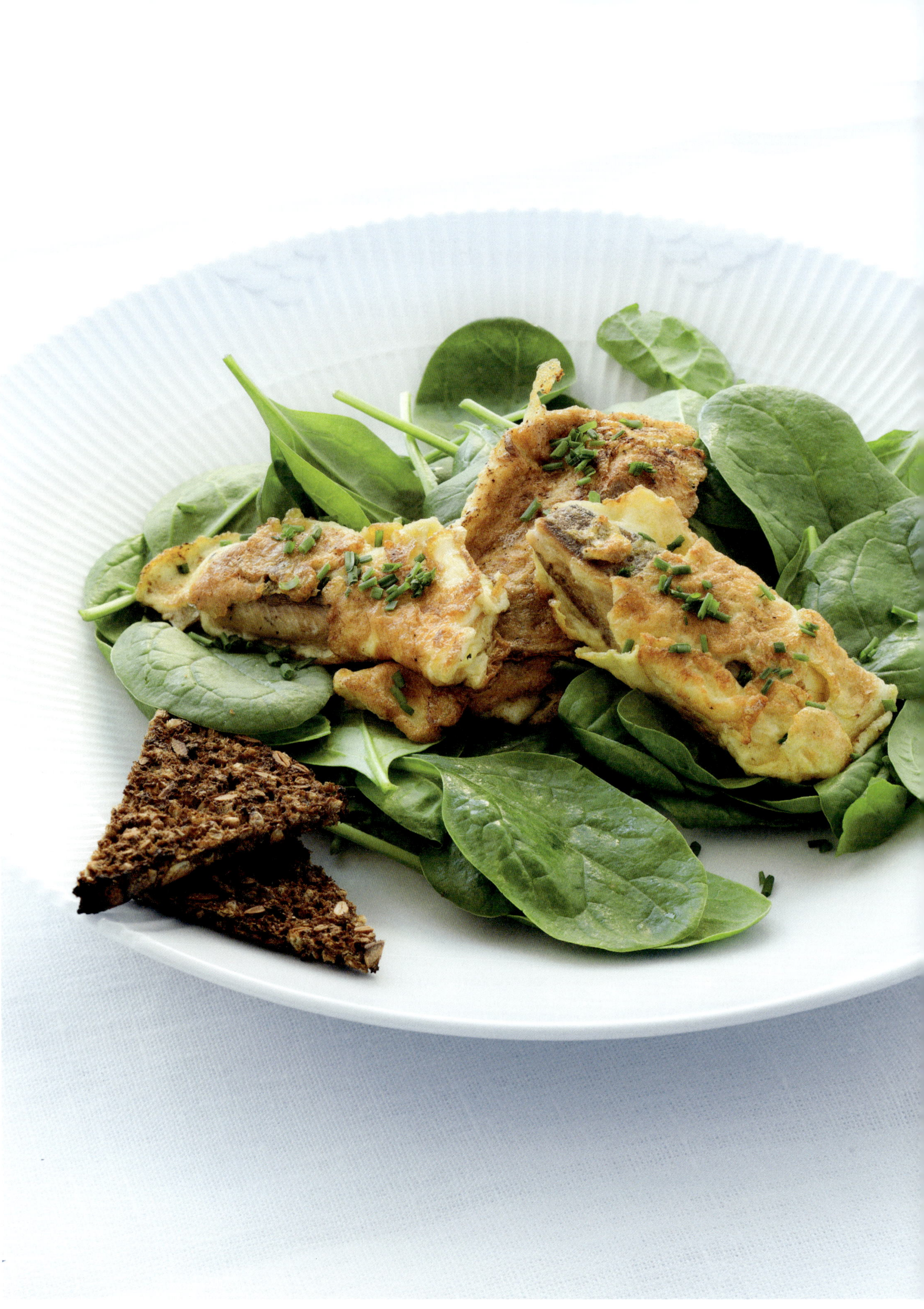

Spinat mit Sardinenfilets in Eihülle, Schnittlauch und Röst-Roggenbrot

FÜR 1 PERSON

50 g zarter Spinat

1 Scheibe Roggenbrot

3 Sardinenfilets

1 Ei

1 EL Olivenöl extra vergine

1 EL in Röllchen geschnittener Schnittlauch

Meersalzflocken und frisch gemahlener schwarzer Pfeffer

1 Den Spinat waschen und trocken schleudern.

2 Das Roggenbrot toasten.

3 Die Sardinenfilets trocken tupfen. Ei und etwas Salz mit einer Gabel verquirlen. Das Olivenöl in einer Pfanne mit Antihaftbeschichtung erhitzen. Die Filets im Ei wenden, in die Pfanne legen und braten. Die restliche Eimasse darüber verteilen, die Filets wenden und von der anderen Seite ebenfalls goldbraun braten.

4 Den Spinat mit den in Ei gehüllten Sardinenfilets, Schnittlauch und Pfeffer anrichten. Das Roggenbrot an die Seite legen.

NÄHRWERTE PRO PERSON

Brennwert 426 kcal · Protein 21,5 g · Fett 27,8 g · Kohlenhydrate 26,1 g · Ballaststoffe 5,1 g

---

Man kann ganze Sardinen in der Dose kaufen. Sie kann man einfach so essen, weil die Gräten klein und weich sind. In gut sortierten Supermärkten und Feinkostläden bekommt man aber auch frische Sardinenfilets – superlecker!

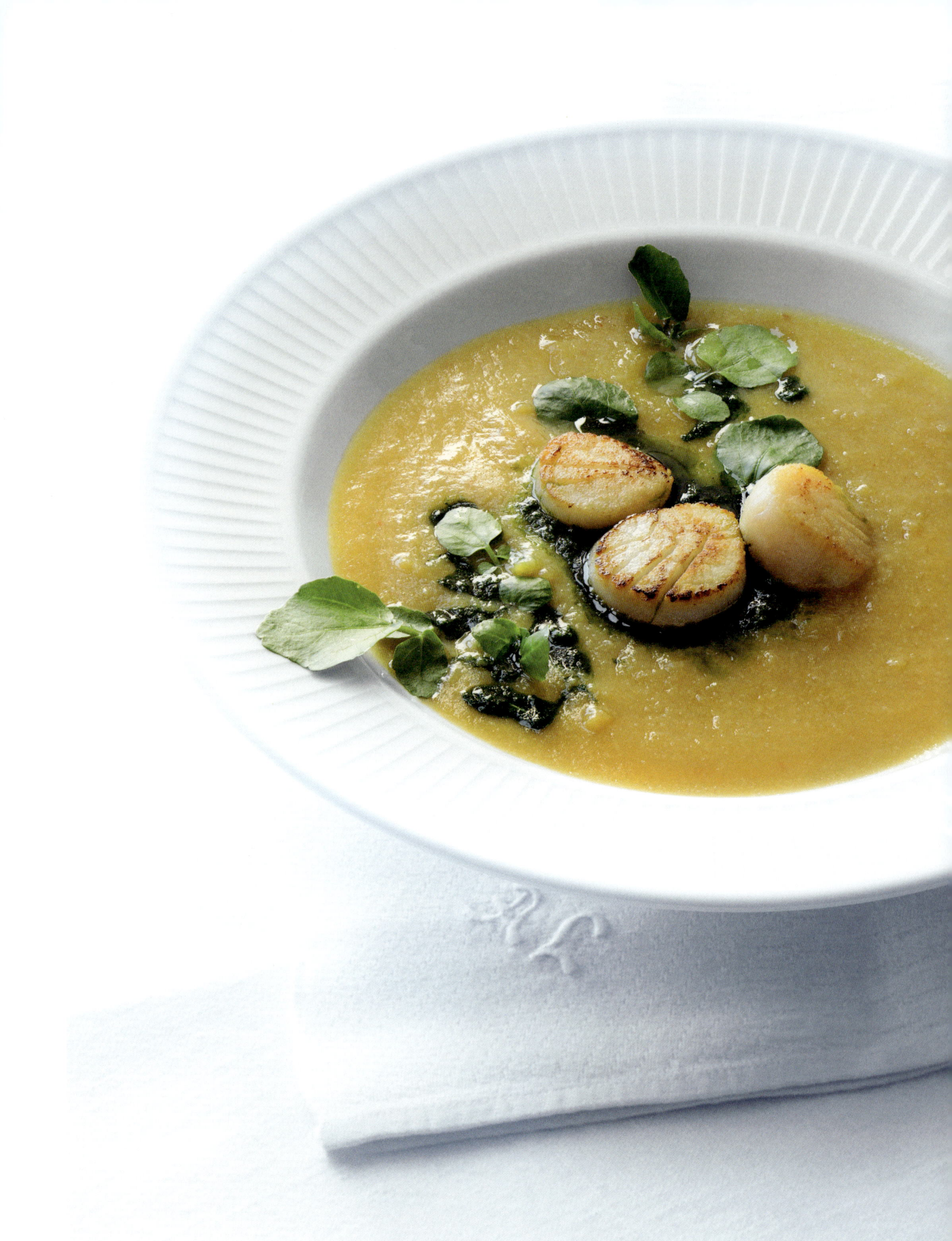

Kürbissuppe mit Blumenkohl, Jakobsmuscheln, Kohlöl und Brunnenkresse

FÜR 2 PERSONEN

200 g Blumenkohl

200 g Butternusskürbis

700 ml Hühnerbrühe (siehe Seite 237)

50 g Schwarz- oder Grünkohl

Avocado- oder Olivenöl extra vergine

1 EL Zitronensaft

Muschelfleisch von 6 Jakobsmuscheln

1 Handvoll frische Brunnenkresse

Meersalzflocken und frisch gemahlener schwarzer Pfeffer

1 Blumenkohl grob in Röschen teilen. Den Kürbis schälen und das Fleisch würfeln. Die Brühe zum Kochen bringen und den Blumenkohl und den Kürbis darin etwa 10 Minuten kochen. Die Suppe pürieren. Falls die Konsistenz nicht cremig genug ist, etwas Brühe angießen. Mit Salz und Pfeffer abschmecken.

2 Für das Kohlöl die gewaschenen Kohlblätter mit einem Messer sehr fein hacken und 2 Esslöffel Öl untermengen. Mit Zitronensaft und Salz abschmecken.

3 In einer Pfanne 1 Esslöffel Olivenöl erhitzen und das Muschelfleisch darin bei starker Hitze von jeder Seite etwa 1 Minute braten.

4 Die Suppe mit Kohlöl, Muschelfleisch und Brunnenkresse anrichten.

NÄHRWERTE PRO PERSON

Brennwert 419 kcal · Protein 24,8 g · Fett 24,8 g · Kohlenhydrate 29 g · Ballaststoffe 8,2 g

---

Jakobsmuscheln kaufen Sie am besten möglichst frisch bei Ihrem Fischhändler. Und noch ein Hinweis: Mit Jakobsmuscheln ist es wie mit anderen Meeresfrüchten. Gart man sie zu lange, werden sie gummiartig.

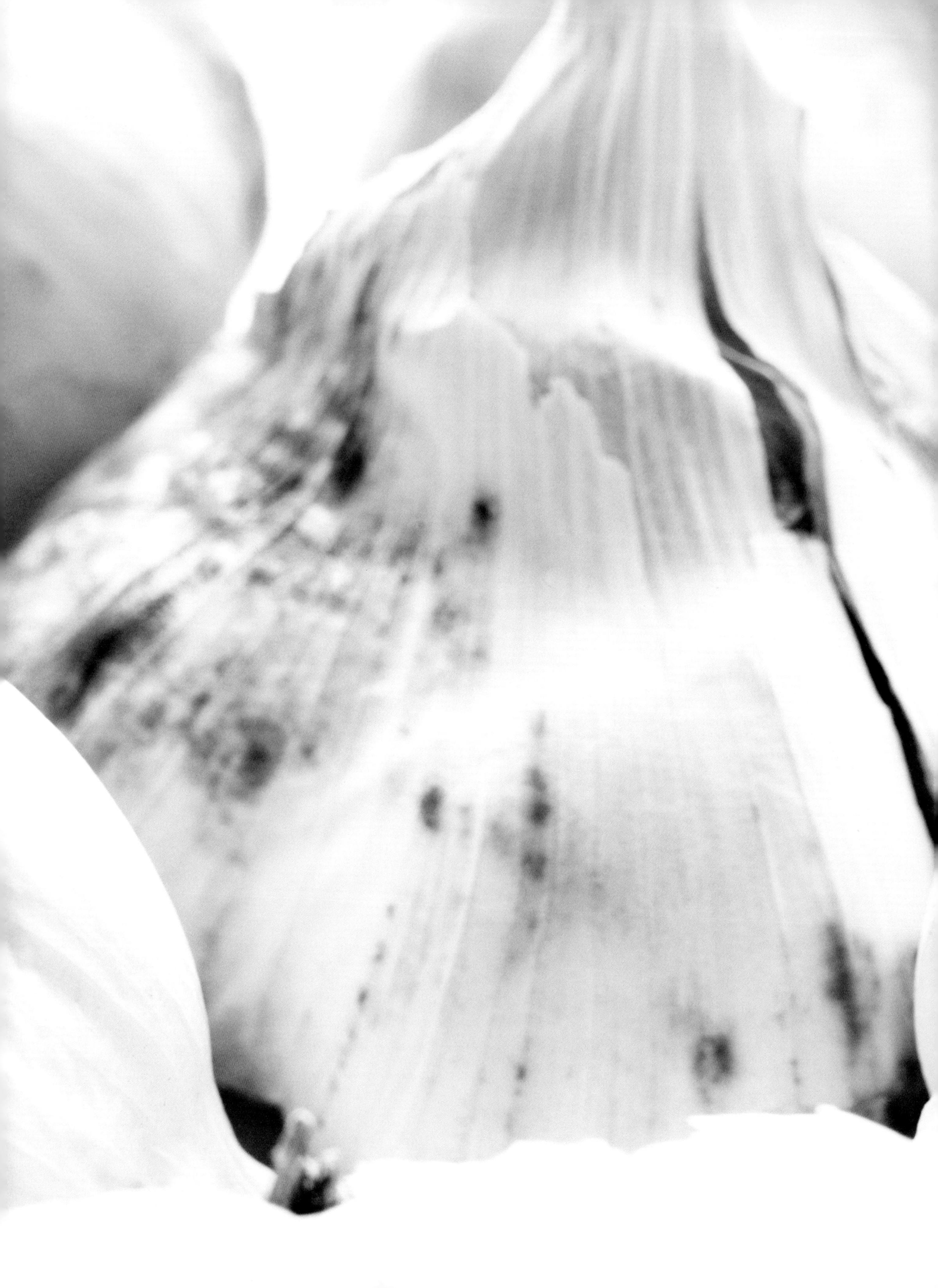

BASISREZEPTE

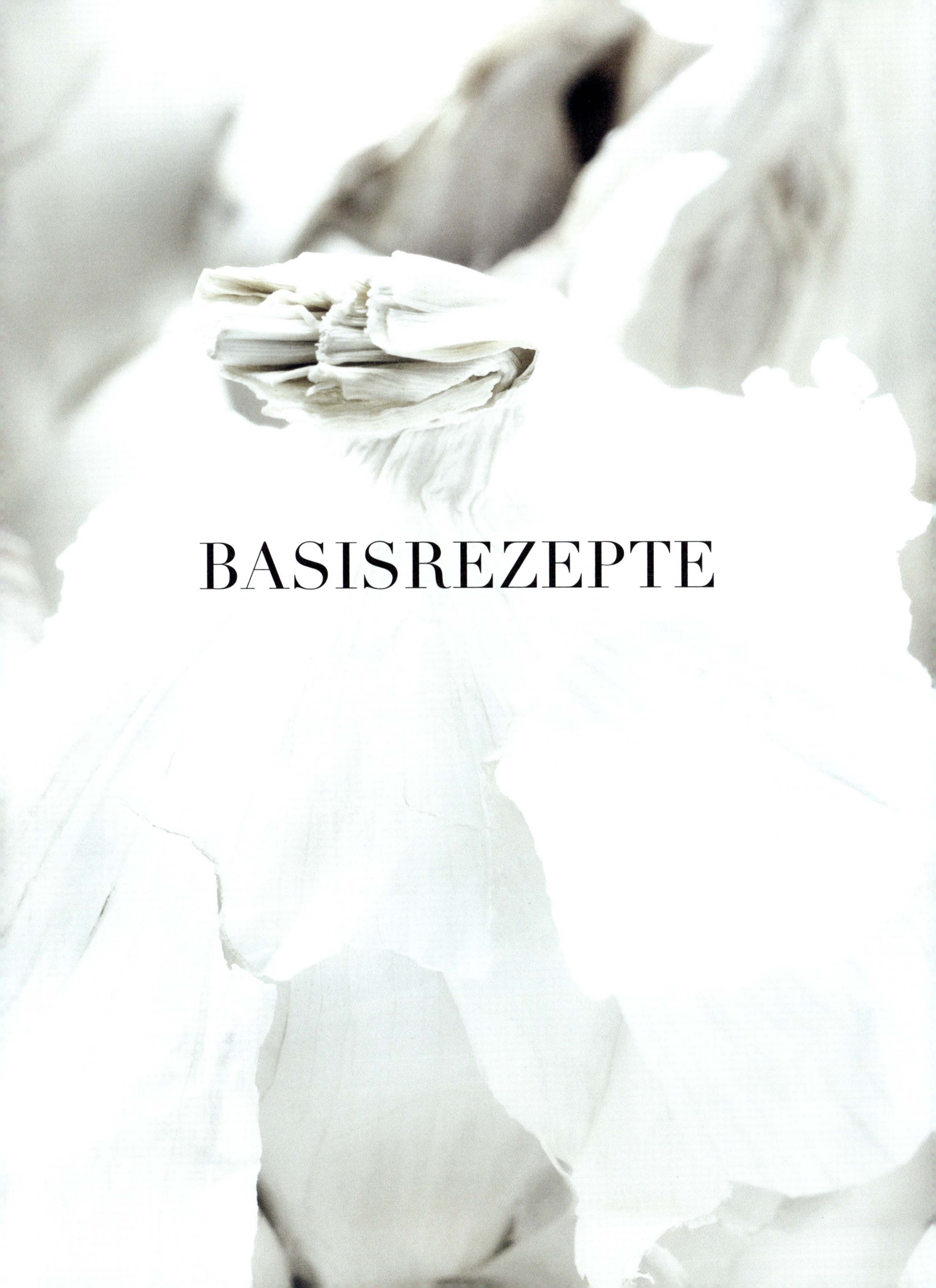

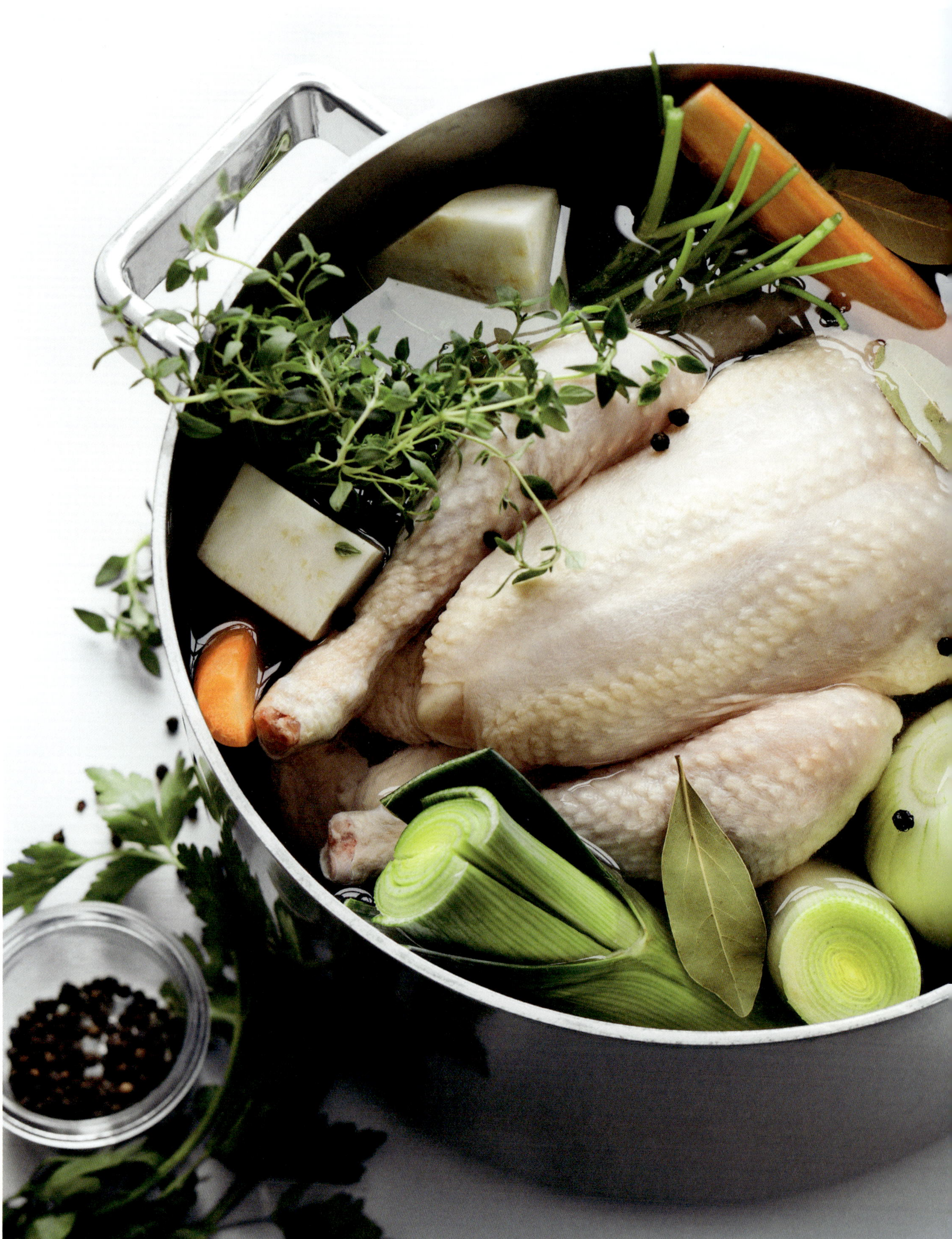

Brühen

HÜHNERBRÜHE

1 Suppenhuhn

Suppengemüse:

1 Zwiebel

1 Karotte

1 Stange Lauch

1 Petersilienwurzel

1 kleines Stück Knollensellerie

1 Bund Thymian, zusammengebunden

10 schwarze Pfefferkörner

3 Lorbeerblätter

Meersalzflocken

1. Das Suppenhuhn küchenfertig zubereiten. Dazu gegebenenfalls die Innereien entfernen und größere Mengen Fett wegschneiden.
2. Das Suppengemüse putzen. Alle Zutaten zusammen mit dem Huhn in einen großen Topf geben und 1 Esslöffel Meersalzflocken hinzufügen. So viel Wasser angießen, dass alles gut bedeckt ist.
3. Das Huhn 1 Stunde kochen und danach weitere 30 Minuten in der heißen Brühe ziehen lassen.
4. Die Zutaten zum Abtropfen in ein Sieb geben, die Brühe auffangen. Das Hühnerfleisch von den Knochen lösen und zur späteren Verwendung in den Kühlschrank geben oder einfrieren.
5. Die Brühe durch ein Seihtuch gießen. In passenden luftdicht verschlossenen Behältern portionieren und im Kühlschrank aufbewahren oder einfrieren.

KNOCHENBRÜHE

1 kg Knochen von einem Bio-Kalb oder Bio-Rind

1 EL Weißweinessig

Suppengemüse:

1 Bund Thymian

1 große Karotte, in grobe Stücke geschnitten

1 große Zwiebel, geviertelt

1 Stück Knollensellerie

1 Stange Lauch, in grobe Stücke geschnitten

frische Petersilie (nach Belieben)

1. Alle Zutaten in einen großen Topf geben, so viel Wasser zugießen, dass alles gut bedeckt ist. Die Knochen etwa 12 Stunden köcheln lassen. Zwischendurch etwas Wasser nachgießen. Das Resultat der langen Kochzeit und des Arbeitsaufwandes sind mindestens 1,5 Liter Brühe – drei Portionen mit je einem halben Liter Brühe für den Kühlschrank oder zum Einfrieren.
2. Brühe durch ein feines Sieb oder ein Seihtuch in eine Schüssel oder in luftdicht verschließbare Behälter abgießen.
3. Die Brühe hält sich einige Tage im Kühlschrank, sollte aber besser portionsweise eingefroren werden.

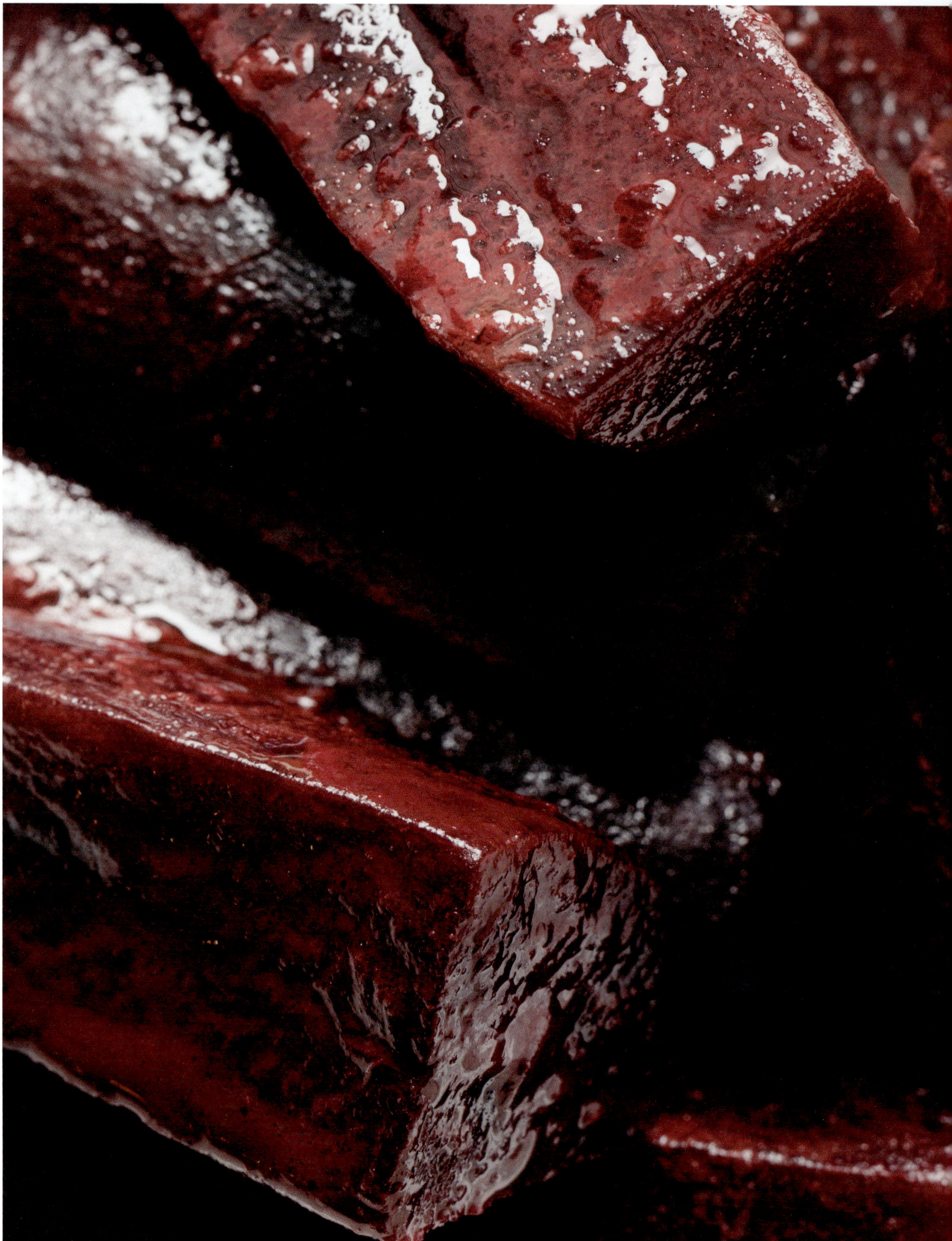

Marinierte Rote Beten

400 g frische Rote Beten oder ein Beutel vorgegarte und geschälte Rote Beten

Dressing Nr. 1, 2 oder 3* (siehe Seite 241)

Testen Sie zuerst die Dressings und wählen Sie dann die Variante aus, die Ihnen am meisten zusagt.

1. Den Backofen auf 190 °C vorheizen.
2. Die frischen Roten Beten abbürsten. Auf ein mit Backpapier belegtes Backblech legen und im Ofen 1 Stunde, eventuell auf einem Salzbett, garen. Alternativ etwa 1 Stunde in reichlich Wasser kochen, bis sie weich sind.
3. Die Roten Beten abkühlen lassen und schälen. Dabei Küchenhandschuhe tragen, um Verfärbungen der Haut an den Händen zu vermeiden.
4. Die Beten in grobe Würfel schneiden und im gewünschten Dressing marinieren. In einem verschlossenen Behältnis im Kühlschrank durchziehen lassen (am besten über Nacht).

Eine Portion in den Rezepten entspricht 100 Gramm marinierten Roten Beten.

Rote Beten halten sich 4 bis 5 Tage lang im Kühlschrank. Wenn sie so lange durchziehen, entwickeln sie ein wunderbares Aroma und geben vielen Gerichten den Extrakick – sowohl geschmacklich als auch nährstoffmäßig. Rote Beten gehören zu den Highlights in der Anti-Entzündungs-Diät.

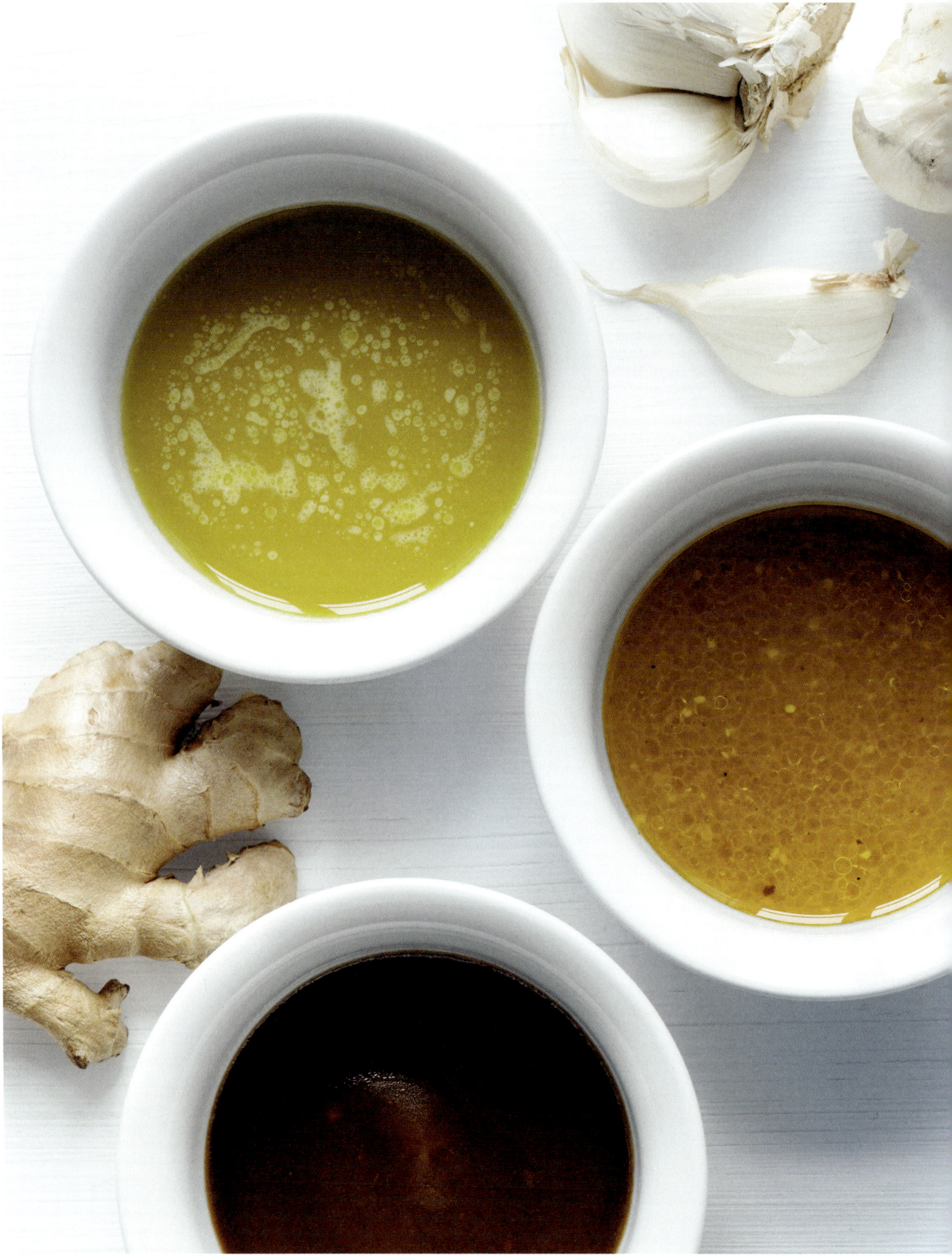

Dressings/Vinaigrettes

1 Die klassische Vinaigrette ist ein Dressing, das aus Öl und Essig und darüber hinaus auch aus Dijon-Senf besteht.

- Sie können zwischen verschiedenen Ölen wählen: Olivenöl extra vergine, Avocadoöl, kalt gepresstes Rapsöl und Walnussöl.
- Es bieten sich verschiedene Arten von Essig an: Weißwein-, Rotwein- oder Apfelessig, heller oder dunkler Balsamico. Bei dunklem Balsamico ist es ein wenig wie beim Wein: Es gibt gute, lang gelagerte und teure Sorten neben der üblichen Handelsware. Finden Sie heraus, wie Sie Ihre Geschmacksknospen zum Jubeln bringen.
- Bei Senf hat man die Wahl zwischen feinem und grobem Senf.
- Zusätzlich kann man fein geriebenen Ingwer, zerdrückten Knoblauch und/oder klein geschnittene Schalottenwürfel dazugeben.

DRESSING NR. 1

VINAIGRETTE MIT SENF, OLIVENÖL UND WEISSWEIN-ESSIG

1 EL Dijon-Senf

50 ml Weißweinessig

200 ml Olivenöl extra vergine

Meersalzflocken und frisch gemahlener schwarzer Pfeffer

DRESSING NR. 2

VINAIGRETTE MIT GROBEM SENF, RAPS-ÖL UND WEISSWEIN-ESSIG

1 EL grober Dijon-Senf

50 ml Weißweinessig

200 ml kalt gepresstes Rapsöl

Meersalzflocken und frisch gemahlener schwarzer Pfeffer

DRESSING NR. 3

VINAIGRETTE MIT OLIVENÖL, RAPSÖL UND DUNKLEM BALSAMICO

1 EL Dijon-Senf

50 ml dunkler Balsamico

100 ml kalt gepresstes Rapsöl

100 ml Olivenöl extra vergine

Meersalzflocken und frisch gemahlener schwarzer Pfeffer

1 Für alle Dressings gilt: Sämtliche Zutaten müssen Zimmertemperatur haben.

2 Zunächst Senf und Essig mit einem Schneebesen verquirlen und mit etwas Salz würzen.

3 Weiterschlagen und das Öl in einem dünnen Strahl unter ständigem Rühren dazugeben, bis das Dressing eine sämige Konsistenz hat.

4 Mit Salz, Pfeffer und eventuell Ingwer, Knoblauch und/oder Schalottenwürfeln würzen.

Antiinflammatorischer Lebensstil

Es ist verführerisch, nun alle Segel zu hissen und die Ernährung so zu gestalten, dass sie zu einer Speerspitze für einen antiinflammatorischen, also entzündunshemmenden Lebensstil wird. Aber sparen Sie sich etwas Energie für andere Initiativen auf. Bei der Bekämpfung von Entzündungen spielen auch andere Elemente eine wichtige Rolle. Wenn Sie die Früchte dieses neuen Lebensstils ernten wollen, sollten Sie Ihre Aktivitäten besser aufeinander abstimmen und Stress meiden. Auf manchen Gebieten ist vielleicht mit geringem Aufwand ein Maximum herauszuholen. Anderen Themen muss verstärkt Aufmerksamkeit gewidmet werden. Etwas, womit ich bei meinen Beratungsgesprächen und Vorträgen häufig konfrontiert werde, sind Schlafstörungen. Während die Ernährung eher etwas Temporäres ist, kann der Schlaf zum unangenehmen Dauerthema werden. Das ist insofern nicht ungefährlich, als Schlafstörungen die Regeneration untergraben und dadurch heftige Entzündungen schüren können. Wenn ich den Fokus in einem Buch, in dem es primär um entzündungshemmende Ernährung geht, stark auf den Schlaf richte, dann deswegen, weil Schlafmangel sich derart kräftezehrend auf den Abwehrmechanismus des Körpers auswirkt, dass er vielfach das Positive zunichtemacht, das durch eine entzündungshemmende Ernährung erreicht wird.

Chronischer Stress ist ein anderer Punkt, den es zu bekämpfen gilt – egal, wie unüberschaubar das Thema ist. Bei stressgeplagten Menschen entwickeln sich auf lange Sicht ernsthafte Erkrankungen aufgrund ihrer Lebensweise, da die permanente Produktion von Stresshormonen zu Entzündungen im Körper führt. Auch Rauchen schadet. Das dürfte Ihnen nicht unbekannt sein. Sind Sie sich aber auch dessen bewusst, dass eine im Körper hervorgerufene Entzündung mit die Primärursache dafür sein kann, dass Rauchen Sie umbringt? Sie werden eine enorme Verbesserung Ihres Gesundheitszustands bemerken, wenn Sie mit dem Rauchen aufhören. In diesem Zusammenhang kann ich Ihnen nur wärmstens empfehlen, sich professionelle Hilfe zu holen. Die Wahrscheinlichkeit, Erfolg zu haben, steigt, wenn Sie gute Werkzeuge an die Hand bekommen, mit denen Sie arbeiten können.

Natürlich ist das alles leichter gesagt als getan, aber ich konnte viel Erfahrung dabei sammeln, wie man Menschen zu einem antiinflammatorischen Lebensstil verhilft. Diese Erfahrungen möchte ich gern an Sie weitergeben. Überlegen Sie, wo Platz für Verbesserungen ist, und fangen Sie bei den nächstliegenden Dingen an. Aber bleiben Sie hier nicht stehen! Manche haben die Tendenz, bei Dingen, die gut laufen, zu verweilen. Bei diesem neuen Lebensstil ist es wichtig, sich notwendigen und oftmals unbequemen Veränderungen zu stellen. Je mehr Sie auf die richtige Spur kommen, desto bessere Ergebnisse erzielen Sie bei diesem wertvollen Gesundheitsprojekt.

Schlafen Sie gut?

Von vielen Forschern ist zu hören, dass unzureichender Schlaf eines der größten Gesundheitsrisiken des modernen Menschen darstellt. Dem kann ich zustimmen. Analysen zeigen, dass man in unserer Gesellschaft tendenziell zu wenig schläft und/oder zu schlecht, was notwendigerweise nicht ein und dasselbe ist. Weiter unten komme ich darauf zurück.

Laut einer Studie des Robert-Koch-Instituts leiden rund 25 Prozent aller Deutschen unter Schlafstörungen. Das ist nur die Spitze des Eisbergs, denn ich bin überzeugt davon, dass ein hoher Prozentsatz unzureichend schläft, sich des Problems aber nicht recht bewusst ist. Wenn ich bei meinen Vorträgen die Zuhörer frage, wie viele etwas für einen guten Schlaf tun, heben typischerweise nur 25 Prozent die Hand. Auf die Frage, wie viele bewusst reichlich Obst und Gemüse verzehren, gehen ganz viele Arme hoch. Sehr bezeichnend …

Kurzfristig führen die Konsequenzen von Schlafmangel zu verstärkter Niedergeschlagenheit, dem Risiko, sich nicht auf die Anforderungen des Alltags zu konzentrieren und Lust zu verspüren, öfter in die Keksdose zu greifen. Auf längere Sicht führt Schlafmangel unter anderem zu einer geschwächten Immunabwehr, zu chronischem Stress, Übergewicht und vielen anderen Problemen.

Kommt es zu einer Entzündung, wirkt sich Schlafmangel katastrophal aus. Das stellten mexikanische Forscher fest. In ihrem wissenschaftlichen Artikel konstatieren sie, dass schlechter Schlaf deutliche Spuren in Form erhöhter Konzentration von Entzündungsmarkern im Blut setzt. Der Grund dafür, dass Schlafmangel so gravierende Konsequenzen hat, liegt vor allem darin, dass die Immunabwehr während des Schlafs ihre Systeme wirksam aufrüstet und die Fähigkeit ausbaut, aggressive Stoffe abzuwehren. Wenn Sie also Ihren Schlafbedarf nicht ausreichend decken, wird Ihr Immunsystem in der Folge weitaus schlechter funktionieren, als es sollte. Nicht nur Schichtarbeiter und Eltern von Kleinkindern sind von diesem Problem betroffen. Meines Erachtens geht es hier um ein Thema, das bei nur wenigen Menschen die notwendige Beachtung findet. Die Ursachen für mangelnden Schlaf sind vielfältig. Aber es ist durchaus erkennbar, dass es oft sehr konkrete Dinge sind wie zum Beispiel zu langes Sitzen vor dem Fernseher oder das Bedürfnis, bis tief in die Nacht hinein zu arbeiten.

Wenn Sie das Gefühl haben, Ihre Schlafgewohnheiten könnten besser sein, sollten Sie herausfinden, was Ihre Nachtruhe stört. Es kann an vielem liegen, angefangen von düsteren Gedanken über spätes Zubettbgehen bis hin zu hartem Training spätabends. Nährstoffmäßig lässt sich dagegen etwas tun. Kurz zusammengefasst sind dies die wichtigsten Nährstoffe, die zu einem guten Schlaf führen:

- **OMEGA-3-FETTSÄUREN** wirken sich nicht nur entzündungshemmend aus, sondern beeinflussen auch positiv Ihren Schlaf. Das geschieht vor allem durch den Aufbau maßgebender Gehirnzellen. Der Schlafeffekt kann noch verstärkt werden, indem man Nahrungsmittel mit viel Omega-6-Fettsäuren reduziert. Das heißt, dass Sie unter anderem den Verzehr von Mais-, Traubenkern-, Sonnenblumen- und Sojaöl minimieren. Fischölkapseln oder Lebertran können eine Alternative zu Fisch sein und liefern zusätzliche Omega-3-Fettsäuren.

- **KASEIN** ist ein Protein, das, in den späten Abendstunden eingenommen, den Schlaf günstig beeinflusst. Die Wirkung beruht darauf, dass das Protein langsam vom Körper aufgenommen wird. So bekommt er die ganze Nacht hindurch einen steten Strom an Bausteinen, die die Körperzellen im Regenerationsprozess, der während des Schlafs auf Hochtouren läuft, verwenden können. Der Vorteil einer kaseinreichen Mahlzeit ist, dass Sie satt und zufrieden schlummern, da konstant Sättigungshormone an das Gehirn gesendet werden. Kaseinproteine finden sich in allen Milchprodukten, speziell in Frischkäse, Quark, griechischem Joghurt und Parmesan.

- **VITAMIN B_6** setzt die Produktion des Schlafhormons Melatonin in Gang. Tierversuche haben gezeigt, dass das Vitamin die Melatoninproduktion um bis zu 35 Prozent steigern kann. Das genügt, um spürbar leichter einzuschlafen. Vitamin B_6 ist beispielsweise in Thunfisch, Krebsfleisch, Pistazien, Linsen und Trockenbohnen enthalten. Realistisch gesehen, ist allerdings eine ordentliche

Menge des Vitamins nötig, um eine spürbare Wirkung zu erzielen. Wenn Sie also große Schlafprobleme plagen, dann sollten Sie sich überlegen, Vitamin B_6 als Nahrungsergänzungsmittel einzunehmen.

- **KALZIUM UND MAGNESIUM** sind Mineralstoffe, die einen entscheidenden Einfluss auf die Schlafqualität haben. Kalzium, das sich in allen Milchprodukten sowie Gemüsesorten wie Staudensellerie, Spinat und Grünkohl findet, ist Teil der Produktion des Schlafhormons Melatonin und hat direkten Einfluss darauf, ob Sie generell schlafen können. Bei Magnesium geht es um die Schlafqualität. Die genauen Ursachen sind noch ungeklärt, klar ist aber, dass Magnesium für eine tiefere Entspannung der Muskeln sorgt. Genau wie bei Vitamin B_6 ist viel Magnesium nötig, um einen guten Nachtschlaf zu gewährleisten. Deshalb können Ergänzungsmittel sinnvoll sein. Alternativ dazu sollten Sie Lebensmittel essen, die reich an Mineralstoffen sind. Dazu gehören Leinsamen, Mandeln, Trockenbohnen und Linsen.

- **TRYPTOPHAN** ist eine Aminosäure und wird im Gehirn zu dem beruhigenden Botenstoff Serotonin umgewandelt. Tryptophan und andere spezielle Aminosäuren sind in Walnüssen, Eiern, Käse und Schinken enthalten. Tryptophan kann nach der Umformung in Serotonin nach Bedarf in Melatonin umgewandelt werden und damit die Fähigkeit fördern, Schlaf zu finden.

Schlafbarrieren abbauen

Guter Schlaf hat nicht nur mit dem richtigen Essen zu tun. Auch andere Faktoren können den Schlaf positiv oder negativ beeinflussen. Wenn Sie Ihren Schlaf optimieren wollen, sollten Sie sich über die gesamte Schlafhygiene Gedanken machen. Dazu gehört, rechtzeitig ins Bett zu gehen, damit genügend Stunden zum Schlafen bleiben. Auch wenn es keine klare Richtlinie gibt, wie lange man schlafen sollte, sind sich die meisten Experten einig, dass wir uns nach sieben bis acht Stunden Schlaf am

---

Schlafhygiene

Schlafhygiene ist der Sammelbegriff für alle Aspekte, die Ihren Schlaf in eine positive Richtung lenken können. Hierzu gehören die Beschaffenheit des Bettes, des Kissens und der Zudecke, die Essgewohnheiten vor der Schlafenszeit, das Licht im Raum und in den Stunden, in denen Sie schlafen, die Raumtemperatur und vieles mehr.

wohlsten fühlen. Qualität ist hier ein zentraler Begriff, denn es ist nicht damit getan, die Stunden nur abzuliegen. Der Körper muss eine Reihe sogenannter Schlafzyklen durchlaufen können, die eine physische und mentale Regeneration gewährleisten.

Neben einer ausreichenden Schlafzeit ist die Gemütsverfassung vor dem Schlafengehen entscheidend. Ein zentraler Schritt ist die Reduzierung des Stressniveaus. Schon geringer psychischer Stress hat negative Auswirkungen auf den Schlaf, etwa darauf, wie schnell Sie einschlafen, ob Sie durchschlafen und ob Sie in der Nacht aufwachen. Deshalb gilt es, jede Form von psychischer Überreizung zu minimieren, um negative Einflüsse in dieser Hinsicht zu vermeiden. Mit zu den verheerendsten Routinen, die sich viele im Alltag angewöhnt haben, gehört es, vor dem Schlafengehen noch schnell die E-Mails zu checken – oft im Dunklen, wenn man bereits im Bett liegt. Abgesehen davon, dass der Bildschirm an sich schon der Feind des Schlafs ist, ergibt sich ein riesiges Problem aus der Konfrontation mit mehr oder weniger schwerwiegenden Nachrichten. Es ist schwierig, wenn nicht unmöglich, etwas gegen eine ärgerliche Mitteilung zu unternehmen, die kurz vor dem Schlafengehen auf dem Display erscheint. Die Konsequenz ist, dass Sie die stressigen Gedanken mitnehmen und einen deutlich unruhigeren und oberflächlicheren Schlaf haben werden. Mein Rat an Patienten, die ihre E-Mails am Abend checken müssen, ist, das mindestens zwei Stunden vor dem geplanten Zubettgehen zu erledigen. So ist Zeit, die Mails zu öffnen und zu beantworten beziehungweise sich wieder zu beruhigen, wenn der Inhalt Stress hervorruft. Passt es nicht in den familiären Tagesablauf, noch zwei Stunden vor der Schlafenszeit zu arbeiten, sollte man nicht zu spät ins Bett gehen und sich lieber früh am nächsten Morgen um E-Mails kümmern.

Ein anderer wichtiger Punkt ist Licht. Grelles Licht ist Gift für die Schlafhormone. Sie werden verdrängt, wenn wir Räume in strahlendes Licht tauchen, auf einen Bildschirm starren und anderweitig Licht auf uns einwirken lassen. Die Konzentration des von Forschern gemessenen Schlafhormons Melatonin stürzt buchstäblich ab, wenn wir uns Licht aussetzen. Aus dem gleichen Grund wird permanentes Licht als Foltermittel eingesetzt, um Gefangene am Schlafen zu hindern. Es empfiehlt sich, die letzten Stunden vor dem Schlafengehen auf Lichthygiene zu achten. Wenn Sie nur schwer einschlafen können, schalten Sie am besten den Fernseher und den Computerbildschirm ab, dämpfen das Licht und schaffen eine »Höhlenatmosphäre«. Vor allem das künstliche blauweiße Licht macht uns zu schaffen. Wenn Sie schon darauf bestehen, auf Computerbildschirm, Tablet oder Smartphone zu schauen, dann installieren Sie die smarte Gratis-App *f.lux*. Sie tönt das Bildschirmlicht bei

Sonnenuntergang in schlaffreundliche Orangefarbtöne und minimiert den Abbau des Melatonins. In den dunklen Wintermonaten empfiehlt sich die App schon für die Nachmittagsstunden. Ich mache das so, denn wenn für mich die Sonne bereits um halb vier Uhr untergeht, schiebe ich den Abend gern etwas hinaus. Während Sie dabei sind, das Licht zu dämpfen, kontrollieren Sie auch im Schlafzimmer Lichtdioden, nicht vollständig abdeckende Rollos und andere störende Lichtquellen.

Darüber hinaus gibt es noch einige Maßnahmen mehr, die Ihnen helfen können, am Morgen frisch und gut ausgeruht aufzuwachen – idealerweise, bevor der Wecker läutet. Die folgenden Tipps sind ein guter Anfang:

- **Kaffee und Wein meiden**
  Sowohl Kaffee als auch Wein oder Alkohol wirken im Allgemeinen negativ auf Ihren Schlaf. Beim Kaffee ist es das Koffein, denn es regt das Nervensystem an und hemmt zugelcih die Melatoninproduktion des Körpers. Deshalb sollten Sie Kaffee und andere koffeinhaltige Getränke in den Abendstunden meiden. Aufgrund der Tatsache, dass sich Koffein noch lange nach dem Verzehr im Blut befindet, ist besonders empfindlichen Menschen zu raten, den Zeitpunkt der letzten Tasse Kaffee weiter nach vorn zu schieben. Mehrere meiner Patienten trinken nach 15 Uhr keinen Kaffee mehr. Was Wein angeht, so haben Schlafforscher nachgewiesen, dass es schon bei geringem Alkoholgenuss zu einem oberflächlichen Schlaf kommt. In der Praxis wäre es daher angeraten, den Genuss von Wein und anderen Alkoholika auf das Wochenende zu verlegen. Dann können Sie länger schlafen und damit die negativen Auswirkungen des Alkohols auf den Schlaf kompensieren. Wird Alkohol dagegen im Alltag konsumiert, wenn die meisten Menschen kaum Zeit haben, mal ein Mittagsschläfchen einzulegen, ist die Konsequenz eine mangelhafte Regeneration, und zwar sowohl in physischer als auch psychischer Hinsicht.

- **Vorsicht bei Nahrungsergänzungsmitteln und starken Würzmitteln**
  Guarana, Ginseng und Vitamin B_{12} sind nur einige der Nahrungsergänzungsmittel, die durch ihre stimulierende Wirkung Ihren Schlaf negativ beeinflussen können. Wenn Sie die Nahrungsergänzungsmittel am Morgen einnehmen, umgehen Sie dieses Problem. Auch stark gewürzte Gerichte mit reichlich Chili, Knoblauch, Senf, Meerrettich oder Currypulver heizen den Stoffwechsel an und machen munter und »kampfbereit« – nicht gerade die optimale Ausgangslage, wenn Ihr Körper Schlaf und Ruhe benötigt.

- **Hartes Training am Abend meiden**
  Nach einem Spinning-Kurs, High-Intensity-Intervall- oder sonstigem harten Training in den späten Abendstunden werden Sie den aufpeitschenden Nebeneffekt dieser Anstrengung spüren, der Sie nicht einschlafen lässt. Der Grund dafür ist, dass Endorphine und Stresshormone im Körper zirkulieren, die erst nach Stunden wieder abgebaut sind. Das hat zumindest auf die Schlafqualität schädliche Auswirkungen: Das harte Training erschwert nicht nur das Einschlafen, es steigert auch Ihren Schlafbedarf, weil aufgrund der Körperbeanspruchung die Zellenerneuerungsprozesse länger brauchen und somit 15 bis 30 Minuten mehr Schlafzeit benötigt werden. Deshalb rate ich Ihnen dazu, hartes Training auf Zeiten tagsüber zu verlegen, zu denen man die neu gewonnene Energie auch nutzen kann. Das kann, wenn der Terminkalender es zulässt, vor dem Frühstück oder am späten Nachmittag sein, da verträgt man einen Energieschub gut. Untersuchungen belegen, dass zu diesen Zeiten der Körper Maximales leisten kann und somit der gesundheitliche Gewinn für Sie am größten ist.

Stressbewältigung

Ausgewogener Schlaf ist ein wichtiger Faktor für das körperliche und geistige Wohlbefinden. Ist dieser nicht gewährleistet, stellen sich unliebsame Folgen ein – eine der schwerwiegendsten darunter ist psychischer Stress. Der Zustand von chronisch mentaler Alarmbereitschaft kann, durch Schwächung des Immunsystems, eine Entzündung im Körper hervorrufen. Das ist bestens dokumentiert wie auch die traurige Tatsache, dass Menschen, die unter psychischem Stress leiden, eine Reihe körperlicher Probleme entwickeln können. Ein entzündungshemmender Lebensstil beinhaltet notwendigerweise eine Untersuchung aller Faktoren, die Stress im Alltag verursachen. Oft beruht Stress auf Überbeanspruchung im Job. Hier müssen die eigenen Anforderungen überprüft, geklärt und auf ein erträgliches Maß gesenkt werden. Aber auch Beziehungsprobleme, Krankheitsfälle in der Familie und viele weitere Faktoren können Stressfaktoren sein. Manchmal ist es schwer zu begreifen, was einem das Leben so alles abverlangt. Oftmals bedarf es professioneller Hilfe, um einem Problem auf den Grund zu kommen. Das muss nicht sein, aber die Belohnung in Form eines spürbar minimierten Entzündungsrisikos wäre es in jedem Fall wert. Wenn Sie dabei sind, die Ursachen für psychischen Stress zu ergründen, dann schauen Sie auch auf die Faktoren für physischen Stress. Rauchen und größere Mengen Alkohol sind zwei davon. Sie bedeuten Stress für jede einzelne Zelle in Ihrem Körper. Wenn Sie diese schlechten Angewohnheiten einschränken, erweisen Sie sich einen unglaublich großen Dienst.

Leidet man unter Stress, kann es eine Herkulesaufgabe sein, so viel davon abzubauen, dass ein glückliches und gesundes Leben möglich wird. Bis Sie das geschafft haben, können Sie sich darüber freuen, dass alle anderen Schritte, die Sie auf dem Anti-Entzündungs-Weg gehen, diesen Kampf unterstützen und das gesundheitliche Risiko, das von chronischem Stress ausgeht, mindern. Es geht nicht zuletzt um eine gesunde Ernährungsweise. Untersuchungen zeigen, dass Stress in physischen Symptomen münden kann, die das Immunsystem überbeanspruchen. Damit steigt der Bedarf an Antioxidantien. Das fanden französische Forscher in einem Versuch heraus, bei dem sie Testpersonen, die unter Stress litten, entweder einen Antioxidanszusatz oder ein Placebo verabreichten. Es stellte sich heraus, dass die Antioxidantien in Form eines Melonenextrakts mehrere der physischen Stresssymptome dämpften. Im Vergleich zur Placebogruppe gab es weniger Schlafbeschwerden, gesteigerte Konzentrationsfähigkeit und bessere Laune bei jenen, die ein aktives Präparat erhielten. Zudem sprachen sie von einer verbesserten Lebensqualität.

Ausgewogene Bewegung

Bewegung ist ein zweischneidiges Schwert. Tun Sie zu wenig, führt das zu einem geschwächten Immunsystem und einem erhöhten Entzündungsrisiko. Übertreiben Sie, kann das aber genauso gut den Entzündungsgrad steigern. Wie bei so vielem im Leben heißt es auch hier, den goldenen Mittelweg zu finden. Wie viel Bewegung das beinhaltet, hängt von vielen Faktoren ab: Ihrer aktuellen körperlichen Verfassung, der Trainingsintensität und der jeweiligen Art der Bewegung.

Wenn Sie früher nie gejoggt sind, sollten Sie vorsichtig zu Werk gehen. Selbst eine kleine Strecke in schnellerem Tempo hinterlässt deutliche Spuren in Ihrem Körper. Der Grund: Ihr Körper wird überbelastet. Das zeigt sich durch mikroskopisch feine Schäden an den Muskelfasern, Abnutzung der Sehnen und Reizung derjenigen Schleimbeutel, über die Sehnen laufen, wie beispielsweise am Kniegelenk. Diese kleinen Überbelastungen ziehen Entzündungen nach sich. Das ist eine natürliche Folge Ihres Trainings und als solche wünschenswert, denn durch die Überbelastung passt sich der Körper an und wird stärker. Abgesehen davon handelt es sich allerdings um eine akute, kurzfristige Entzündung. Wird sie erst chronisch, mutiert sie zum Problem. Der Schmerz beginnt Sie im Training zu hemmen, das Verletzungsrisiko steigt und die Entzündung kann sich im Körper ausbreiten. Viele meiner trainingseifrigen Patienten erlebten das schon am eigenen Leib – beispielsweise in Form eines kollabierten Immunsystems nach einem erfolgreich überstandenen Marathon. Der Körper konnte sich danach nicht mehr gegen eine Erkältung wehren.

Ein wichtiger Schritt zu einem gesunden Bewegungsmodus ist die Balance zwischen Belastung und Ruhe – und unterstützender Ernährung, die in Verbindung mit einem kräftezehrenden Training unweigerlich entstehende Entzündungen in Schach hält. Das ist nicht das Einzige. Ein weiterer wichtiger Schritt zu einem entzündungshemmenden Bewegungsverhalten ist die Einsicht, dass einseitiges Training fast immer den Körper überfordert, egal, wie umsichtig Sie vorgehen. Richtig gesund wird Bewegung erst, wenn sie abwechslungsreich ist und im Verlauf der Woche Bewegungselemente enthält, die den Körper auf natürliche Weise fordern. Ein normaler aktiver Tag, an dem Sie gehen oder Rad fahren, so oft sich die Gelegenheit bietet, kleine Pausen bei Ihrer sitzenden Tätigkeit einlegen, die Treppe statt den Lift nehmen und den Körper generell mit kleinen Aktivitäten belasten, bildet die Basis. Dem sollten Sie idealerweise eine längere Trainingspassage mit verringerter Intensität folgen lassen, ein bis zwei Abschnitte mit Sprints sowie Übungen, die Ihre Muskelstärke, das Gleichgewicht und die Beweglichkeit fordern. Mit dieser Kombination stimulieren Sie den Körper, ohne Raubbau an ihm zu betreiben.

Ich kann verstehen, wenn diese Vorgehensweise für Sie einen zu großen Zeitaufwand bedeuten würde. In den Alltag lässt sich jedoch einiges davon einbauen. Ich wende mich hier ausdrücklich gegen einseitiges Training. Ich meine damit nicht nur dasjenige Training, bei dem Tag und Nacht verbissen mit der gleichen Intensität trainiert wird, sondern auch das, bei dem alle Kraft in ein und dieselbe Bewegungsart fließt. Vom gesundheitlichen Standpunkt aus betrachtet, ist es nicht gewinnbringend, eine einzige Bewegungsform zu favorisieren. Nur um das klarzustellen: Wenn Sie sich mit Ihrer ganzen Energie aufs Laufen oder Radfahren verlegen und ehrgeizige Trainingsziele verfolgen, weil Sie darauf brennen, konditionsmäßig in Topform zu sein, dann muss ich Ihnen sagen, dass das nicht mit einer entzündungshemmenden Bewegungsstrategie vereinbar ist. Zugespitzter formuliert: Sie werden nicht gesünder, wenn Sie drei Gewalttouren pro Woche absolvieren. Die vierte Tour wird wahrscheinlich sowieso ein Desaster. Es ist weitaus gesünder, wenn Sie ausgewogen trainieren und den Körper auf natürliche Weise fordern. Ein aktiver Alltag, in dem wir schwere Gegenstände heben, uns ab und zu mit leicht erhöhtem Puls bewegen, steigen, hüpfen, springen, balancieren, uns fallen lassen und lossprinten, ist noch immer die natürlichste Art, aktiv zu sein und die Gesundheit zu fördern. Idealerweise erfolgen all diese Aktivitäten im Wald – das senkt zusätzlich den Stresslevel, und die Umgebung verströmt eine besondere Magie. Sollten Sie das Gefühl haben, dass ich jetzt ins Esoterische abdrifte, dann lassen Sie sich gesagt sein, dass ich mich in diesem Punkt, wie auch sonst, an nüchterne Forschungsergebnisse halte.

Japanische Forscher haben begonnen, sich mit den psychischen Auswirkungen eines Aufenthalts im Wald zu beschäftigen. Dabei zeigt sich, dass Natur und Bewegung eine wunderbare Partnerschaft eingehen. Sie lässt den Cortisolpegel sichtlich fallen, und auch Blutdruck sowie Puls reagieren äußerst positiv. Der positive Einfluss des Walds stellte sich interessanterweise bei Testpersonen an anderen entspannenden Orten nicht ein. Nun fragen sich Forscher, ob vielleicht ein Teil des Effekts an den Duftstoffen liegen könnte, die die Bäume abgeben. Wer weiß?

Angesichts der Bedeutung eines in psychischer wie physischer Hinsicht natürlichen Trainings zeichnet sich ein Trend zu mehr ganzheitlichen Formen von Bewegung ab. Vorreiter dafür ist das MovNat-Konzept (mehr über das »Training der natürlichen Bewegung« erfahren Sie auf movnat.com). Finden Sie es zu anstrengend, sich durch die Theorie zu arbeiten, dann gehen Sie stattdessen mal an einem Kinderspielplatz vorbei und studieren das Verhalten der Kinder. Herumtollende Kinder sind der Inbegriff natürlicher Bewegung.

Aber was, wenn Sie einfach nur darauf aus sind, Triathlons, Marathons, lange Rennradtouren oder andere Trainingsformen, die, wie erwähnt, einem antiinflammatorischen Lebensstil entgegenwirken, zu absolvieren? Sollen Sie das Training aufgeben? Nun, das können Sie nur für sich allein beantworten. Fest steht, dass Aktivitäten, die man liebt, für die Gesundheit förderlich sind, daher ist hier eine kritische Selbstbewertung nötig. Beantworten Sie folgende Fragen:

- Mache ich mit meinem Training Fortschritte in Bezug auf Kraft, Kondition, Balance und Beweglichkeit?
- Ziehe ich Nutzen aus meinem Training oder raubt es mir nur Energie?
- Fühle ich mich schon durch kleinere Verletzungen oder ein angeschlagenes Immunsystem beeinträchtigt? Oder fühle ich mich stark?

Die Antworten helfen Ihnen hoffentlich, festzustellen, ob Sie auf der richtigen (gesundheitsfördernden) Spur sind oder Ihre Bewegungsstrategie überdenken sollten.

Müssen Sie mehr als zwei der obigen Fragen verneinen? Oder befinden Sie sich vielleicht im Moment in einer Situation, in der regelmäßige Bewegung – aus welchen Gründen auch immer – kein fester Bestandteil Ihres Alltags sein kann? Was ist in einem solchen Fall das Rezept für eine perfekte entzündungshemmende Bewegung? Diese Frage höre ich immer wieder, und die Antwort ist einfach. Mehr oder weniger ausgiebige Spaziergänge können die meisten Menschen gut bewältigen. Anforderungen und Verletzungsrisiko sind dabei minimal – und an der frischen Luft sind Sie auch. Beim Gehen kann man fast nichts falsch machen. Das Gesundheitsministerium empfiehlt mindestens eine halbe Stunde tägliche Bewegung in gemäßigtem Tempo (also mit etwa vier Kilometern pro Stunde). Wenn Sie diese Strecke zurücklegen, ohne eine Miene zu verziehen, und derart ausgedehnte Spaziergänge zur Gewohnheit werden lassen, ist das ein guter Schritt in Richtung entzündungsfreies Leben.

Schäden durch Training

Es gibt etwas, woran Sie denken sollten: Gutes und hartes Training ist eine körperliche Strapaze, bei der Sie den Körper an die Grenzen der Belastbarkeit bringen. Unmittelbar danach ist er geschwächt. Nach Stunden oder Tagen erholt er sich wieder und entwickelt im Idealfall neue Kraftpotenziale, die die des letzten Trainings übersteigen. Das Ergebnis ist ein Zuwachs an Fitness und Form, der den trainingspyhsiologischen Begriff Superkompensation trägt. Vom antiinflammatorischen Aspekt her ist der Zeitraum bis dahin interessant, denn Sie sind in dieser Phase geschwächt, und eine Entzündung im Körper kann sich ausweiten. Vor ein paar Jahren wurde eine Studie erstellt, bei der man eine Gruppe untrainierter Personen 30 Minuten lang mäßig intensiv trainieren ließ – nicht bei maximalem Kraftaufwand, aber doch mit angestrengter Atmung. Die Forscher stellten bis zu drei Tage nach dieser einen Trainingseinheit ein erhöhtes Niveau von Entzündungsmarkern im Blut fest. Diese Studie unterstreicht, wie wichtig es ist, sich den unmittelbar schwächenden Effekt intensiver Bewegung klarzumachen. Wenn Sie im Voraus schon aufgrund von Stress im Job, schlechtem Schlaf, einer Erkrankung oder einseitiger Ernährung belastet sind, ist hartes Training alles andere als günstig für Sie. Viel gesünder wäre es, körperliche Anstrengung auf ein Mindestmaß zu reduzieren. Spaziergänge oder regelmäßiges Yoga bieten sich an. Vielleicht wären aber auch eine Runde im Schwimmbad, eine Ganzkörpermassage oder nur ein Stündchen auf dem Sofa mit einer Tasse Tee und einem guten Buch die noch bessere Wahl.

Werden Sie überschüssige Kraft los!

Wenn Sie schier vor Energie platzen und sie loswerden müssen, dann gibt es keinen Grund, auf dem Sofa einzurosten. Wie schon gesagt, wäre es ideal, sich pro Woche mit zwei harten Trainingseinheiten »zufriedezugeben«, um den Körper nicht zu überlasten. Der Rest des wöchentlichen Trainings sollte dann weniger intensiv sein und möglichst unterschiedliche Aktivitäten umfassen, damit der Körper in verschiedener Hinsicht gestärkt wird. Natürlich ist es ganz individuell, wie viel Training man körperlich gut bewältigt und ob etwas als leicht oder schwer empfunden wird. Ich habe Kollegen, die beim Joggen sehr entspannt atmen, während ich hinterherhechle, schwindlig im Kopf und mit allmählich immer schlimmer brennenden Beinmuskeln. Wichtiger als das Tempo ist hier die bewusste Belastung. Achten Sie einfach darauf, dass Sie sich rundum gut fühlen, wenn Sie vom Training nach Hause kommen. Intervalltraining, kräftezehrendes Spinning und Krafttraining bis an die Zerreißgrenze der Muskeln sind Beispiele für Belastungen, die zu viel des Guten für einen bereits geschwächten Körper sind.

Wenn Sie aber ausreichend Energie für ein hartes Training haben und Ihr Terminkalender genügend Spielraum dafür lässt, sollten Sie versuchen, anstrengende Trainingseinheiten auf den richtigen Zeitpunkt zu verlegen. Für einen entzündungshemmenden Lebensstil ist es nicht zuletzt auch entscheidend, wann Sie trainieren. Egal, ob es Ihnen um die Leistung geht, den Wunsch, Überbelastung zu vermeiden, oder um die Wahrung des nächtlichen Schlafs: Es gibt gute und schlechte Tageszeiten für Trainigseinheiten. Das liegt zum großen Teil an unseren Hormonen, die in unterschiedlichen Mengen über den Tag verteilt ausgeschüttet werden. Das trifft speziell auf das Stresshormon Cortisol zu, dessen Niveau tagsüber steigt und fällt. Auch Wachstumshormone, Insulin und viele andere Stoffe spielen eine Rolle und sollten bei der Planung des Trainingszeitpunkts berücksichtigt werden.

Achten Sie gleichzeitig immer darauf, den größtmöglichen Nutzen aus dem Training ziehen zu können. Zum Beispiel sollte erfrischende Bewegung idealerweise auf Tageszeiten gelegt werden, an denen Sie die zusätzliche Energie benötigen. Strapaziöses Training empfiehlt sich nur dann, wenn Sie sich wirklich fit fühlen. Neben dem richtigen Timing des Trainings können Sie die Effektivität auch durch gute Ernährung, mentale Vorbereitung, tägliche Routine und vieles mehr unterstützen. Sie sehen, es gibt zahlreiche Parameter, um das Training so gesundheitsfördernd und gewinnbringend wie möglich zu gestalten.

Im Hinblick auf obige Betrachtungen ist es möglich, einige Erfolgstipps für optimale Trainingszeiten zu geben – falls Sie tagsüber beruflich so eingespannt sind, dass Sie sich Ihre Trainingszeiten nicht aussuchen können, machen Sie sich keine Sorgen: Jede Tageszeit hat auch Ihre Trainingsvorzüge!

- **Die Morgenstunden**
  Direkt nach dem Aufstehen ist ein optimales Zeitfenster für ein ruhiges Training, beispielsweise für einen zügigen Spaziergang oder leichtes Joggen. Diese Zeit ist auch günstig für sensorische Bewegungsarten wie Yoga oder Pilates. Der Vorteil liegt darin, dass Sie den Tag zügig starten und Ihr Trainingsprogramm durchziehen können, bevor die täglichen Pflichten über Sie hereinbrechen und Ihr Training eventuell aus Zeitmangel ausfallen muss. Die gewonnene Energie in den Morgenstunden gibt Kraft für den ganzen Tag. Neben den Pluspunkten ist aber zu berücksichtigen, dass Sie in diesen Stunden noch keine Topleistungen erbringen. Da sich die Gewebeflüssigkeit nach einer Nacht in wechselnden Schlafpositionen nicht gleichmäßig über den Körper verteilt, bedeutet das, dass die Zellen nicht so optimal funktionieren wie etwas später am Tag, wenn sich der Körper schon einige Stunden in aufrechter Haltung befindet. Gleichzeitig sind die Muskeln und Sehnen in der Früh noch trocken. Das widerspricht einem hochintensiven Einsatz, da bei hoher Trainingsintensität eine verringerte Wärmeregulierung erfolgt. Das heißt, die Muskeln müssen gut aufgewärmt werden, bevor Sie mit dem Sport beginnen, damit Sie Überlastungsschäden vermeiden können. Zusätzlich ist in den Morgenstunden auch der Spiegel des Stresshormons Cortisol im Blut hoch, sodass man bei hartem Training Schäden an den steifen Muskeln und Sehnen riskiert.

- **Die späten Vormittagsstunden**
  Der richtige Zeitpunkt zum Gasgeben. Jetzt stehen Ihnen die Energievorräte für ein hartes Training zur Verfügung. Zudem sind diese Stunden die beste Zeit für ein Koordinationstraining, da der Kopf frei ist. Auch der Körper ist aufgewärmt, die Gewebeflüssigkeit gleichmäßig verteilt und die Hormonausschüttung optimal. Untersuchungen belegen, dass der Vormittag die beste Zeit für Spitzenleistungen ist. Die Cortisolkonzentration im Blut ist ausgewogen, der Stoffwechsel läuft auf vollen Touren und die roten Blutkörperchen versorgen die Muskeln mit ausreichend Sauerstoff. In diesem Zeitraum können schwere Kraft- und hochintensive Intervalltrainings erfolgreich absolviert werden – was an einem Arbeitstag jedoch nicht so einfach zu bewerkstelligen sein wird. Haben Sie die Möglichkeit, sich für eine Stunde im Job freizunehmen, wäre das die beste Gelegenheit, hart und effektiv zu trainieren. Das nachfolgende Mittagessen wirkt dann wie eine Regenerationsmahlzeit, die die beanspruchten Muskeln optimal mit Nährstoffen versorgt und somit den maximalen Trainingseffekt aus der Beanspruchung zieht.

- **Der frühe Nachmittag**
  Ein Spaziergang in zügigem Tempo oder leichte Bürogymnastik wären nun eine ausgezeichnete Option. Allerdings sind die Stunden nach dem Mittagessen nicht besonders gut für ein intensives Training geeignet. Der Zeitraum ist generell unpassend für anspruchsvolle körperliche Aktivitäten, da ein Teil des Bluts zur Verdauung abgezogen ist. Damit ist die Sauerstoffversorgung für die Muskeln reduziert. Nach dem Mittagessen steigt auch der Blutzucker – und wenn der Körper auf die erhöhte Insulinausschüttung reagiert, kann das Müdigkeit nach sich ziehen, die das Trainingsniveau qualitativ beeinträchtigt. Trainieren Sie trotzdem, werden Sie wahrscheinlich feststellen, wie das Essen in den Magen-Darm-Trakt wandert. Das trifft vor allem beim Laufen und anderen Aktivitäten zu, die die Peristaltik in Gang setzen.

  Wenn Sie Zeit und Lust haben, sich zu bewegen, dann eignen sich die frühen Nachmittagsstunden eher für leichte Aktivitäten, die die Verdauung und den Blutkreislauf anregen und das Gehirn mit Blut versorgen.

- **Der Spätnachmittag**
  Ebenso wie der späte Vormittag ist das die ideale Zeit, um ein Ausdauertraining auf höchster Stufe und ein hartes, hochintensives Krafttraining zu absolvieren, denn hier nutzen Sie die zweite Spitzenzeit. Die Freisetzung von Wachstumshormonen für die Muskeln ist, genau wie das Cortisolniveau, extrem hoch. Der Körper kann Höchstleistungen vollbringen. Eine Herausforderung können jedoch die mentalen Batterien werden, die sich während eines langen Arbeitstags entladen, wie auch der Blutzucker, der absinkt, wenn die letzte Mahlzeit schon länger zurückliegt. Wollen Sie dieses Zeitfenster für ein optimales Training nutzen, heißt das, den Körper und die Sinne erst einmal darauf vorzubereiten. Eine strategische Nachmittagsmahlzeit zwei oder drei Stunden vor dem Training kann den Blutzucker optimal erhöhen. Essen Sie 15 bis 20 Minuten vorher eventuell noch eine halbe Banane und trinken Sie ein Glas Wasser. Spüren Sie geistige Müdigkeit, können zehn bis 15 Minuten Meditation wahre Wunder wirken. Das Gleiche gilt für einen Espresso oder fetzige Musik.

  Um die Regeneration nach dem Training zu maximieren, sollten Sie innerhalb einer halben Stunde eine Hauptmahlzeit zu sich nehmen. Prüfen Sie daher die Möglichkeit, das Training kurz vor das Abendessen zu legen. Oder nehmen Sie eine kräftige Mahlzeit nach dem Training ein und essen dafür abends weniger.

- **Die frühen Abendstunden**
  Passt ein Abendtraining gut in Ihren Zeitplan, dann sollten Sie entspannende Bewegungsarten einplanen wie einen zügigen Spaziergang, Yoga, Pilates, Dehnübungen und andere Aktivitäten in ruhiger Atmosphäre. Anstrengendes Training ist nicht förderlich, denn unmittelbar nach dem Abendessen sinkt das Energieniveau, da das Blut (wie nach dem Mittagessen) im Verdauungssystem gebunden ist. Auch ein bis zwei Stunden nach dem Essen ist der Zeitpunkt ungünstig – der Körper stellt sich zunehmend auf die Nacht ein, und die Produktion von Melatonin steigt. Das schlaffördernde Hormon macht Sie schlapp und entspannt. So fehlt der Biss, um körperlich maximalen Einsatz zu bringen.

  Sie können die Hormonwirkung verringern, indem Sie sich grellem Licht und Musik aussetzen und damit in eine aufgeputschte Trainingsstimmung versetzen. Damit verringern Sie jedoch die Chance auf einen tiefen, erholsamen Schlaf, denn durch das Licht wird Melatonin abgebaut und durch das Intensivtraining werden Stresshormone ausgeschüttet. Letzteres gilt speziell dann, wenn Sie in der Gruppe trainieren oder von einem Trainer angefeuert werden. Eine erhöhte Konzentration an Kampf-/Fluchthormonen harmoniert sehr schlecht mit dem natürlichen Schlafbedürfnis.

Die perfekte Trainingswoche

Hoffentlich haben Sie die vielen Wenn und Aber im Hinblick auf eine optimale entzündungshemmende Bewegung nicht entmutigt. Es ist alles gar nicht so kompliziert, vorausgesetzt, Sie halten sich an diese einfachen Spielregeln:

- Bieten Sie dem Körper verschiedene Bewegungsarten an. Je mehr, desto besser. Aber auch wenige helfen bereits. Wenn Sie mehrmals die Woche oder gar täglich trainieren möchten, darf das Training nie in Stress ausarten, sonst steigt das Risiko einer Entzündung im Körper.

- Verzichten Sie auf hartes Training, wenn der Körper angeschlagen ist. Machen Sie es sich zur Regel, nie zwei Tage hintereinander hart zu trainieren. Der Körper braucht regelmäßige Pausen zum Regenerieren.

- Versuchen Sie, Kreislauf, Kraft und Beweglichkeit über Wochen hinweg zu stimulieren. Das Training soll Ihnen Spaß machen, Sie herausfordern und abwechslungsreich sein – nur dann bleiben Sie auch am Ball!

Wenn Sie die oben aufgezählten Punkte konkret umsetzen, könnte eine gute Trainingswoche aus folgenden Elementen bestehen:

- Zwei bis drei lange Bewegungseinheiten. Die Intensität sollte gewinnbringend sein, denn Ziel hierbei ist es nicht, den Puls über Gebühr hochzujagen. Beispiele für gesundheitsfördernde Trainingseinheiten sind ein ausgedehnter Spaziergang (7–10 km) oder eine gemütliche Mountainbike-Tour, bei der man die Aussicht genießt und sich nebenbei noch unterhalten kann. Bei guter Fitness bietet sich entspanntes Joggen an.

- Zwei intensive Ausdauereinheiten. Das kann ein anstrengender Lauf mit Intervallen oder Sprints sein, eine schweißtreibende Spinning-Stunde oder eine Tour mit dem Mountainbike in hohem Tempo mit Anstiegen. Ein Zirkeltraining im Fitnesscenter gehört ebenfalls in diese Kategorie.

- Zwei Krafttrainingseinheiten, bei denen die Muskeln bis aufs Äußerste gefordert werden. Diese Einheiten können Sie im Fitnesscenter durchführen, doch genauso gut lassen sich Kraftübungen auch zu Hause absolvieren, wenn Sie ein paar Hanteln, etwas Platz im Zimmer und ein grundlegendes Verständnis für die Basistechniken haben.

Die Zeit optimal nutzen

Ihr Körper wird aufblühen, wenn Sie möglichst jeden Tag trainieren. Ich kann es Ihnen wärmstens empfehlen. Gelegentlich ist die Zeit für eine Trainingseinheit vielleicht einmal knapp. Wenn das Training wegen Zeitmangel ausfallen muss, greifen Sie auf folgende Tricks zurück, um Bewegung in Ihren Alltag zu integrieren:

- Machen Sie aus der Transport- eine Trainingszeit: Wenn Sie zur Arbeit gehen oder mit dem Fahrrad dorthin fahren, wäre das eine ideale Möglichkeit, sich zu bewegen. Ich habe Patienten, die es sich zur Gewohnheit gemacht haben, täglich mit dem Rad zur Arbeit und wieder nach Hause zu fahren oder den Weg zu laufen bzw. zu gehen.

- Mini-Training: Bleibt keine Zeit für ein umfangreiches Training, versuchen Sie, über den Tag hinweg viele kleinere Übungen auszuführen, beispielsweise stündlich zehn Kniebeugen und fünf Liegestützen. Ich garantiere, Sie werden am Abend merken, dass Sie sich sportlich betätigt haben.

Indoor-Training

Soll das Krafttraining minimale Zeit beanspruchen und eine optimale Kombination aus Kraft- und Ausdauertraining sein, eignet sich ein Zirkeltraining sehr gut, bei dem Sie mit kurzen Pausen von Übung zu Übung gehen. Weiter unten finden Sie einen Vorschlag für ein effektives Zirkeltraining. Stehen Ihnen Kugelhanteln oder ein TRX-Schlingentrainer zur Verfügung, bieten sich weitere Trainingsmöglichkeiten zu Hause an. Diese sind ebenfalls weiter unten zusammengestellt.

Wenn Sie sich nicht sicher sind, wie diese Übungen ausgeführt werden, finden Sie im Handel und im Internet viele Ratgeber, die Ihnen weiterhelfen können. Achten Sie darauf, dass Sie sich nicht überanstrengen – wenn Sie lange keinen Sport gemacht haben, sollten Sie es lieber langsam angehen lassen.

ZIRKELTRAINING

Veranschlagen Sie 30 Sekunden für jede Übung. Zwischen den Übungen pausieren Sie 15 bis 20 Sekunden:

- Hampelmann
- Liegestütz
- Crunch
- Step-up auf einen Stuhl oder eine Bank
- Trizeps-Dip
- Kniebeuge
- Arme und Beine im Kniestand diagonal heben

Den Zirkel nach 2 Minuten Ruhezeit wiederholen. Wenn Sie möchten, können Sie danach eine weitere Runde anschließen.

TRAINING MIT KUGELHANTELN

Absolvieren Sie drei Durchgänge à 15 bis 20 Wiederholungen; dazwischen jeweils 30 Sekunden Pause:

- Kugelhantel-Schwingen
- Schulterdrücken
- Kniebeuge

TRAINING MIT DEM TRX-SCHLINGENSYSTEM

Absolvieren Sie drei Durchgänge à 15 bis 20 Übungen; dazwischen jeweils 30 Sekunden Pause:

- Atomic Push-up
- Klimmzug
- Bein-Curl
- 1-Bein Knie-Beuge rechts
- 1-Bein Knie-Beuge links

- Zwei Trainingstypen zusammenfassen: Ich mache das mit Vorliebe immer dann, wenn ich hinter meinem wöchentlichen Trainingspensum zurückliege. Beispielsweise laufe ich kleine Runden von 500 Meter, die von ein oder zwei Kraftübungen unterbrochen werden wie Körperhebungen und Armstrecker. Nach einem Lauf von 5 bis 8 Kilometern und 10 bis 15 Kraftübungen bin ich ziemlich geschafft. Ein Alternativmodell könnte sein, gleich nach dem Spinning ein Krafttraining anzuschließen. Damit sparen Sie Zeit für das Duschen und Umkleiden. Außerdem ist es oft leichter, eine halbe Stunde länger zu trainieren, wenn man erst einmal in Schwung gekommen ist, als am nächsten Tag Zeit dafür zu finden.

Gewichtsregulierung

Ich möchte hierbei ausdrücklich betonen, dass es bei der Grundidee für eine entzündungshemmende Lebensweise nicht um eine Schlankheitskur geht. Dass die meisten überflüssige Kilos dabei verlieren, ist eine andere Sache. Die gesunde Auswahl an Nahrungsmitteln ebenso wie die Vermeidung von Entzündungsursachen entschlacken den Speiseplan von leeren Kalorien und münden in höherem Nährwert. Gleichzeitig reduzieren Sie körperlichen Stress, wenn Sie im Einklang mit den natürlichen Bedürfnissen des Körpers leben. Der Körper ist dann eher bereit, Fett zu verbrennen. Umgekehrt verhält es sich, wenn Stresshormone im Körper zirkulieren. Sie halten jedes Gramm Fett fest, das Sie eigentlich gern loswerden möchten.

Im Hinblick auf Entzündungen ist die Fettreduzierung besonders wichtig, da wissenschaftlich bewiesen ist, dass eine große Fettmasse übermäßig viele entzündliche Stoffe produziert. Ein Teil der Erklärung liegt darin, dass zu viel Essen die Abwehrreaktion des Immunsystems gegen Infektionen weit über das normale Niveau hinausschießen lässt. Die Fettmasse ruft Entzündungen hervor, die zu chronischen Krankheiten führen können. Auch die Speicherung von Energie als Fett führt zu entzündlichen Reaktionen. Das liegt an dem engen Zusammenspiel von Immunabwehr, Energieverbrauch und der Art der Energiespeicherung. Forscher vertreten die Ansicht, dass die Körperzellen durch die Aufnahme zu großer Energiemengen überlastet werden. Die messbare Konsequenz aus dieser übermäßigen Fettspeicherung ist gesteigerter oxidativer Stress in den Zellen, der möglicherweise die Mitochondrien beschädigt.

Der Körper hat ein eigenes Reinigungssystem, das die beschädigten Mitochondrien entfernt. Leider bewirkt eine zu reichliche Nahrungszufuhr, dass sich freie Fettsäuren in den Zellen ansammeln. Diese stressen die Mitochondrien und schädigen den

Mechanismus, der für ihre Entfernung sorgt. Bei einer Anhäufung schadhafter Mitochondrien wird die Immunabwehr aktiviert. Und genau diese Reaktion kann eine Entzündung hervorrufen. Das Problem entsteht aber nicht, wenn Sie beim Essen ab und zu mal über die Stränge schlagen, sondern bei permanentem Stress der Mitochondrien. Auf Dauer können sie eine sich langsam entwickelnde, chronische Entzündung verursachen.

Angesichts der Konsequenzen von zu viel Körperfett ist es wichtig, das Gewicht zu kontrollieren. Mit zunehmendem Körpergewicht erhöht sich das Entzündungsrisiko. So rät das Gesundheitsministerium, Maßnahmen zu ergreifen, wenn der Taillenumfang nicht den ausgesprochenen Empfehlungen entspricht.

Taillenmaße

Ihr Taillenmaß offenbart, ob Sie das Leben in Hülle und Fülle genießen. Speziell das Fett innen im Bauch stellt ein gesteigertes Risiko für Herz-Kreislauf-Erkrankungen, Diabetes, erhöhte Cholesterinwerte und frühen Tod dar. Es ist wissenschaftlich bewiesen, dass sich das ideale Taillenmaß bei Frauen unter 80 Zentimeter bewegen sollte. Bei Werten über 88 Zentimeter sollten Frauen dringend ihr Gewicht reduzieren. Bei Männern liegen die entsprechenden Maße bei 94 und 102 Zentimetern.

Mitochondrien

Die kleinen Kraftwerke in den Körperzellen, die Nährstoffe in Energie umwandeln.

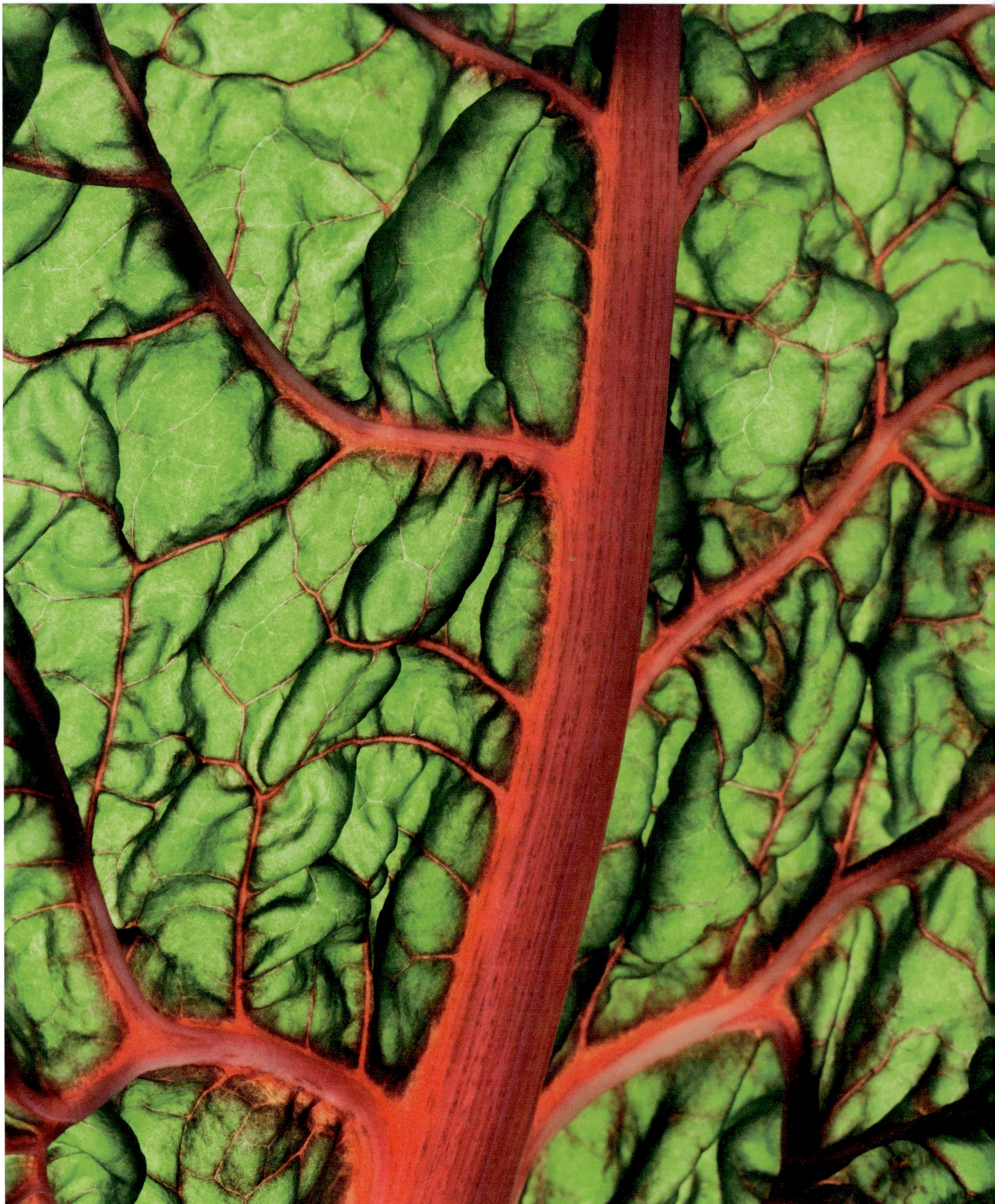

Zutatenregister

E

F

G

H

Q

R

S

T

V

W

Z

Die Autoren

Martin Kreutzer

Der ernährungstheoretische Teil stammt von Martin Kreutzer, einem der bekanntesten dänischen Fachleute für leistungssteigernde Ernährung. Neben zahlreichen Büchern zum Thema Ernährung und Training ist Martin für das Magazin »iForm« und »Aktiv Træning« tätig sowie als Blogger für »Børsen«. Er tritt häufig landesweit in Radiosendungen und durch Presseartikel in Erscheinung.

Web: www.martinkreutzer.dk
Facebook: www.facebook.com/martin.kreutzer.5
Instagram: martin_kreutzer

Anne Larsen

Die Rezepte mit Tipps und Kommentaren stammen von Anne Larsen, Food-Journalistin, Referentin und Konzeptentwicklerin. Sie ist Autorin vieler Kochbücher und verfasst Artikel für Zeitschriften, Zeitungen und das Fernsehen. Aktuell ist sie mit der laufenden Entwicklung von Rezepten für die Discountkette »fakta« und das Magazin »iForm« beauftragt.

Web: www.annelarsen.dk
Facebook: www.facebook.com/anne.larsen.906
Instagram: ANNEGULDLARSEN

Miklos Szabo

Miklos Szabo fotografierte schon als Teenager. Die ersten zehn Jahre seiner Karriere als freiberuflicher Fotograf arbeitete er als Pressefotograf und spezialisierte sich dann auf Porträts. In den letzten Jahren ist die Welt des Theaters Teil seines fotografischen Schaffens geworden. Neben der großen Leidenschaft für das Theater liegt ihm auch die Kulinarik sehr am Herzen… als wichtiges Universum, das es abzulichten gilt.

Web: www.miklosszabo.com

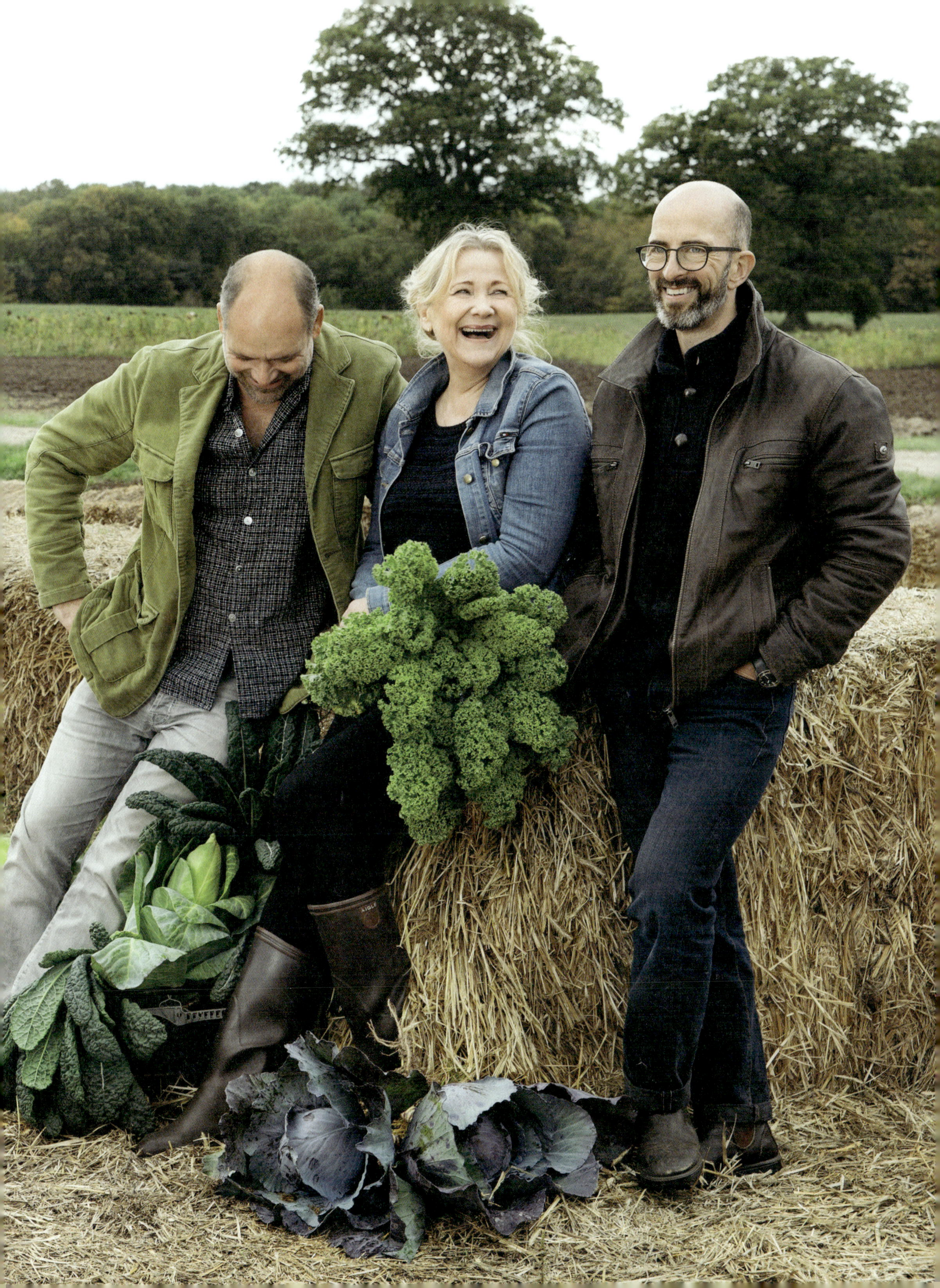

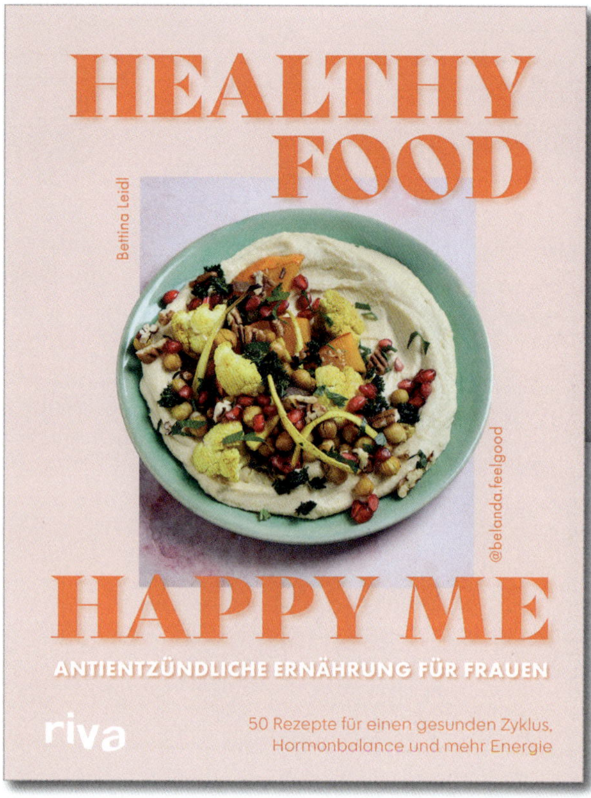

Auch als **E-Book** erhältlich

160 Seiten
24,00 € (D) | 24,70 € (A)
ISBN 978-3-7423-2944-8

Bettina Leidl

Healthy Food, Happy Me – Antientzündliche Ernährung für Frauen

50 Rezepte für einen gesunden Zyklus, Hormonbalance und mehr Energie

Gesundheit beginnt auf dem Teller

Den Körper unterstützen, das Wohlbefinden steigern und PMS, Lipödem, Wechseljahressymptome oder andere hormonelle Beschwerden lindern – wie das dank der richtigen Ernährung geht, zeigt die zertifizierte Hormonberaterin Bettina Leidl. 50 einfache, leckere und antientzündliche Rezepte, die speziell auf die Bedürfnisse von Frauen abgestimmt sind, helfen dabei, die eigene Gesundheit zu verbessern. Von kreativen Frühstückideen und bunten Bowls über wärmende Suppen und Hauptgerichte bis zu gesunden Snacks – zahlreiche hormonfreundliche Gerichte sorgen für mehr Energie und Balance. Eine fundierte Einführung in die Grundlagen, praktische Tipps und Lebensmittelübersichten helfen beim Start in einen gesunden Alltag – voller Vitalität und Lebensfreude im Alltag!

riva

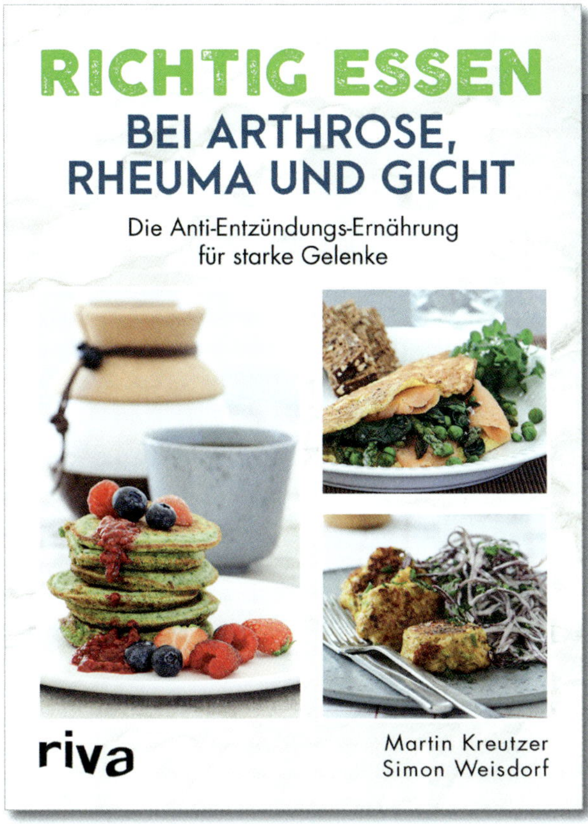

Auch als **E-Book** erhältlich

288 Seiten
20,00 € (D) | 20,60 € (A)
ISBN 978-3-7423-2034-6

Simon Weisdorf

Richtig essen bei Arthrose, Rheuma und Gicht

Die Anti-Entzündungs-Ernährung für starke Gelenke

Was hilft bei chronischen Gelenkentzündungen wie Rheuma, Arthrose, Gicht und Co.? Nicht nur Medikamente, sondern auch eine bestimmte Ernährungsweise kann ihnen erfolgreich entgegenwirken. In diesem Buch erfährt man, welche Lebensmittel man vermehrt zu sich nehmen und welche man meiden sollte, um neuen Entzündungen vorzubeugen oder bestehende einzudämmen. Mit der richtigen Nahrung und regelmäßiger Bewegung kann man die Gelenke »schmieren«, Schmerzen lindern und oft sogar ganz auf Medikamente verzichten. Mit über 50 unkomplizierten und alltagstauglichen Rezepten sowie einem für jedermann geeigneten Trainingsprogramm für starke und bewegliche Gelenke hilft es allen Betroffenen!

riva